Semiologia Cardiovascular

Método Clínico, Principais Síndromes e
Exames Complementares

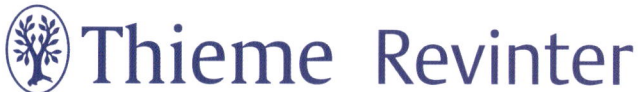

Semiologia Cardiovascular

Método Clínico, Principais Síndromes e Exames Complementares

Rose Mary Ferreira Lisboa da Silva
Cardiologista pela Faculdade de Medicina de Ribeirão Preto da Universidade de São Paulo (FMUSP)
Doutorado pela Escola Paulista de Medicina da Universidade Federal de São Paulo (UNIFESP)
Pós-Doutorado pela Universidade de Barcelona
Professora-Associada do Departamento de Clínica Médica da Faculdade de Medicina da Universidade Federal de Minas Gerais (UFMG)

Thieme
Rio de Janeiro • Stuttgart • New York • Delhi

**Dados Internacionais de
Catalogação na Publicação (CIP)**

SI586s

Silva, Rose Mary Ferreira Lisboa da
 Semiologia Cardiovascular: Método Clínico, Principais Síndromes e Exames Complementares / Rose Mary Ferreira Lisboa da Silva – 1. Ed. – Rio de Janeiro – RJ: Thieme Revinter Publicações, 2019.

 214 p.: il; 18,5 x 27 cm.
 Inclui Índice Remissivo e Referências Bibliográficas.
 ISBN 978-85-5465-168-8

 1. Cardiologia. 2. Exames. 3. Síndromes. 4. Métodos Clínicos. I. Título.

CDD: 616.12025
CDU: 616.12-083.98

Contato com a autora:
roselisboa@cardiol.br

Nota: O conhecimento médico está em constante evolução. À medida que a pesquisa e a experiência clínica ampliam o nosso saber, pode ser necessário alterar os métodos de tratamento e medicação. Os autores e editores deste material consultaram fontes tidas como confiáveis, a fim de fornecer informações completas e de acordo com os padrões aceitos no momento da publicação. No entanto, em vista da possibilidade de erro humano por parte dos autores, dos editores ou da casa editorial que traz à luz este trabalho, ou ainda de alterações no conhecimento médico, nem os autores, nem os editores, nem a casa editorial, nem qualquer outra parte que se tenha envolvido na elaboração deste material garantem que as informações aqui contidas sejam totalmente precisas ou completas; tampouco se responsabilizam por quaisquer erros ou omissões ou pelos resultados obtidos em consequência do uso de tais informações. É aconselhável que os leitores confirmem em outras fontes as informações aqui contidas. Sugere-se, por exemplo, que verifiquem a bula de cada medicamento que pretendam administrar, a fim de certificar-se de que as informações contidas nesta publicação são precisas e de que não houve mudanças na dose recomendada ou nas contraindicações. Esta recomendação é especialmente importante no caso de medicamentos novos ou pouco utilizados. Alguns dos nomes de produtos, patentes e design a que nos referimos neste livro são, na verdade, marcas registradas ou nomes protegidos pela legislação referente à propriedade intelectual, ainda que nem sempre o texto faça menção específica a esse fato. Portanto, a ocorrência de um nome sem a designação de sua propriedade não deve ser interpretada como uma indicação, por parte da editora, de que ele se encontra em domínio público.

© 2019 Thieme Revinter Publicações Ltda.
Rua do Matoso, 170, Tijuca
20270-135, Rio de Janeiro – RJ, Brasil
http://www.ThiemeRevinter.com.br

Thieme Medical Publishers
http://www.thieme.com

Capa: Thieme Revinter Publicações Ltda.
Imagem da capa: Projetado por brgfx/Freepik

Impresso no Brasil por Zit Editora e Gráfica Ltda.
5 4 3 2 1
ISBN 978-85-5465-168-8

Todos os direitos reservados. Nenhuma parte desta publicação poderá ser reproduzida ou transmitida por nenhum meio, impresso, eletrônico ou mecânico, incluindo fotocópia, gravação ou qualquer outro tipo de sistema de armazenamento e transmissão de informação, sem prévia autorização por escrito.

APRESENTAÇÃO

Dr. Russell L. Cecil concluiu em seu artigo intitulado *Are Medical Textbooks Essential to Medical Education?* o que se segue: "Penso que devemos assumir que os livros didáticos ainda são essenciais à educação médica. Os métodos de ensino da medicina, sem dúvida, mudarão à medida que novas ideias e novas técnicas de pedagogia se desenvolvam nos círculos universitários, mas sempre haverá necessidade de tratados em todos os aspectos e em todos os campos do conhecimento médico".

Este livro é destinado a todos aqueles da área da saúde que assistem indivíduos com risco ou pacientes com doenças cardiovasculares, abordando o método clínico em sua relevância, com sua fisiopatologia, mecanismos, significado e acurácia com base em evidências. O conhecimento dos fatores de risco, dos sinais e sintomas, associado ao exame físico realizado com destreza, é o sustentáculo para o raciocínio clínico.

São 12 capítulos, incluindo a anatomia e a fisiologia cardiovasculares, promoção da saúde, semiologia abrangente do sistema cardiovascular, principais exames complementares, além de um capítulo dedicado às principais síndromes cardiovasculares, com sua epidemiologia, definição, fisiopatologia, sinais e sintomas, e exame físico.

Agradeço aos colaboradores pela elaboração dos capítulos, com sua rica ilustração, figuras e quadros; à Editora Thieme Revinter, por seu suporte e padrão de qualidade; e ao Dr. Marcelo Garcia Leal, pelo prefácio deste livro.

Tal como o Dr. Cecil, acreditamos que os livros didáticos são fundamentais para o treinamento e a educação permanentes dos profissionais da saúde e, para que adquiriram conhecimentos e habilidades, integrando a prática do método clínico com base em evidências.

Rose Mary Ferreira Lisboa da Silva

PREFÁCIO

A medicina está doente. Melhor dizendo, seus profissionais médicos.
O que quero dizer com isso? É que no momento em que vivemos, uma era de altíssima tecnologia aliada ao diagnóstico e à terapêutica médica, estamos esquecendo o que existe de mais nobre no exercício da nossa profissão: o exame clínico.

Não tenho dúvida de que a propedêutica médica é a disciplina mais importante da graduação em medicina. Porém, ela vem sendo subestimada e substituída por um montante de exames sofisticados de altíssimo custo e, muitas vezes, se não na maioria delas, desnecessários.

O paciente gosta de ser indagado, observado e examinado, o que é contemplado pela anamnese e exame físico, que permitem conhecer a história natural da patologia, direcionar a propedêutica armada e orientar a melhor terapêutica para o paciente.

A história e o exame físico não são apenas ferramentas diagnósticas, mas também fazem parte da sagrada arte da medicina.

Conheci a Dra. Rose há muitos anos, quando ela cursava sua residência médica no Hospital das Clínicas de Ribeirão Preto – USP, e sempre notei sua capacidade, dedicação e humildade. Ao lado da área escolhida em Arritmologia e Eletrofisiologia Invasiva, a Dra. Rose optou, também, pelo campo da Semiologia, uma área que necessita de pessoas preparadas e dedicadas em razão da enorme carência de profissionais que ensinem esta nobre área da Medicina.

Tenho certeza de que este livro irá enriquecer e entusiasmar seus jovens alunos por esta área que tem sido tão negligenciada.

Marcelo Garcia Leal
Médico Assistente da Divisão de Cardiologia do Hospital das Clínicas da Faculdade de Medicina de Ribeirão Preto da Universidade de São Paulo (USP)
Coordenador do Serviço de Arritmias do Hospital das Clínicas de Ribeirão Preto
Coordenador da Enfermaria de Cardiologia do Hospital das Clínicas de Ribeirão Preto
Professor de Propedêutica Cardiovascular do Curso de Graduação da Faculdade de Medicina de Ribeirão Preto
Chefe do Serviço de Cardiologia da Santa Casa de Misericórdia de Ribeirão Preto

COLABORADORES

AMANDA CAMPOS DAMASCENO
Pesquisadora do Grupo de Transplante e Reperfusão de Órgãos e Acadêmica da Universidade José do Rosário Vellano (UNIFENAS)

CAMILA VIEIRA DE CARVALHO PEREIRA REIS
Médica e Pesquisadora do Grupo de Transplante e Reperfusão de Órgãos
Acadêmica da Universidade José do Rosário Vellano (UNIFENAS)

EDUARDO PEREIRA NASCIMENTO
Preceptor e Cirurgião Vascular e Endovascular do Hospital das Clínicas da Universidade Federal de Minas Gerais (UFMG)

ESTÊVÃO LANNA FIGUEIREDO
Especialista em Clínica Médica e em Medicina de Urgência
Mestre em Clínica Médica pela Universidade Federal de Minas Gerais (UFMG)
Especialista em Cardiologia pela Sociedade Brasileira de Cardiologia (SBC)
Fellow da European Society of Cardiology e do American College of Cardiology

JEAN AMARAL HORTA
Preceptor e Cirurgião Vascular e Endovascular do Hospital das Clínicas da Universidade Federal de Minas Gerais (UFMG)

JOÃO BATISTA VIEIRA DE CARVALHO
Professor-Associado de Cirurgia Cardiovascular e Angiologia da Faculdade de Medicina da Universidade Federal de Minas Gerais (UFMG), da Universidade José do Rosário Vellano (UNIFENAS) e da Universidade Federal de Alfenas (UNIFAL)
Mestre e Doutor em Cirurgia do Departamento de Cirurgia da Faculdade de Medicina da UFMG

JOSÉ MARCIO RIBEIRO
Doutor em Cardiologia pela Universidade de São Paulo (USP)
Fellow pelo American College of Cardiology
Professor Adjunto da Faculdade de Ciências Médicas de Minas Gerais

JOSÉ MARIA PEIXOTO
Doutor em Patologia pela Universidade Federal de Minas Gerais (UFMG)
Professor de Cardiologia e Pesquisador do Mestrado Profissional em Ensino em Saúde da Universidade José do Rosário Vellano (UNIFENAS-BH)
Membro da Comissão Julgadora do Título de Especialista em Cardiologia da Sociedade Brasileira de Cardiologia (SBC)

KAROLINE PEREIRA VIEIRA DE CARVALHO NAVARRO
Médica e Pesquisadora do Grupo de Transplante e Reperfusão de Órgãos e Acadêmica da Universidade José do Rosário Vellano (UNIFENAS)

MARCUS ODILON ANDRADE BALDIM
Professor de Cirurgia e Coloproctologia da Faculdade de Ciências Médicas da Universidade José do Rosário Vellano (UNIFENAS)
Mestre em Educação Médica pela UNIFENAS

MARGARIDA MARIA DA COSTA SMITH MAIA
Especialista em Cardiologia e Cardiologia Pediátrica pela Universidade de São Paulo (USP)
Doutorado em Cardiologia pela USP
Professora Adjunta do Departamento de Clínica Médica da Faculdade de Medicina da Universidade Federal de Minas Gerais (UFMG)

MATHEUS RESENDE MARCIANO ROSA
Professor de Cirurgia e Urologia da Faculdade de Ciências Médicas da Universidade José do Rosário Vellano (UNIFENAS)

SUMÁRIO

1. Anatomia e Fisiologia Cardiovasculares e Ciclo Cardíaco 1
   1.1. Anatomia e Fisiologia Cardiovascular 1
   Rose Mary Ferreira Lisboa da Silva
   1.2. Ciclo Cardíaco 12
   Margarida Maria da Costa Smith Maia

2. Sinais e Sintomas Cardinais 17
   Estêvão Lanna Figueiredo ▪ José Maria Peixoto

3. Introdução ao Método Clínico na Atenção Cardiovascular 41
   Rose Mary Ferreira Lisboa da Silva

4. Pressão Arterial 51
   José Marcio Ribeiro ▪ Rose Mary Ferreira Lisboa da Silva

5. Avaliação Clínica do Sistema Arterial e do Sistema Venoso Periférico 63
   João Batista Vieira de Carvalho ▪ Karoline Pereira Vieira de Carvalho Navarro
   Camila Vieira de Carvalho Pereira Reis

6. Pulso Venoso Jugular 83
   Rose Mary Ferreira Lisboa da Silva

7. Inspeção e Palpação do Tórax Anterior 93
   Rose Mary Ferreira Lisboa da Silva

8. Sons Cardíacos de Curta Duração: Bulhas Cardíacas e outros Ruídos 101
   Rose Mary Ferreira Lisboa da Silva

9. Sopros Cardíacos e Interpretação do Exame Clínico com Base em Evidências 117
   Rose Mary Ferreira Lisboa da Silva

10. Principais Síndromes Cardiovasculares: Epidemiologia, Fisiopatologia e Semiologia 143
    Rose Mary Ferreira Lisboa da Silva

11. Principais Métodos Diagnósticos Complementares em Angiologia 155
    João Batista Vieira de Carvalho ▪ Matheus Resende Marciano Rosa
    Marcus Odilon Andrade Baldim ▪ Jean Amaral Horta ▪ Eduardo Pereira Nascimento
    Amanda Campos Damasceno ▪ Camila Vieira de Carvalho Pereira Reis

12. Principais Exames Diagnósticos Complementares na Cardiologia 175
    Rose Mary Ferreira Lisboa da Silva

Índice Remissivo 195

Semiologia Cardiovascular

Método Clínico, Principais Síndromes e Exames Complementares

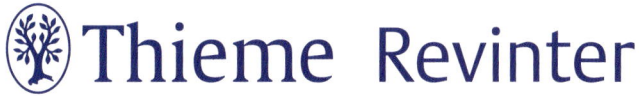

1 ANATOMIA E FISIOLOGIA CARDIOVASCULARES E CICLO CARDÍACO

1.1 Anatomia e Fisiologia Cardiovascular

Rose Mary Ferreira Lisboa da Silva

BREVE HISTÓRICO

A anatomia cardíaca foi conhecida primeiramente na Grécia Clássica, por intermédio de Platão, que afirmava que o coração era o órgão central da circulação, e de Hipócrates, que ensinava a seus discípulos que o coração era dividido em cavidades, separadas por valvas, descrevendo a existência de veias e artérias. Herófilo descreveu a diástole e a sístole, e Erasitato aprofundou os conhecimentos de Hipócrates, afirmando que havia comunicação entre artérias e veias. Houve, também, contribuição romana com as dissecções animais de Galeno. Durante o período da Renascença, cita-se a contribuição de Leonardo da Vinci com seus trabalhos de dissecção em humanos, nos quais demonstrava algumas camadas do músculo cardíaco e o aparato valvar. Porém, o pesquisador com maior contribuição individual nesse período sobre o sistema circulatório foi William Harvey.[1] Dessa maneira, a história e a evolução da anatomia cardiovascular e da fisiologia se encontram interligadas, com avanços maiores nos séculos 18 e 19, principalmente no que tange à fisiologia.

ANATOMIA

O sistema cardiovascular é constituído pelo coração, que se encontra no centro da circulação sanguínea, e por um sistema vascular formado por artérias e veias. As artérias são vasos que saem do coração (tronco pulmonar, aorta e seus ramos), e as veias, que têm a função de conduzir o sangue dos capilares para o coração, são constituídas pelas veias cavas, seio coronariano e veias pulmonares, e suas tributárias. Essa seção do capítulo tratará das principais noções de anatomia cardiovascular, com o objetivo de fornecer dados para o entendimento da abordagem clínica do paciente com relação ao seu sistema cardiovascular.

Noções de Embriologia

O período de embriogênese é compreendido pelas primeiras 8 semanas, durante as quais o ser humano se desenvolve a partir de uma única célula até os primórdios dos órgãos. O sistema circulatório é o primeiro a alcançar o estado funcional no embrião, apresentando-se na 3ª semana de desenvolvimento. O coração se desenvolve na chamada área cardiogênica, que se localiza no assoalho da cavidade celomática, que tem formato de ferradura, intraembrionária primitiva, e se situa à frente do tubo neural. Forma-se um par de tubos cardíacos que, quando de sua fusão, compõem o tubo cardíaco primitivo único (Fig. 1-1). Ao fim da 3ª semana, o sangue já circula e o coração começa a bater no 21 ou 22º dia. Durante a 4ª semana, o tubo cardíaco sofre um processo de alongamento e dobramento, que resulta na alça cardíaca. Nessa alça há formação de segmentos por meio de dilatações locais. Esses segmentos são o seio venoso, o átrio comum ou primitivo, o ventrículo comum ou primitivo, o bulbo cardíaco ou cone arterial e o tronco arterial. Em posição ventral, está a porta arterial, constituída pelo ventrículo, bulbo cardíaco e tronco arterial. O bulbo arterial forma a porção trabeculada do ventrículo direito e a via de saída dos ventrículos. O tronco arterial forma a aorta e o tronco pulmonar. Em posição dorsal está a porta venosa, constituída pelo átrio e pelo seio venoso. Durante o desenvolvimento, o seio venoso é incorporado à parede interna do átrio e uma parte forma o seio coronário. Ainda durante a 4ª semana de desenvolvimento, ocorre a fusão dos coxins endocárdicos, resultando na septação do canal atrioventricular em duas porções: esquerda e direita. As valvas atrioventriculares têm seu desenvolvimento a partir daqueles coxins.

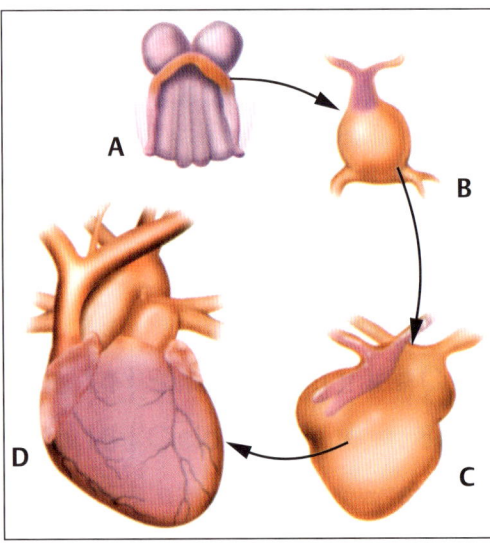

Fig. 1-1. Representação esquemática do desenvolvimento do coração. **A**: par de tubos cardíacos; **B**: tubo cardíaco primitivo; **C**: alça cardíaca com segmentos e dilatações, **D**: coração formado.

No fim da 4ª semana, o ventrículo se divide e há crescimento caudocranial da parte muscular do septo interventricular. A princípio, na parte cranial, um espaço chamado forame interventricular permanece. Este é fechado ao fim da 7ª semana, formando a parte membranácea do septo interventricular. O bulbo cardíaco e o tronco arterial também são divididos, com a formação de um septo aorticopulmonar, de trajeto espiralado, em decorrência do fluxo sanguíneo, resultando no trajeto contorcido do tronco pulmonar ao redor da aorta. Também no fim da 4ª semana, o átrio primitivo sofre um processo de septação, a partir do crescimento no sentido caudal do septo primário. Mas este é incompleto, deixando uma abertura, o forame primário, que é fechado ao fim da 5ª semana pelo septo secundário, que cresce a partir do assoalho e do teto do átrio primário em direção ao centro. Nesse centro, permanece o forame oval, recoberto pelo septo primário. Após o nascimento, os septos primário e secundário se fundem, e o forame oval[2-5] se fecha, geralmente de maneira completa.

Coração

O coração é um órgão muscular oco em forma de cone, que, em posição normal, se localiza no mediastino inferior, na sua porção intermediária, o mediastino médio, com 2/3 de sua massa à esquerda do plano mediano e 1/3 à direita. Seu ápice é livremente móvel, voltado para frente e para esquerda, sobreposto pelo pulmão esquerdo e sua pleura, encontrando-se atrás do 5º espaço intercostal esquerdo, entre 8 e 9 cm da linha medioesternal, ou a 4 cm abaixo da papila mamária esquerda. Sua base está fixada pelos vasos e pela membrana broncopericárdica, voltada para trás e para a direita (Fig. 1-2). Dessa maneira, seu eixo longitudinal forma um ângulo de 45° com os três principais planos espaciais. Está contido no pericárdio,

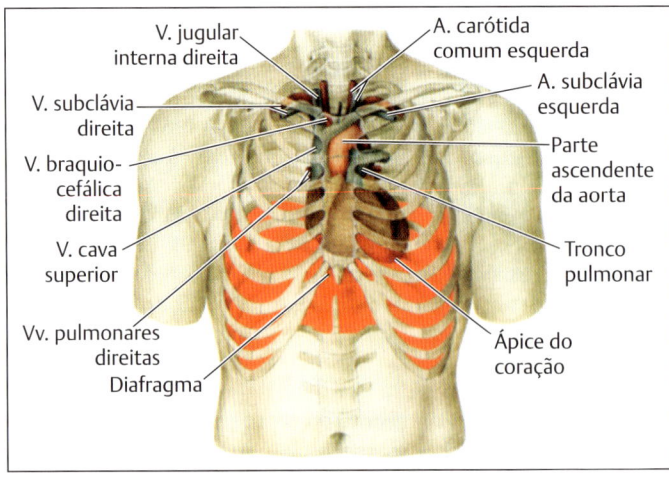

Fig. 1-2. Visão frontal do coração e dos grandes vasos da base na cavidade torácica.

um saco composto por uma porção serosa, com dois folhetos (visceral e parietal) e um folheto fibroso parietal. O pericárdio tem em sua cavidade 10 a 20 mL de fluido, que impedem a expansão excessiva do coração, sendo adequado às variações do volume cardíaco durante a sístole e a diástole.[3,6]

O coração apresenta 12 a 14 cm de comprimento, 8 a 9 cm de largura e, na base, o diâmetro anteroposterior tem cerca de 6 cm, com um tamanho um pouco maior do que o do punho fechado do próprio indivíduo. Ocupa uma área entre o segundo e quinto espaços intercostais. Seu peso e volume dependem da condição física do indivíduo, com peso médio de 300 g (0,4% do peso corporal), entre 280 e 340 g nos homens, e 230 e 280 g nas mulheres. Seu volume médio é de 785 mL. Além das porções já mencionadas anteriormente, ápice e base, apresenta as faces esternocostal, pulmonares e diafragmática. A face esternocostal é a anterior, com superfície convexa formada, principalmente, pelo ventrículo direito, na sua parte inferior, e pelos átrios, na sua parte superior. Os ventrículos direito e esquerdo são separados, anteriormente, por um sulco longitudinal raso, o sulco interventricular anterior. Os átrios são separados dos ventrículos pelo sulco coronário, que é o plano valvar do coração, esqueleto fibroso do coração, que fixa as valvas cardíacas; e os átrios são separados pelo sulco interatrial. A face pulmonar esquerda é formada pelo ventrículo esquerdo e a face pulmonar direita pelo átrio direito. A face diafragmática, formada em sua maior parte pelo ventrículo esquerdo, encontra-se sobre o diafragma. Nessa face, o sulco interventricular posterior é o limite entre os dois ventrículos. Assim, o coração apresenta quatro câmaras cardíacas, separadas por septos e valvas (Fig. 1-3). O átrio direito localiza-se à direita e posteriormente; o ventrículo direito, em posição anterior; o ventrículo esquerdo, à esquerda; e o átrio esquerdo, posteriormente, com a aurícula esquerda anteriormente.[3,7]

O átrio direito é maior que o esquerdo, com volume de 57 cc e espessura da parede de 2 mm. É constituído por duas cavidades: a principal, de localização posterior, de parede lisa, chamada seio das veias cavas; e o pavilhão auricular, de localização anterior, menor e de relevo irregular por causa dos músculos pectíneos. Entre as duas cavidades há o sulco terminal, na face externa, e a crista terminal, na face interna, crista muscular que está disposta entre a parte anterior da desembocadura da veia cava superior e a parte lateral da desembocadura da veia cava inferior. O septo interatrial apresenta uma depressão rasa, a fossa oval. Há uma lâmina delicada, que pode não estar totalmente aderida à fossa oval, constituindo o forame oval patente, observado em até 25% dos adultos saudáveis.

O ventrículo direito apresenta forma triangular, com espessura entre 3 e 4 mm e volume de 85 cc. Apresenta uma via de entrada, com trabéculas, e uma via de saída, o cone arterial de paredes lisas. A valva atrioventricular direita, valva tricúspide, localiza-se no óstio atrioventricular direito, e é composta por três cúspides, a anterior, mais longa, a posterior e a septal. As margens livres das cúspides estão fixadas

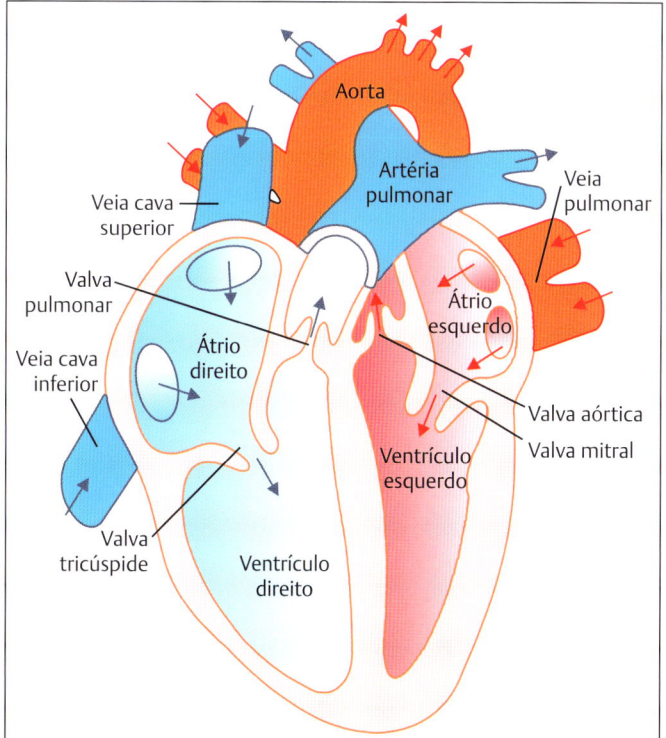

Fig. 1-3. Representação anatômica do coração, com suas cavidades, septos, valvas e vasos da base.

aos músculos papilares por meio das cordas tendíneas, que são tendões terminais dos músculos papilares. O perímetro da valva tricúspide tem entre 10 e 12,5 cm.

O átrio esquerdo é menor que o direito e com paredes mais espessas, de cerca de 4 mm. Apresenta a parede lisa, exceto pela parte da aurícula esquerda, que é irregular em razão dos músculos pectíneos.

O ventrículo esquerdo é mais longo e cônico que o direito, constituído, também, de via de entrada e via de saída, com parede de espessura entre 10 e 12 mm. A valva atrioventricular esquerda apresenta duas cúspides, uma anterior e outra posterior, com um formato de capuz de bispo (ou mitra) e, por isso, chamada de valva mitral. Sua circunferência varia entre 8 e 10,5 cm.[3,6,7]

Vasos da Base

Os vasos da base são constituídos pelas portas venosa e arterial (Fig. 1-3). A porta venosa é formada pelas veias cava superior e cava inferior – que desembocam no átrio direito – e pelas quatro veias pulmonares – que desembocam no átrio esquerdo. A veia cava superior é responsável pela drenagem venosa da metade superior do corpo, conectando-se ao átrio direito na sua parte posterior e superior, com abertura para baixo e para frente, sem a valva. A veia cava inferior desemboca junto ao septo interatrial, com abertura para cima e para trás, com remanescente de valva venosa, a valva de Eustáquio. A continuação distal da valva é o tendão de Todaro. As veias pulmonares desembocam na parte superior da superfície posterior do átrio esquerdo, sendo duas direitas e duas esquerdas, sem valvas.[3,7]

A porta arterial é composta pela aorta e pelo tronco pulmonar, que saem anteriormente do ventrículo esquerdo e do direito, respectivamente, em trajeto espiralado. A parte ascendente da aorta se estende para a frente, para a direita e para cima, e é recoberta, parcialmente, pela origem do tronco pulmonar, que se estende para cima e para a esquerda. Há valvas semilunares, em formato de meia-lua, com três cúspides cada, tanto aórtica como pulmonar, que impedem o refluxo de sangue das artérias para os ventrículos. A valva aórtica é composta pelas cúspides coronariana esquerda, coronariana direita e não coronariana ou posterior, com uma área contínua com a cúspide mitral anterior e também com o septo membranoso. A valva pulmonar é composta pelas cúspides posterior esquerda, posterior direita e anterior.[3,6]

Artérias Coronárias

Os primeiros relatos sobre a anatomia coronariana foram atribuídos a Raymond Vieussens,[8] em 1706, com expansão e detalhamento sobre o tema por meio dos estudos sobre doença arterial coronariana. Há duas artérias coronárias, a direita e a esquerda. Elas se originam na porção inicial da parte ascendente da aorta, dos seios aórticos ou seios de Valsalva, direito e esquerdo.

A artéria coronária direita segue no sulco coronário direito, inicialmente recoberta pela aurícula direita, em direção à face diafragmática do coração. Os primeiros ramos são os ramos conais ou infundibulares, que se dirigem à parede anterior do ventrículo direito. Porém, em 40% dos casos, a artéria do cone se origina diretamente da aorta. A coronária direita dá origem à artéria do nó sinusal, em cerca de 60% dos casos, e à artéria do nó atrioventricular, em cerca de 70% dos casos. Depois, a coronária direita contorna a parte anterior do anel tricúspide, até alcançar a margem direita do coração, onde dá origem aos ramos marginais. Na fase diafragmática do coração, originam-se pequenos ramos posteriores do ventrículo direito até ocupar o sulco ventricular posterior, em que forma o ramo interventricular posterior ou descendente posterior. Quando a coronária direita atinge o *crux cordis*, região de encontro do sulco coronariano com os sulcos interatrial e interventricular, e emite um ou mais ramos para a parede posterior do ventrículo esquerdo, o padrão de dominância coronariana é direito, o que ocorre em cerca de 70% dos casos. A dominância é esquerda em 16% dos casos, quando o sulco interventricular posterior é irrigado pela coronária esquerda, e dito balanceado no restante dos casos. Assim, a coronária direita irriga o átrio e o ventrículo direitos, o terço posterior do septo interventricular e partes da parede posterior do ventrículo esquerdo, além do nó sinusal e do nó atrioventricular.

A artéria coronária esquerda tem maior calibre, 4 mm, e percorre um trajeto posterior ao tronco pulmonar. Após um trajeto de cerca de 1 cm, a porção chamada de tronco da coronária esquerda bifurca-se em direção anterior, originando o ramo interventricular anterior ou descendente anterior e a artéria circunflexa. O tronco pode se trifurcar em até 40% dos casos, dando origem também à artéria *diagonalis*, que cruza, em direção oblíqua, a parede ventricular. A artéria descendente anterior ocupa o sulco interventricular anterior e se dirige ao ápice do coração. Apresenta um comprimento entre 10 e 13 cm e um diâmetro de 3,6 mm. Origina ramos para o cone arterial, para a superfície anterior do ventrículo esquerdo, além de ramos septais, que se originam da parede posterior da descendente anterior e se dirigem ao septo interventricular. Há os ramos diagonais, com origem lateral, que se dirigem à parede lateral alta do ventrículo esquerdo. A artéria circunflexa apresenta um comprimento de 6 a 8 cm, segue pelo sulco coro-

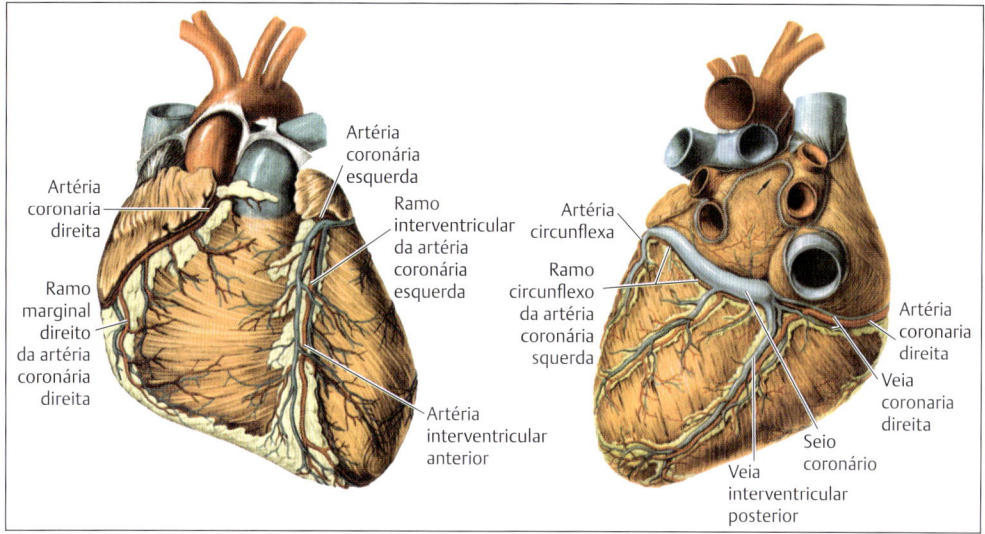

Fig. 1-4. Representação esquemática da face anterior e posterior do coração, com as artérias coronárias, com padrão de dominância direito.

nário para esquerda, em direção à face diafragmática do coração. Emite os ramos marginais, quanto mais proximais, e os ramos ventriculares posteriores, quanto mais distais ao sulco interventricular posterior. Como variante, a artéria circunflexa pode originar o ramo do nó sinusal, em cerca de 1/3 dos casos. Assim, a coronária esquerda irriga o átrio e o ventrículo esquerdos, grande parte do septo interventricular e uma parte menor da parede anterior do ventrículo direito (Fig. 1-4).[3,6]

Drenagem Venosa

Há três diferentes sistemas de drenagem venosa cardíaca: o sistema do seio coronário, o sistema transmural e o endomural. Cerca de 75% do fluxo sanguíneo venoso total saem do ventrículo esquerdo pelo seio coronário. Essa estrutura apresenta sua desembocadura no átrio direito, anteriormente à valva da veia cava inferior, em direção à valva tricúspide, e é um canal coberto por fibras musculares do átrio esquerdo. Apresenta um diâmetro de 2,25 cm e uma valva, chamada valva de Tebésio. As principais veias do coração que desembocam no seio coronário são a veia cardíaca magna, a veia cardíaca média (interventricular posterior), a veia oblíqua do átrio esquerdo (de Marshall) e a veia cardíaca parva, essa última ausente em 50% dos casos (Fig. 1-5). Por meio do sistema transmural, diversas veias sobre a superfície do

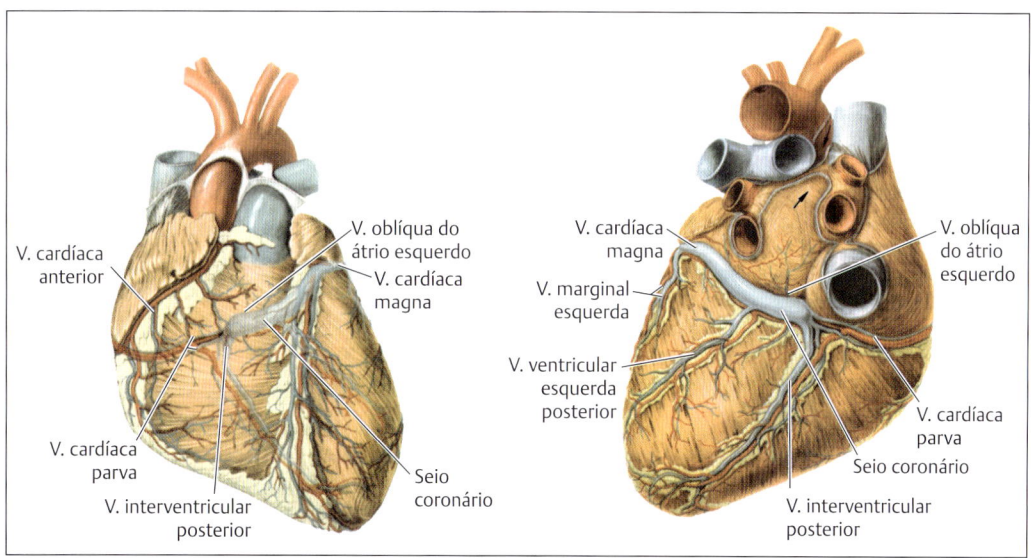

Fig. 1-5. Representação esquemática do sistema do seio coronário.

coração desembocam no interior do sulco coronário diretamente no átrio direito. E um pequeno volume de sangue coronariano retorna ao coração pelo sistema endomural, que inclui as veias cardíacas mínimas ou veias de Tebésio, que desembocam diretamente nos átrios e nos ventrículos.[3,7]

Inervação e Sistema de Condução Elétrica do Coração

O sistema nervoso autônomo, por meio dos nervos simpáticos e parassimpáticos, participa no controle do automatismo do coração. As fibras nervosas seguem pelo plexo cardíaco, a cada lado do arco da aorta e do tronco pulmonar. No coração, esse plexo acompanha as artérias coronárias, recebendo fibras parassimpáticas pelos nervos vagos, direito e esquerdo, e as fibras simpáticas, pelos nervos do tronco simpático. O plexo cardíaco também recebe as aferências viscerais, que fazem conexões com os baro e quimiorreceptores. Os estímulos são conduzidos ao sistema nervoso central, com conexão, principalmente, no bulbo. Os átrios são bem supridos com grande número de nervos simpáticos e parassimpáticos. Já os ventrículos são supridos, principalmente, pelos nervos simpáticos.[3]

O sistema nervoso autônomo participa da modulação do sistema de condução elétrica do coração, que é responsável pela contração sincrônica dos átrios e dos ventrículos. Esse sistema é composto por células musculares estriadas cardíacas modificadas e é composto pelas principais estruturas (Fig. 1-6):[3,6,9-12]

- *Nó sinoatrial ou nó sinusal:* estrutura de miócitos descrita por Keith e Flack em 1907, localizada na aurícula direita, na junção da veia cava superior com o átrio direito, em região subepicárdica, próximo à crista terminal. É o marca-passo de comando do coração, em razão da frequência de impulsos elétricos entre 60 e 80 batimentos por minuto, em vigília, superior à frequência de outras células automáticas do coração. É uma estrutura alongada, com extremidades afiladas, que, em uma minoria de corações normais, tem forma de ferradura. É composto por células em arranjo de fascículos, imersas em fibras colágenas e, na periferia, há células transicionais, com morfologia intermediária entre as células do nó sinusal e as atriais contráteis. Apresenta 1,5 cm de comprimento e 0,5 × 0,3 cm em sentido transversal. A partir do nó sinusal, o impulso elétrico se propaga rapidamente através do músculo atrial. Para alcançar o átrio esquerdo, o impulso é conduzido pelo fascículo de Bachman, relacionado com o feixe internodal anterior, resultando em sua despolarização no tempo de 20 a 40 milissegundos após a despolarização do átrio direito. No átrio direito, o impulso elétrico é conduzido para o nó atrioventricular, ao longo de três feixes internodais, que são feixes de fibras musculares: o anterior, o médio (ou de Wenckebach) e o posterior (ou de Thorel).
- *Nó atrioventricular ou nó de Aschoff-Tawara:* estrutura de cerca de 5 mm de comprimento, 3 mm de largura e 1 mm de espessura, localizada na base do septo interatrial, no ápice do triângulo de Koch (região limitada pela inserção da cúspide septal da valva tricúspide, o tendão de Todaro e o óstio do seio coronário). É composto por uma zona transicional, mais posterior, e uma zona compacta, com células agrupadas em feixes, em forma de meia-lua. A frequência de despolarização do nó atrioventricular é de cerca de 60 batimentos por minuto, com um retardo de condução do estímulo elétrico de cerca de

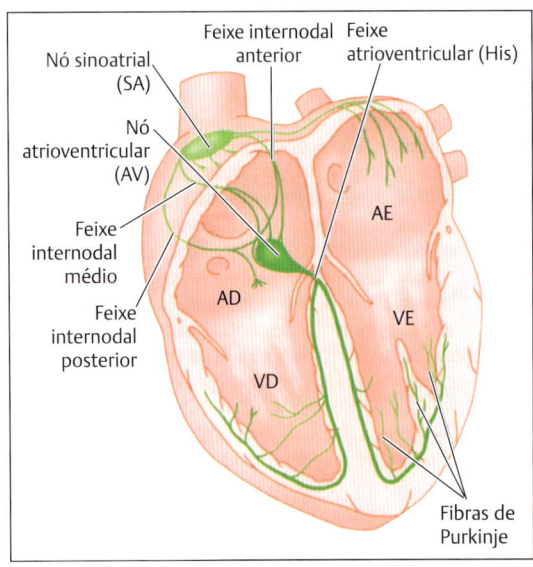

Fig. 1-6. Representação esquemática do sistema de condução elétrica do coração. AD: átrio direito; AE: átrio esquerdo; VD: ventrículo direito; VE: ventrículo esquerdo.

90 milissegundos, para que termine o enchimento ventricular antes de o impulso atingir o miocárdio ventricular, com o acoplamento adequado da sístole atrial e ventricular.
- *Feixe de His ou feixe atrioventricular:* estrutura de 20 mm de comprimento e 4 mm de espessura localizada, em sua porção inicial, na base do septo interatrial, em posição subendocárdica, atravessando o trígono fibroso direito (estrutura central do tecido conjuntivo do coração), em direção aos ventrículos, e seguindo na porção membranácea do septo interventricular. Apresenta uma frequência de despolarização de 45 a 60 batimentos por minuto.
- *Ramos do feixe de His (ou ramos de Tawara):* o feixe de His apresenta uma bifurcação na parte membranácea do septo interventricular, emitindo o ramo esquerdo e, depois, o ramo direito. O ramo esquerdo divide-se em fascículos (anterossuperior, anteromedial e posteroinferior), em direção ao septo interventricular, para o ápice do coração e, em seguida, para a base dos músculos papilares, posterior e anterior. O ramo direito segue em direção anterior, no septo interventricular e, em seguida, passa por trás do músculo papilar septal, alcançando o músculo papilar anterior, através da trabécula septomarginal (entre a via de entrada e a de saída do ventrículo direito); parte de suas fibras se dirige à musculatura cardíaca e outra parte segue em direção retrógrada, pela parede interna, para a base do coração. O ramo esquerdo é mais espesso, assim como seu fascículo posteroinferior, enquanto o ramo direito é mais fino. O estímulo elétrico alcança o ramo esquerdo antes do direito, com um tempo de aproximadamente 0,013 segundos.
- *Fibras de Purkinje:* descritas por Purkinje em 1845, são ramos subendocárdicos terminais do sistema elétrico do coração, espessos e com envoltório próprio de tecido conjuntivo, passando pelo interior da musculatura do coração.

FISIOLOGIA

Para que o coração execute suas funções, por meio da contração e bombeamento de sangue, resultando em transporte de oxigênio, nutrientes e outras substâncias para as células de organismo, e em remoção de substâncias do metabolismo celular, é necessário que se entenda, inicialmente, o ciclo cardíaco de despolarização e repolarização. Por isso, esta seção tratará do potencial de ação, dos determinantes da função cardíaca e dos principais reflexos que atuam na regulação desta função. Em sequência, em razão da importância do entendimento do ciclo cardíaco para o método clínico cardiovascular, esse tema será abordado em item em separado neste capítulo.

Potencial de Ação

As células cardíacas em repouso apresentam um potencial estável, com uma diferença de potencial entre o interior (negativo, de –90 a –85 mV) e o exterior (positivo), que é denominada como potencial transmembrana de repouso. Essa membrana em repouso é relativamente permeável aos íons potássio e impermeável aos íons sódio, cálcio e cloreto. Assim, os íons potássio são os determinantes do potencial transmembrana de repouso. Quando o estímulo elétrico atinge a célula, os íons atravessam sua membrana, resultando em sua despolarização por meio da redução do potencial de membrana para valores menos negativos. E para produzir o potencial de ação, é preciso alcançar o potencial limiar, ou seja, o nível de voltagem que resulta na despolarização da célula, que é de –60 a –70 mV, para a maioria das células cardíacas, e de –30 a –40 mV, para as células do nó sinusal e do nó atrioventricular. Após a despolarização, a célula retorna ao seu estado de repouso, processo denominado repolarização, com retorno ao potencial de repouso, pelas alterações eletrolíticas. Esse ciclo despolarização-repolarização é constituído de cinco fases, de 0 a 4, discutidas a seguir (Fig. 1-7):[13–15]

- *Fase 0:* há súbita abertura dos canais de sódio rápidos, com a ascensão do potencial de ação, resultando no interior da célula menos negativo.
- *Fase 1:* há uma espícula, causada pelo término brusco da fase 0. Os canais de íons sódio têm seu influxo interrompido, e há uma corrente transitória de saída de íons potássio, com pequena queda do potencial transmembrana.
- *Fase 2:* é uma fase de platô, em que a membrana permanece despolarizada durante cerca de 0,2 segundos. Ocorre em decorrência de canais lentos de cálcio, liberado das cisternas do retículo sarcoplasmático para o sarcoplasma e, principalmente, por meio dos túbulos T. Isso possibilita que a contração muscular cardíaca dure até 15 vezes mais que a do músculo esquelético. Assim, nessa fase, há uma corrente de cálcio para dentro da célula e a corrente de potássio continua a fluir para fora da célula.
- *Fase 3:* os canais lentos de cálcio e sódio se fecham, ocorrendo o aumento da permeabilidade da membrana aos íons potássio, com repolarização rápida da célula. O transporte ativo por intermédio da bomba de sódio-potássio resulta em eliminação do sódio intracelular acumulado e restauração do potássio dentro da célula.

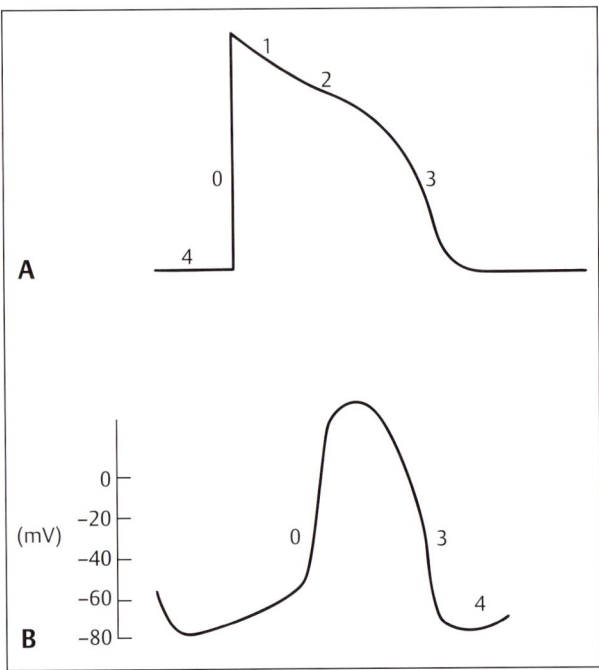

Fig. 1-7. Curvas do potencial de ação com suas fases. (**A**) Potencial de ação das células atriais e ventriculares. (**B**) Potencial de ação do nó sinusal.

- *Fase 4:* o potencial de membrana retorna ao seu nível de repouso, encerrando o potencial de ação. Nas células automáticas, que podem alcançar o potencial limiar sem a necessidade de estímulos externos, o potencial de repouso não se mantém estável, apresentando uma despolarização gradual. Dessa maneira, há produção de um novo potencial de ação espontâneo, fenômeno denominado despolarização diastólica.

Esse ciclo do potencial de ação resulta no acoplamento excitação-contração, provocando a contração dos miócitos cardíacos para que o coração cumpra suas funções.

Determinantes da Função Cardíaca: Pré-carga, Pós-carga, Contratilidade, Mecanismo de Frank-Starling

O débito cardíaco (DC) é o volume de sangue que o coração é capaz de impulsionar pela unidade de tempo, ou seja, é o fluxo em L/min. É o resultado do produto do volume sistólico (VS) pela frequência cardíaca (FC). Assim DC = VS × FC. Em repouso, apresenta o valor médio normal de 5,6 L/min nos homens e 4,9 L/min nas mulheres. Para a regulação do bombeamento cardíaco, há dois meios básicos: (a) o controle da frequência cardíaca e da força de contração pelo sistema nervoso autônomo (controle extrínseco) e (b) a regulação cardíaca intrínseca, por meio do mecanismo de Frank-Starling.[15]

O primeiro meio de regulação do bombeamento cardíaco é mediado pelo sistema nervoso simpático, que aumenta a frequência cardíaca para até, geralmente, 200 batimentos por minuto, e aumenta a força de contração até o dobro da normal, duplicando ou triplicando o débito cardíaco. A substância liberada pelo sistema nervoso simpático é a norepinefrina, que atua no nó sinusal, diminuindo a permeabilidade aos íons potássio (com seu aumento dentro da célula). Há também ampliação da permeabilidade ao cálcio, o que contribui para a geração do potencial de ação mais rapidamente. Quando há depressão do sistema simpático, ocorre uma diminuição do bombeamento cardíaco em até 30% abaixo do normal. Por outro lado, o sistema nervoso parassimpático diminui a contratilidade cardíaca entre 20 e 30%, resultando em diminuição do bombeamento cardíaco em 50% ou mais. O neurotransmissor do parassimpático é a acetilcolina, que aumenta a permeabilidade aos íons potássio com sua saída da célula, que fica mais negativa em seu interior, com hiperpolarização.

O segundo meio básico de regulação cardíaca é o mecanismo de Frank-Starling. Para o entendimento desse mecanismo, é necessário conhecer os determinantes do desempenho cardíaco. Os determinantes do volume de ejeção ventricular são a contratilidade cardíaca (ou inotropismo), a pré-carga e a pós-carga. E a contratilidade cardíaca, além da influência do sistema nervoso autônomo, está relacionada com a magnitude do estiramento miocárdico, definida pela pré-carga. Esta é medida pelo volume diastólico final ventricular ou pressão diastólica final ventricular. Já a pós-carga é definida como a tensão da parede ventricular durante a sístole e reflete a resistência pelo fluxo sanguíneo de saída. A pós-carga é estimada, clinicamente, pela pressão arterial sistólica.

Os estudos sobre a relação pressão-volume cardíacos foram iniciados por Otto Frank em 1895, quando este analisava a resposta ao estiramento progressivo no coração isolado da rã, demonstrando que a contração depende do volume e da pressão diastólica final do ventrículo.[16] Essa comprovação, associada ao resultante do trabalho de Ernest Starling sobre o efeito da pré-carga no débito cardíaco em preparação de coração-pulmão, com a publicação das curvas em 1914, consagrou o mecanismo de Frank-Starling.[17]

A magnitude do bombeamento cardíaco é determinada, principalmente, pelo retorno venoso. O mecanismo de Frank-Starling determina que quanto mais o miocárdio é distendido durante seu enchimento, maior será a força de contração cardíaca e a quantidade de sangue ejetado para a aorta. Isso ocorre em razão da disposição dos filamentos de miosina e actina em grau ideal de superposição para a geração de força de contração.[15] Assim, o desempenho ventricular pode ser maior, nos estados de aumento da contratilidade, por estiramento dos miócitos cardíacos ao receber maior volume de sangue venoso, com aumento da pressão diastólica ventricular final. E pode ser diminuído nos pacientes com insuficiência cardíaca, nos quais não há o desencadeamento do mecanismo por falência da bomba cardíaca, inclusive com o aumento das pressões de enchimento ventricular (Fig. 1-8). Outros fatores influem sobre o débito cardíaco, como a idade do indivíduo, as dimensões do corpo, o nível básico do metabolismo corporal, a realização de exercícios físicos.[15] E há outros fatores periféricos relacionados com o retorno venoso, além do mecanismo de Frank-Starling, que também são importantes para a regulação do débito cardíaco, o que será discutido na próxima seção.

Reflexos para Regulação do Débito Cardíaco e da Circulação

Os fatores relacionados com o retorno venoso são muito importantes para a regulação do débito cardíaco. Assim, além do mecanismo de Frank-Starling discutido anteriormente, citam-se outros para regulação do débito cardíaco e da circulação, como o reflexo do volume, o reflexo de Bainbridge, o barorreflexo, reflexo quimiorreceptor, o de Cushing e o reflexo de Bezold-Jarisch.

O reflexo do volume ocorre por estiramento atrial com liberação do peptídeo natriurético atrial, que, junto com o peptídeo natriurético cerebral, produzido nos átrios e ventrículos, tem importante atuação cardiovascular e renal. Esses peptídeos apresentam ações hormonais, induzindo vasodilatação e natriurese. Sua produção é estimulada pela sobrecarga de volume, dilatação das cavidades cardíacas, por isquemia miocárdica e pela ativação simpática e do sistema renina-angiotensina-aldosterona. Dessa maneira, atua na regulação da circulação e do débito cardíaco.[15,18]

O reflexo de Bainbridge foi descrito em 1915, quando Bainbridge demonstrou que a infusão de sangue ou solução salina em cães anestesiados produzia taquicardia.[19] Por intermédio de estiramento adicional do átrio, sinais aferentes são liberados pelos nervos vagos para o bulbo e sinais eferentes pelos nervos vagos e simpáticos, resultando em aumento da frequência cardíaca em 40 a 60% e da força de contração.[15] Esse reflexo nervoso contribui para evitar o acúmulo de sangue nas veias, nos átrios e na circulação pulmonar. Esse reflexo ocorre, também, durante o quadro de arritmia sinusal respiratória, desencadeado por alterações na pressão intratorácica e, por conseguinte, com flutuações no retorno venoso e no estiramento da parede atrial direita. Há aumento da frequência cardíaca durante a inspiração, com resposta inversa durante a expiração. Simultaneamente ao reflexo de Bainbridge, ocorrem alterações já descritas pelo re-

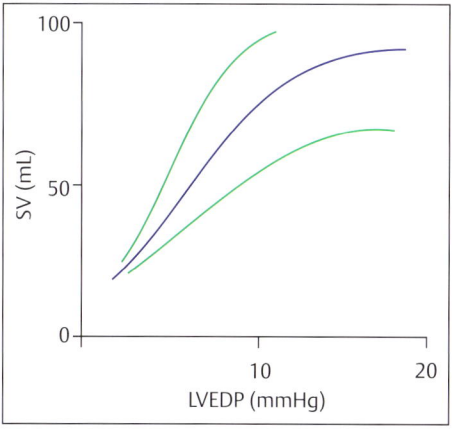

Fig. 1-8. Curvas de desempenho ventricular esquerdo (mecanismo de Frank-Starling), relacionando o volume de ejeção ou o débito cardíaco (SV) e a pressão diastólica final (ou volume diastólico final – LVEDF). A linha intermediária é a curva em indivíduos normais; a linha superior é a curva nos estados de aumento da contratilidade e a inferior é a curva em indivíduos com insuficiência cardíaca.

flexo do volume, com vasodilatação arteriolar renal e periférica e, por via hipotalâmica, diminuição da produção de hormônio antidiurético.

Outro reflexo para regulação cardiovascular é o barorreflexo. Seu primeiro relato foi na Roma Antiga, quando Éfesus observou que os animais apresentavam sonolência quando as artérias do pescoço eram comprimidas. Vários estudiosos se ocuparam do tema, às vezes com interpretação errônea, até que Heinrich Hering, em 1927, demonstrou a interpretação do reflexo como é conhecido atualmente.[20] A resposta aferente desse reflexo é mediada por mecanorreceptores localizados no arco aórtico e seio carotídeo, sensíveis às modificações da pressão arterial. Elevações súbitas da pressão arterial resultam em distensão daquelas terminações nervosas tipo buquê, com estimulação dos barorreceptores. A transmissão do estímulo ocorre pelo nervo Hering, pelo nervo glossofaríngeo, na região cervical superior, atingindo o trato solitário no bulbo (Fig. 1-9), resultando em inibição simpática para o coração e os vasos. Diminuição do volume sistólico e da pressão arterial, como ocorre durante o ortostatismo, com menor distensão das terminações, resulta em ativação simpática, com aumento da frequência cardíaca, da contratilidade cardíaca, vasoconstrição periférica, com aumento do retorno venoso e elevação discreta dos níveis pressóricos. Assim, a função do barorreflexo é manter a pressão arterial estável, em repouso e durante as atividades habituais, operando os do seio carotídeo entre os níveis de 50 ou 60 mmHg até 180 mmHg, com ação em alguns segundos. Os mecanorreceptores localizados no arco aórtico operam com níveis pressóricos 30 mmHg mais baixos. Essa ação de retroalimentação possibilita redução da variação da pressão arterial minuto a minuto para um terço daquela variação sem a presença dos barorreceptores.[15,21]

O quimiorreflexo apresenta um circuito similar ao do barorreflexo. Os quimiorreceptores periféricos são constituídos de células de 2 mm, sendo dois localizados nos corpos carotídeos, na bifurcação da carótida comum, e três nos corpos aórticos adjacentes à aorta. São sensíveis às flutuações de gás carbônico, às pressões arteriais de gás carbônico e oxigênio, e ao pH arterial. Sua ativação ocorre quando há queda da pressão arterial de oxigênio, principalmente, ou do pH ou aumento da pressão arterial de gás carbônico, com o estímulo conduzido através de fibras nervosas que se juntam às fibras dos barorreceptores. Isso resulta em elevação da resistência arterial periférica, do débito cardíaco e, também, das incursões respiratórias. Sua ação ocorre quando a pressão arterial está entre 40 e 80 mmHg.[15] Sua localização é estratégica e é uma estrutura bastante vascularizada, ocorrendo sua despolarização com liberação de neurotrans-

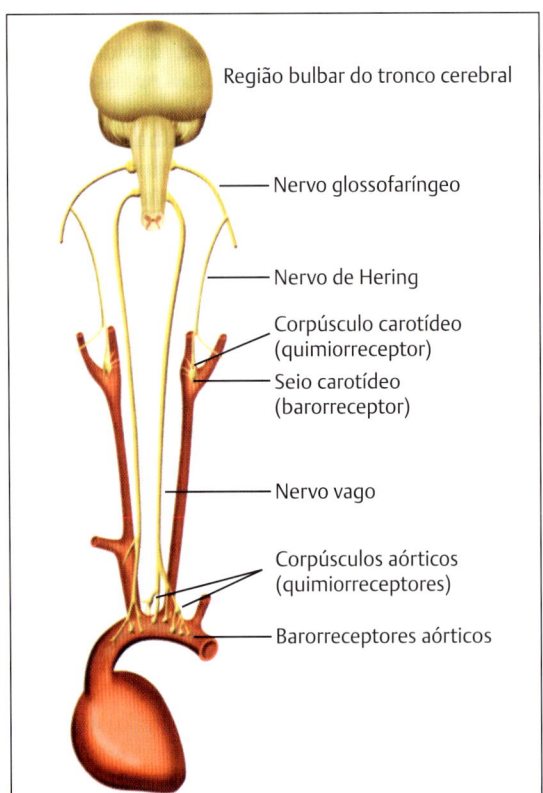

Fig. 1-9. Representação das vias do barorreflexo.

missores em resposta à hipoxemia, resultando em hiperventilação reflexa, restabelecendo a homeostase e evitando a privação de oxigênio pelo cérebro.[22]

O reflexo de Cushing ocorre em decorrência do aumento da pressão do líquido cefalorraquidiano, resultando em aumento da pressão arterial. É um tipo especial de resposta isquêmica do sistema nervoso central, sendo um mecanismo de defesa para preservar o fluxo sanguíneo cerebral.[15]

Outro reflexo que atua com resposta na frequência cardíaca e no tônus vasomotor é o reflexo de Bezold-Jarisch. Este foi descrito em 1867, por Bezold, e confirmado mais tarde, em 1939, por Jarisch. Porém, somente em 1983 foi reconhecida sua importância na fisiopatologia de alguns distúrbios cardiovasculares. Ocorre pela ação de mecanorreceptores (fibras C) localizados, preferencialmente, na parede inferolateral do ventrículo esquerdo, mas também em outras regiões dos ventrículos, átrios e na artéria pulmonar. Manifesta-se com hipotensão e bradicardia paradoxais, em razão do incremento da atividade inibitória dos receptores e consequente hiperatividade parassimpática. A ativação desse reflexo ocorre por estímulo mecânico (pressão, volume, inotropismo) e por estímulo químico. Esse reflexo ocorre na isquemia miocárdica da parede inferoposterior do ventrículo esquerdo, no quadro de reperfusão coronariana, na hipovolemia e no quadro de síncope vasovagal.[23-25] Participa, também, da regulação da pressão arterial em associação ao barorreflexo.

Além desses mecanismos nervosos que atuam na regulação cardíaca, há os mecanismos hormonais de controle da pressão arterial por intermédio do sistema nervoso simpático e do sistema renina-angiotensina-aldosterona. Por ocasião da explanação sobre a fisiopatologia das principais síndromes cardíacas no Capítulo 11, esses mecanismos serão detalhados.

1.2 Ciclo Cardíaco

Margarida Maria da Costa Smith Maia

INTRODUÇÃO

Nesta seção será discutido o funcionamento do coração "como bomba" que impulsiona o sangue para todo o sistema circulatório. De fato, o coração é composto por duas "bombas" separadas: o coração direito, que bombeia o sangue para os pulmões, e o coração esquerdo, que bombeia o sangue para circulação periférica. Cada um desses corações é composto por um átrio e um ventrículo. O átrio funciona com uma bomba fraca que ajuda a mover o sangue para o ventrículo. Já o ventrículo gera a força que impulsiona o sangue tanto para a circulação pulmonar como para a sistêmica.[26]

FISIOLOGIA DO MÚSCULO CARDÍACO

O coração é composto por três tipos principais de tecidos: o músculo atrial, o músculo ventricular e as fibras especializadas em produzir e conduzir o estímulo elétrico no coração e que compõem o sistema de condução. As fibras musculares do átrio e do ventrículo se contraem de modo semelhante às fibras musculares do músculo esquelético, mas com duração mais prolongada. As fibras do sistema de condução se contraem fracamente, mas têm a propriedade de produzir estímulos rítmicos e propagá-los com velocidades diferentes.[26]

O QUE É O CICLO CARDÍACO?

O ciclo cardíaco foi concebido por Wiggers em 1915 e estruturado por Lewis. Ele fornece importantes informações sobre a sequência temporal de eventos que ocorrem durante a contração, o relaxamento e o enchimento ventricular.[27-29] O conjunto da sequência diástole-sístole é denominado ciclo cardíaco e decorre de uma série de eventos. A compreensão de alguns aspectos de natureza elétrica, mecânica e hemodinâmica, que ocorrem durante o ciclo cardíaco, é importante para se correlacionar com achados clínicos observados durante o exame do sistema cardiovascular.[30] Os fenômenos elétricos inerentes ao coração provocam fenômenos hemodinâmicos, que, por sua vez, estão implicados na gênese de sons de intensidade, timbre e localização variáveis. Cada ciclo cardíaco é iniciado pela geração espontânea de um potencial de ação ou estímulo elétrico no nó sinoatrial. Essa estrutura está localizada lateralmente na junção da veia cava superior com o átrio direito, a menos de 1 mm da superfície epicárdica.[27] O potencial de ação viaja rapidamente pelos átrios até o nó atrioventricular, no qual sofre um atraso de cerca de 90 milissegundos e se difunde, inicialmente, pelo ventrículo esquerdo e depois pelo ventrículo direito, através dos feixes de His e fibras de Purkinje. Essa sequência de estímulos possibilita que os átrios se contraiam antes dos ventrículos, injetando-lhes mais sangue antes que sua contração ocorra.[26] Para mais detalhes, consulte a seção sobre o Potencial de Ação.

Definição de Diástole e Sístole Ventricular

Os livros de fisiologia definem o ciclo cardíaco como um período de relaxamento chamado diástole, durante o qual os ventrículos se enchem de sangue, seguido por um período de contração chamado sístole, quando eles ejetam o sangue na aorta e na artéria pulmonar.[26,28] Em grego, o termo *diastolé* significa "enviar separado" e o termo *systolé*, "contração".[27] Entretanto, esse é um fenômeno contínuo, no qual é difícil delimitar o início e fim de cada uma de suas fases. Há fenômenos fisiológicos que nem sempre coincidem com os fenômenos observados na ausculta cardíaca, úteis na prática clínica da semiologia. Por esse motivo, serão expostos alguns aspectos da sístole e diástole que ajudarão na compreensão desses conceitos.

O início da sístole pode ser atribuído tanto ao início da contração isovolumétrica, quando a pressão ventricular excede a pressão atrial, quanto ao fechamento das valvas atrioventriculares, mitral e tricúspide, nessa sequência. Essas duas possibilidades são razoáveis, porque o fechamento da valva mitral ocorre, de fato, 20 milissegundos após a pressão ventricular superar a atrial. Portanto, a contração isovolumétrica se inicia um pouco antes do fechamento da valva mitral. A sístole fisiológica começa no início da contração isovolumétrica (quando a pressão ventricular supera a atrial) até o pico da fase de ejeção. Então, a diástole fisiológica começa quando a concentração dos íons cálcio começa a diminuir, o relaxamento dos miócitos supera a contração, e a pressão ventricular começa a diminuir,[27] como mostra a Figura 1-10. Por outro lado, a sístole é demarcada por um intervalo entre a primeira e a segunda bulha. O restante do ci-

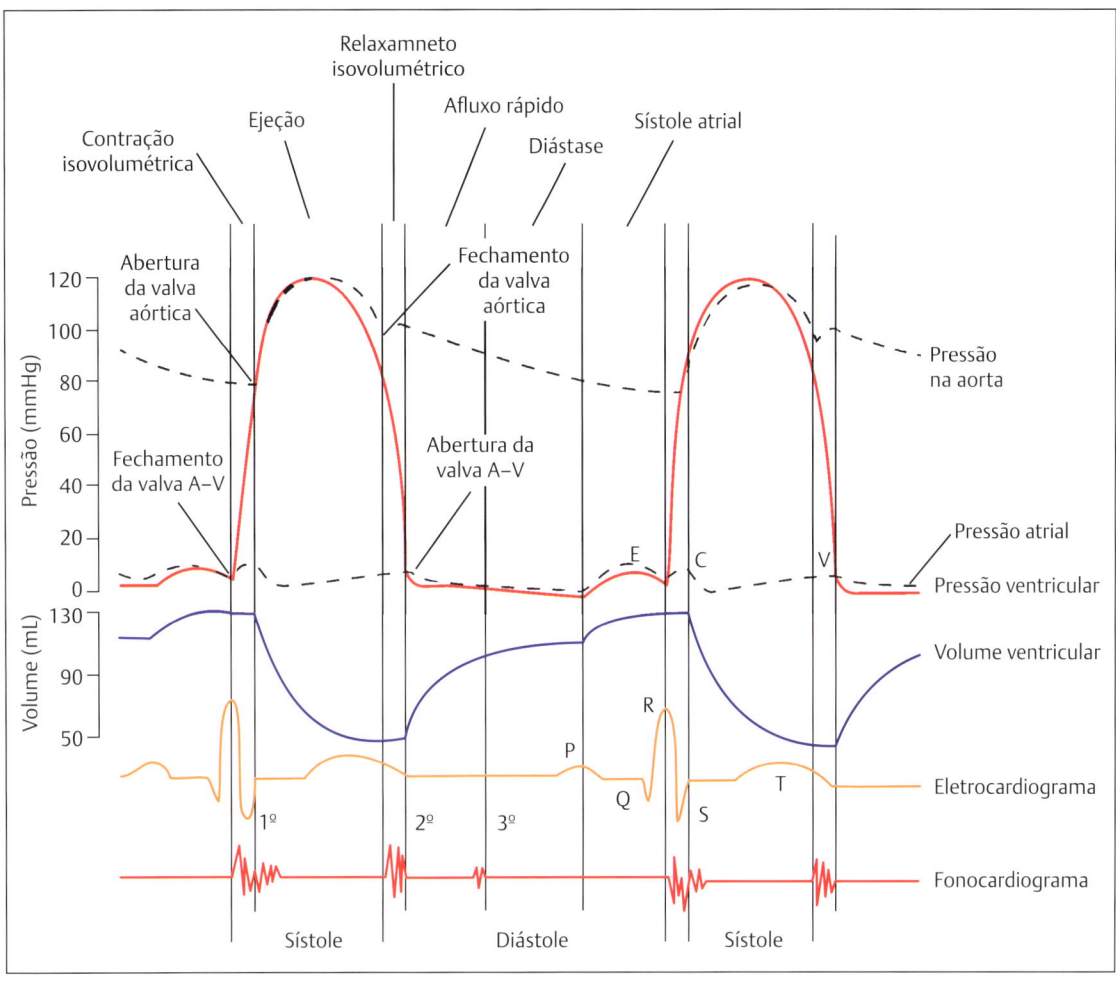

Fig. 1-10. Diagrama dos eventos que ocorrem no coração esquerdo durante o ciclo cardíaco. As três curvas no topo da figura são curvas de pressão da aorta, pressão atrial e pressão do ventrículo esquerdo, respectivamente. A quarta curva mostra as mudanças de volume do sangue no ventrículo, a quinta curva é o traçado de um eletrocardiograma e a sexta curva, o traçado do fonocardiograma, que é o registro dos sons produzidos no coração.[26]

clo é denominado diástole. Portanto, ela é delimitada pelos sons cardíacos, e não por eventos fisiológicos, iniciando-se um pouco depois da sístole fisiológica e terminando mais tarde.[27]

Relação entre Eletrocardiograma e Ciclo Cardíaco

As ondas do eletrocardiograma P, Q, R, S e T são produzidas por potenciais elétricos do coração e registradas por um eletrocardiograma de superfície. Esses fenômenos elétricos precedem os fenômenos mecânicos.[28] Na Figura 1-10, a onda P é produzida pela despolarização atrial e ocorre antes da contração dessa câmara, o que causa ligeira elevação na curva de pressão atrial imediatamente após a onda P do eletrocardiograma. Após um curto intervalo de tempo, em torno de 0,16 segundos após a inscrição da onda P, observa-se o registro do complexo QRS, que decorre da despolarização dos ventrículos, e inicia-se a contração e aumento da pressão ventricular. Portanto, a inscrição do complexo QRS no eletrocardiograma se inicia ligeiramente antes da sístole ventricular.[26] A linha isoelétrica que une a onda P e o complexo QRS resulta da ativação do sistema de condução atrioventricular.[30] Por último, a onda T do eletrocardiograma indica a repolarização dos ventrículos, quando as fibras ventriculares iniciam seu relaxamento. A onda T ocorre ligeiramente antes do fim da contração ventricular.[26]

Função do Átrio

Normalmente o sangue flui continuamente das veias cavas para o átrio direito e das veias pulmonares para o átrio esquerdo. Antes da contração atrial, aproximadamente 75% do sangue atrial flui para os ventrículos durante a diástole e, após a contração dos átrios, mais 25% de sangue é injetado nestas câmaras.[26]

Alterações da Pressão Atrial

Na curva de pressão atrial, observam-se três ondas correspondentes ao aumento de pressão: ondas *a*, *c* e *v*. A onda *a* é causada pela contração atrial. Geralmente, a pressão aumenta de 4 a 6 mmHg no átrio direito e de 7 a 8 mmHg no átrio esquerdo, durante a contração atrial.[26] A onda *c* ocorre no início da contração ventricular e é causada pelo abaulamento das valvas atrioventriculares para trás, em direção aos átrios, por causa do aumento da pressão nos ventrículos.[26] A onda *v* ocorre no fim da contração ventricular e resulta do fluxo de sangue que chega aos átrios, enquanto as valvas atrioventriculares encontram-se fechadas, durante a contração ventricular. No início da diástole, as valvas atrioventriculares se abrem e o sangue flui rapidamente para os ventrículos.[26] Para melhor entendimento, o leitor deverá consultar o Capítulo 6.

Contração e Relaxamento Ventricular

A pressão intraventricular começa a aumentar quando os íons cálcio chegam às proteínas contráteis desencadeando uma interação entre a actina e a miosina. Ao eletrocardiograma, o avanço da onda de despolarização é indicado pelo pico da onda *R* (Fig. 1-10). Logo depois, a pressão do ventrículo esquerdo aumenta, excedendo a pressão no átrio esquerdo (normalmente de 10 a 15 mmHg) e, em seguida, há o aparecimento do primeiro componente da primeira bulha, M_1. A relação exata entre M_1 e o fechamento da valva mitral ainda não está bem estabelecida, embora o fechamento da valva mitral coincida com o ponto em que a pressão ventricular começa a superar a pressão atrial esquerda.[27] Logo em seguida, há mudanças nas pressões do ventrículo direito semelhantes às que ocorreram no ventrículo esquerdo, mas com menor magnitude. Essas alterações de pressão no ventrículo direito provocam o fechamento da valva tricúspide e o aparecimento do segundo componente da primeira bulha, T_1. Durante essa fase da contração ventricular, as valvas mitral e aórtica permanecem fechadas e o volume de sangue no ventrículo permanece constante. Por esse motivo, essa fase é denominada contração isovolumétrica. À medida que mais miofibrilas se contraem, a pressão ventricular aumenta ainda mais; quando a pressão do ventrículo esquerdo supera a pressão diastólica da aorta, a valva aórtica se abre normalmente, sem provocar ruídos clinicamente apreciáveis.[27] Como a pressão na artéria pulmonar (sistólica de 25 mmHg) é inferior à pressão na aorta (sistólica de 130 mmHg), a abertura da valva pulmonar precede a da valva aórtica em torno de 0,035 segundos,[31] ocorrendo o início da ejeção do ventrículo direito antes do esquerdo. A abertura da valva aórtica é seguida pela rápida ejeção do sangue na aorta, ejeção ventricular rápida, quando aproximadamente 70% do sangue são expelidos no terço inicial do período de ejeção e os outros 30% são ejetados nos dois terços finais. A velocidade de ejeção é determinada pelo gradiente de pressão na valva aórtica e pelas propriedades elásticas da aorta e seus ramos, que se expandem durante a sístole. A pressão ventricular se eleva até um pico e depois começa a cair. À medida que a concentração do cálcio celular começa a declinar por causa da captação do cálcio pelo sistema retículo endotelial, mais miofibrilas começam a se relaxar e a velocidade de ejeção do sangue para a aorta diminui. Durante essa fase, denominada ejeção ventricular lenta, o fluxo de sangue para aorta diminui rapidamente, mas o fluxo nas artérias é mantido pelo recuo elástico da aorta. A pressão na aorta é maior que a pressão no ventrículo esquerdo. A valva aórtica se fecha, produzindo o primeiro componente da segunda bulha, A_2. O segundo componente, P_2, resulta do fechamento da valva pulmonar.[27] O ventrículo esquerdo continua a relaxar. Essa fase, em que as valvas mitral e aórtica estão fechadas e o volume ventricular é constante, denomina-se fase de relaxamento isovolumétrico. Quando a pressão ventricular esquerda cai abaixo da pressão atrial, a valva mitral se abre e a fase de enchimento ventricular rápido do ciclo cardíaco se reinicia.[26,27]

Enchimento Ventricular

Durante a sístole ventricular, o fluxo de sangue para os átrios é contínuo e cumulativo porque as valvas atrioventriculares estão fechadas. Imediatamente após o fim da sístole, a pressão ventricular cai a níveis muito baixos durante a diástole.[26] A pressão atrial mais elevada empurra as valvas atrioventriculares, abrindo-as e tornando possível que o sangue flua rapidamente para os ventrículos, como mostra a elevação da curva de volume de sangue ventricular na Figura 1-10. Essa fase é denominada período de enchimento ventricular rápido.

Quadro 1-1. Tempo Sistólico e Tempo Diastólico Ventricular de cada Fase do Ciclo Cardíaco, em Segundos

Tempo sistólico ventricular: 0,27 s

Fase de contração ventricular isovolumétrica: 0,05 s

Fase de ejeção máxima ou rápida: 0,09 s

Fase de ejeção mínima ou lenta: 0,13 s

Tempo diastólico ventricular: 0,49 s

Fase de relaxamento ventricular isovolumétrico: 0,08 s

Fase de enchimento ventricular rápido: 0,11 s

Fase de enchimento ventricular lento: 0,19 s

Fase de contração atrial: 0,11 s

A maioria do enchimento ventricular ocorre nessa fase, que dura aproximadamente o terço inicial da diástole. O relaxamento ventricular ativo na diástole também pode contribuir com o enchimento inicial do ventrículo. No fim do enchimento ventricular rápido, pode-se escutar um terceiro ruído, B_3, que pode ser fisiológico ou decorrente de disfunção do ventrículo.[30] A terceira bulha, provavelmente, reflete as vibrações da parede ventricular durante o enchimento ventricular rápido e se torna mais audível com o aumento da pressão diastólica, rigidez do músculo cardíaco ou velocidade de enchimento.[27] Na metade da diástole, os ventrículos continuam a se encher mais devagar, período denominado enchimento ventricular lento ou diástase.[26,30] No terço final da diástole, os átrios se contraem e injetam mais 25% de sangue nos ventrículos, a cada ciclo. Para melhor entendimento sobre as bulhas cardíacas, o leitor deve consultar o Capítulo 8.

Os tempos médios em segundos, referentes a cada fase do ciclo cárdico em indivíduos com frequência cardíaca normal,[32] estão dispostos no Quadro 1-1.

REFERÊNCIAS BIBLIOGRÁFICAS

1. Pinto IMF. História da cardiologia. In: *SOCESP 30 anos*. São Paulo: SOCESP/Editora Manole, 2007. p. 1-17.
2. Kirsch J. Bases da embriologia. In: Aumüller G, Aust G, Doll A et al. (Eds.) *Anatomia*. Rio de Janeiro: Guanabara Koogan, 2009. p. 80-104.
3. Schmitz F. Coração e pericárdio. In: Aumüller G, Aust G, Doll A et al. (Eds.) *Anatomia*. Rio de Janeiro: Guanabara Koogan, 2009. p. 562-607.
4. Sedmera D, McQuinn T. Embryogenesis of heart muscle. *Heart Fail Clin*. 2008;4:235-41.
5. Epstein JA. Cardiac development and implications for heart disease. *N Engl J Med*. 2010;363:1638-47.
6. Jatene FB, Aiello VD, Monteiro R. Anatomia cardíaca: bases morfológicas relevantes para o diagnóstico e tratamento das cardiopatias. In: Souza MGMR, Mansur AJ. (Eds.) *SOCESP Cardiologia*. São Paulo: Atheneu, 1996. 2 v. p. 8-16.
7. Lewis WH (ed). *Gray's Anatomy of the human body*. Philadelphia: Lea & Febiger, 2000.
8. Loukas M, Clarke P, Tubbs RS, Kapos T. Raymond de Vieussens. *Anat Sci Int*. 2007;82:233-6.
9. Christoffels VM, Moorman AF. Development of the cardiac conduction system: why are some regions of the heart more arrhythmogenic than others? *Circ Arrhythm Electrophysiol*. 2009;2:195-207.
10. Monfredi O, Dobrzynski H, Mondal T, Boyett MR, Morris GM. The anatomy and physiology of the sinoatrial node: a contemporary review. *Pacing Clin Eletrophysiol* 2010;33:1392-406.
11. McManus BM, Wood SM. Morphological features of normal and abnormal conduction system: essentials for electrophysiologists. In: Singer I, Barold SS, Camm AJ. (Eds.) *Nonpharmacological therapy of arrhythmias for the 21st century: the state of the art*. Armonk, New York: Futura Publishing Company, Inc., 1998. p. 27-56.
12. Josephson ME. *Clinical cardiac electrophysiology: techniques and interpretations,* 3rd ed. Philadelphia: Lippincott Williams & Wilkins, 2002. p. 19-109.
13. Sá RMS. Fundamentos de eletrofisiologia celular. In: Maia IG (Ed.). *ECG nas arritmias*. Rio de Janeiro: Cultura Médica, 1989. p. 1-29.
14. Kléber AG, Rudy Y. Basic mechanisms of cardiac impulse propagation and associated arrhythmias. *Physiol Rev*. 2004;84:431-88.
15. Guyton AC, Hall JE. *Tratado de fisiologia médica*. 11. ed. Tradução de Martins BA et al. Rio de Janeiro: Elsevier, 2006. p. 57-215.
16. Foëx P, Leone BJ. Pressure-volume loops: a dynamic approach to the assessment of ventricular function. *J Cardiothorac Vasc Anesth*. 1994;8:84-96.
17. Lakatta EG. Starling's law of the heart is explained by an intimate interaction of muscle length and myofilament calcium activation. *J Am Coll Cardiol*. 1987;10:1157-64.

18. Daniels LB, Maisel AS. Natriuretic peptides. *J Am Coll Cardiol.* 2007;50:2357-68.
19. Jones JJ. The Bainbridge reflex. *J Physiol.* 1962;160:298-305.
20. Haibara AS, Santos RAS. Descobrimento e importância dos barorreceptores. *Rev Bras Hipertens.* 2000;7:113-5.
21. Stauss HM. Barorreceptor reflex function. *Am J Physiol Regulatory Integrative Comp Physiol.* 2002;283:R284-6.
22. Nurse CA. Synaptic and paracrine mechanisms at carotid body arterial chemoreceptors. *J Physiol.* 2014;592:3419-26.
23. Mark AL. The Bezold-Jarisch reflex revisited: clinical implications of inhibitory reflexes originating in the heart. *J Am Coll Cardiol.* 1983;1:90-102.
24. Aviado DM, Guevara Aviado D. The Bezold-Jarisch reflex: ahistorical perspective of cardiopulmonary reflexes. *Ann NY Acad Sci.* 2001;940:48-58.
25. Campagna JA, Carter C. Clinical relevance of the Bezold-Jarisch reflex. *Anesthesiology.* 2003; 98:1250-60.
26. Guyton AC. *Textbook of medical physiology,* 9th ed. Philadelphia: WB Saunders Co, 1996. pp. 107-19.
27. Opie HL. Mechanisms of cardiac contraction and relaxation. In: Braunwald E, Zipes DP, Libby P. (Eds.) *Heart disease: a textbook of cardiovascular medicine,* 6th ed. Philadelphia: WB Saunders Co, 2001. p. 443-78.
28. Mitchell JR, Wang JJ. Expanding application of the Wiggers diagram to teach cardiovascular physiology. *Adv Physiol Educ.* 2014;38:170-5.
29. Fukuta H, Little WC. The cardiac cycle and the physiologic basis of left ventricular contraction, ejection, relaxation, and filling. *Heart Fail Clin.* 2008;4:1-11.
30. Lopez M. Ciclo cardíaco. In: Lopez M, Laurentys-Medeiros J. *Semiologia médica: as bases do diagnóstico clínico,* 5.ed. Rio de Janeiro: Revinter, 2004. p. 273-7.
31. Aloan L. Hemodinâmica normal. In: Aloan L. *Hemodinâmica e angiocardiografia: obtenção de dados, interpretação e aplicações clínicas,* 2. ed. Rio de Janeiro: Atheneu, 1990. p. 3-21.
32. Mônaco C. *Manual de ausculta cardíaca.* Rio de Janeiro: Revinter, 2000. 129 p.

2 SINAIS E SINTOMAS CARDINAIS

Estêvão Lanna Figueiredo
José Maria Peixoto

INTRODUÇÃO

As doenças cardiovasculares estão entre as principais causas de internação hospitalar e de mortalidade no Brasil e no mundo.[1,2] Apesar de todo o desenvolvimento dos métodos complementares, o exame clínico, consistindo em história e exame físico, permanece como ponto fundamental para a abordagem do paciente com doença cardiovascular conhecida ou suspeita. A anamnese constitui a mais rica fonte de informações sobre uma possível doença cardiovascular.[3] O reconhecimento dos sintomas e sinais cardinais das doenças cardiovasculares torna-se, então, de suma importância para o diagnóstico dessas doenças. Serão abordados, a seguir, seus principais sintomas.

DOR TORÁCICA DE ORIGEM CARDÍACA

Apesar de a dor ou do desconforto torácico ser um dos sintomas cardinais de doenças do coração, ela pode se originar, também, na pleura, nas artérias pulmonares, árvore traqueobrônquica, esôfago, aorta, mediastino, estômago, diafragma e na própria parede torácica. Características como qualidade (p. ex., em aperto na angina, em pontada na pericardite), localização e irradiação da dor, sua duração, fatores precipitantes ou agravantes, fatores atenuantes ou que provocam alívio completo ajudam no diagnóstico diferencial das possíveis causas da dor torácica.[3]

Dor da Isquemia Miocárdica

A causa mais comum e séria de dor torácica é a isquemia miocárdica, e a doença arterial coronariana (DAC) é responsável por mais da metade dos eventos cardiovasculares dos pacientes com menos de 75 anos de idade. Sua prevalência em indivíduos com pelo menos 20 anos de idade é de 8,3% entre os homens e 6,1% entre as mulheres, alcançando 22,8 e 13,9% entre homens e mulheres, respectivamente, na faixa etária entre 60 e 79 anos. Entre os homens com mais de 80 anos de idade, pode chegar a 35,5%. A idade média do primeiro infarto do miocárdio (IM) é de 64,5 anos nos homens e de 70,3 anos nas mulheres. A incidência anual de IM é maior nos homens que nas mulheres e maior nos negros que nos brancos. A incidência anual de IM ajustada por idade por 1.000 indivíduos é de 4,2% nos homens negros, 3,9% nos brancos, 2,8% nas mulheres negras e 1,7% nas brancas. Apesar da diminuição da mortalidade ao longo do tempo, a DAC é responsável por 1 a cada 6 óbitos nos EUA, ocorrendo a cada 34 segundos um óbito por IM.[2] Estima-se que, no Brasil, há pelo menos 900.000 pessoas com angina de peito e 18.000 casos novos por ano, com base em 30 casos de angina estável para cada caso de infarto agudo do miocárdio hospitalizado por ano.[4]

Sua fisiopatologia depende de sua apresentação. Pode ocorrer por desproporção entre a oferta e o consumo de oxigênio, como no quadro de angina estável. A isquemia normalmente ocorre na vigência de aterosclerose coronariana, mas também pode refletir componentes dinâmicos da resistência coronariana. Espasmo coronariano pode ocorrer em coronárias normais ou próximo a placas ateroscleróticas em coronárias levemente danificadas. Assim, fatores como ruptura da placa aterosclerótica com obstrução não crítica, disfunção endotelial, vasoconstrição e ativação plaquetária fazem parte da fisiopatologia do quadro de síndromes coronarianas agudas. Outras causas menos comuns incluem as arterites, dissecção da aorta, pontes miocárdicas ou anormalidades congênitas das coronárias. Também pode resultar de qualquer doença que cause oclusão de uma artéria coronária, como trombose secundária à ruptura de placa aterosclerótica e embolização para as artérias coronárias (p. ex., na endocardite infecciosa).[3,5]

Aproximadamente 90% dos pacientes com DAC apresentam, pelo menos, um fator de risco para aterosclerose coronariana. Como fatores de risco para a aterosclerose coronariana, têm-se a idade, o tabagismo, a hipertensão arterial sistêmica, a hipercolesterolemia, o diabetes melito e a história familiar (pai ou parente masculino de primeiro grau com quadro de evento coronariano com menos de 55 anos de idade e/ou mãe ou parente feminino de primeiro grau com quadro de evento coronariano com menos de 65 anos de idade).[2,6]

A dor torácica isquêmica pode ser precipitada por condições cardíacas e extracardíacas que levam ao desequilíbrio entre a oferta e a demanda de oxigênio ao miocárdio. Tais situações incluem estenose e/ou regurgitação aórtica, miocardiopatia hipertrófica, anemia, sepse, tireotoxicose, gravidez (Quadro 2-1).[4]

A dor de origem isquêmica ocorre por hipóxia celular do miocárdio, onde as terminações nervosas são receptores sensoriais. Esse estímulo segue, geralmente, por fibras aferentes simpáticas pelo trato espinotalâmico até ser codificado em sensação álgica. Há também receptores localizados na parede inferior do ventrículo esquerdo, que enviam os estímulos por fibras aferentes colinérgicas do nervo vago. Isso explica a maior frequência de manifestações vagais (náuseas, bradicardia, hipotensão) na isquemia da parede inferior.[7] Porém, como qualquer dor visceral, a dor de origem isquêmica pode ser acompanhada de sinais e sintomas do sistema nervoso autônomo, como palidez, sudorese, náuseas, vômitos e até síncope.

As manifestações da isquemia miocárdica podem variar desde o quadro de isquemia silenciosa (detectada somente por exames complementares em pacientes assintomáticos) até o quadro de morte cardíaca súbita (Quadro 2-2). A clássica manifestação da isquemia é a angina de peito, geralmente descrita como opressão, peso, aperto, constrição, queimação, dificuldade de respirar, abafamento, sufocamento. O termo *angina de peito* designa a dor ou o desconforto decorrente de isquemia miocárdica transitória, sem evidências de necrose. A época de instalação da dor e sua sequência tornam possível classificar a angina em estável ou instável. Em decorrência da localização e da característica da dor, muitas vezes os pacientes se referem a ela como "garra" e a localizam na região esternal (sinal de Levine). A localização mais comum é

Quadro 2-1. Condições que Podem Provocar ou Exacerbar a Isquemia

Consumo aumentado de oxigênio	Oferta diminuída de oxigênio
Causas não cardíacas	
Anemia	Hipertensão pulmonar
Hipoxemia	Fibrose pulmonar intersticial
Hipertermia	Doença pulmonar obstrutiva crônica
Hipertireoidismo	Doença falciforme
Toxicidade simpaticomimética (p. ex., uso de cocaína)	Hiperviscosidade
	Apneia obstrutiva do sono
Hipertensão	Policitemia
Ansiedade	Leucemia
Fístula arteriovenosa	Trombocitose
Asma	Hipergamaglobulinemia
Causas cardíacas	
Cardiomiopatia hipertrófica	Taquicardia ventricular
Estenose aórtica	Taquicardia supraventricular
Cardiomiopatia dilatada	

Quadro 2-2. Apresentações Clínicas da Isquemia Miocárdica[4,8,10,12]

Isquemia silenciosa

Angina estável

Angina instável:
1. Angina de repouso
2. Angina de início recente
3. Angina em crescendo ou progressiva

Infarto agudo do miocárdio (IAM)

Cardiopatia isquêmica sem ou com disfunção ventricular

Morte cardíaca súbita

Outras: angina variante ou de Prinzmetal (por vasospasmo), por efeito de cocaína, síndrome X (pacientes com angina, sinais de isquemia ao teste ergométrico e coronariografia normal ou sem obstrução significante)

a retroesternal, algumas vezes restrita a uma pequena área, mas, em geral, ocupa toda a região precordial. Em geral, o paciente não define a dor como localizada (não consegue apontar o local exato da dor), mas como difusa (reflete a área ocupada pela palma da mão aberta). A região afetada mais frequentemente é a subesternal ou um pouco à esquerda do esterno e a parte ulnar do braço esquerdo. Também pode ser sentida na região epigástrica, no dorso do tórax, na parte anterior do pescoço e hemitórax direito, nos ombros, na supraesternal, na região mandibular e nos punhos (Figs. 2-1 e 2-2).[5-8]

A irradiação da dor guarda estreita relação com sua intensidade. Quanto mais intensa, maior a probabilidade de ser sentida em outras regiões, que podem estar no maxilar inferior, na nuca, na região cervical, nos membros superiores, nos ombros, na região epigástrica e na região interescapulovertebral. Entretanto,

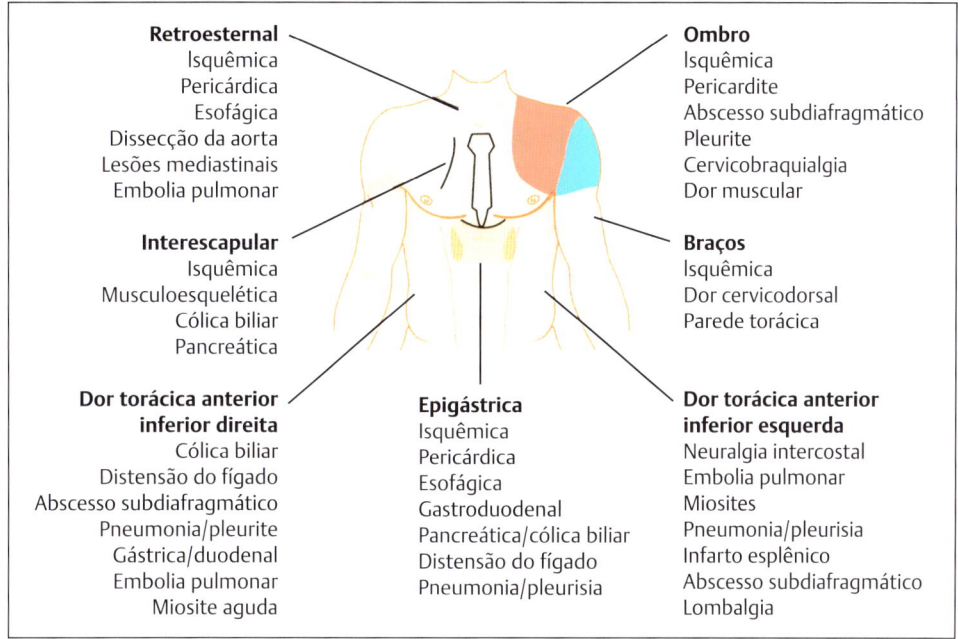

Fig. 2-1. Diagnóstico diferencial da dor torácica de acordo com sua localização inicial.

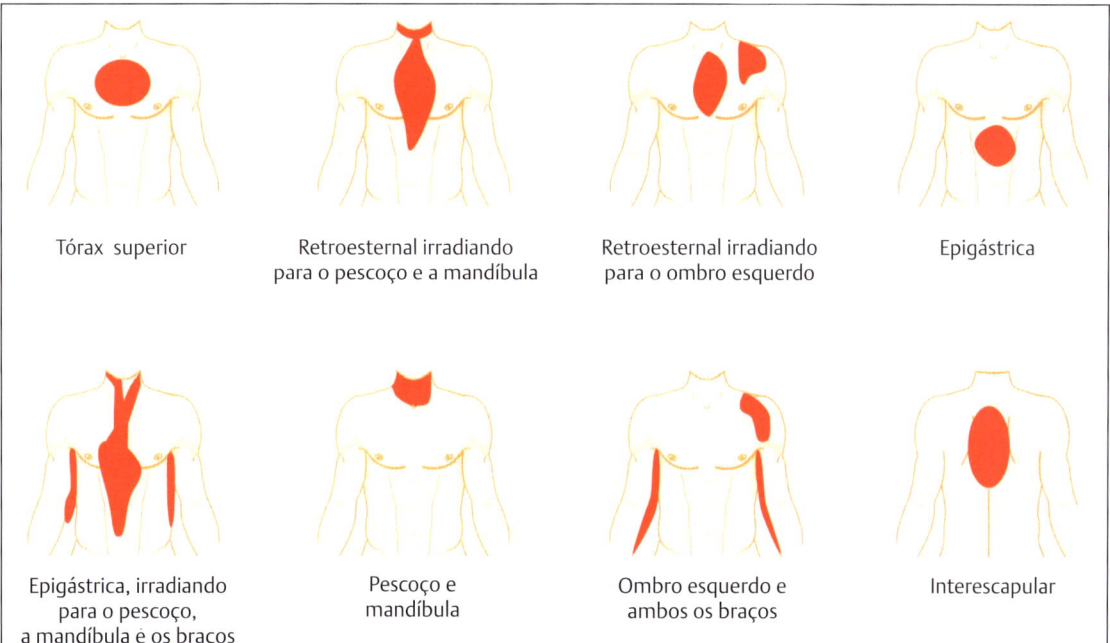

Fig. 2-2. Localização da dor torácica durante as crises de angina ou infarto do miocárdio.

a dor mais típica referida classicamente está na face interna ou ulnar do braço esquerdo.[6] Isso ocorre pelo fato de as fibras nociceptivas dos nervos cutâneos do membro superior esquerdo apresentarem a mesma entrada ou convergência na medula espinal que as fibras das terminações nervosas das adventícias das coronárias. A dor referida para os dois braços é mais comum que para o braço direito, isoladamente. Entretanto, quando o local da dor varia de posição em um mesmo paciente, sua etiologia costuma não ser isquemia miocárdica.[7]

Na angina estável, a dor geralmente é de curta duração, de 2 a 5 min, raramente ultrapassando 10 min e é estreitamente relacionada com o esforço físico. Outros fatores desencadeantes são as relações sexuais, as emoções. Não costuma haver interferência da respiração ou da posição e o alívio é obtido com a interrupção da atividade desencadeante e/ou uso sublingual de vasodilatadores como os nitratos, com alívio em 3 a 4 minutos após sua administração. Na angina instável, a dor é mais prolongada, podendo durar 20 minutos e, na maioria das vezes em que é relatada em pacientes que recorrem à urgência, inicia-se em repouso. No infarto agudo do miocárdio (IAM), pode durar de 20 a 30 min e até várias horas e é possível aliviá-la um pouco com os nitratos.[3-7]

A dor torácica da angina estável é dita típica e definitivamente anginosa quando: apresenta localização retroesternal, é desencadeada pelo exercício ou estresse emocional e é aliviada pelo repouso ou nitrato. É dita atípica (possivelmente anginosa), quando há somente duas das características citadas. Chama-se de dor não cardíaca quando há somente um dos fatores ou nenhum deles.[6,7] Outros distúrbios, notadamente os que incrementam o consumo ou decrescem a capacidade do sistema de transporte de oxigênio do organismo, são capazes de desencadear ou agravar a angina.[7,8] O Quadro 2-1 exemplifica as condições que podem provocar ou exacerbar isquemia e o Quadro 2-2 as apresentações clínicas de isquemia miocárdica.

Com relação à gravidade dos sintomas anginosos, a classificação da Canadian Cardiovascular Society (CCS) é a mais amplamente utilizada e divide a angina em quatro classes:[9]

- *Classe I:* atividade física habitual, como caminhar ou subir escadas, não causa angina. Ela ocorre com exercício extenuante, rápido ou prolongado, no trabalho ou na recreação.
- *Classe II:* leve limitação da atividade habitual. A angina ocorre ao caminhar ou subir escadas rapidamente, ao subir aclives, ao caminhar ou subir escadas após as refeições, no frio, no vento, com estresse emocional ou nas primeiras horas após acordar. A angina ocorre ao caminhar por mais que duas quadras no plano e/ou ao subir mais que um lance de escadas (um andar) com passo normal e em condições normais.
- *Classe III:* acentuada limitação da atividade habitual. A angina ocorre ao caminhar por uma a duas quadras no plano ou ao subir um andar normal de escadas com passo normal e em condições normais. Ausência de angina em repouso.
- *Classe IV:* incapacidade de realizar qualquer atividade sem desconforto. Os sintomas de angina podem estar presentes em repouso.

O exame físico não possibilita diagnosticar a angina de peito, porque esta entidade é um sintoma e não uma doença. Somente quando o paciente é examinado durante os episódios de dor, é possível detectar alguns sinais. São eles:

- Ausculta da quarta bulha, atribuída à redução da complacência do miocárdio ventricular isquêmico.
- Sopro sistólico de insuficiência mitral por disfunção dos músculos papilares.
- Crepitações teleinspiratórias finas e/ou a terceira bulha consequentes à insuficiência miocárdica.[8,10]

Nos EUA, a angina instável (AI) é a causa mais comum de internações hospitalares e em unidades coronarianas.[2] A incidência e prevalência dessa condição no Brasil ainda não estão totalmente estabelecidas. O paciente com AI tem prognóstico variável quanto a desfechos desfavoráveis (IAM, óbito, recorrência de angina ou necessidade de revascularização miocárdica). Fisiopatologicamente, forma-se um trombo suboclusivo em uma artéria coronariana, porém, ainda não há necrose dos miócitos, razão pela qual os marcadores de necrose miocárdica não se elevam. O eletrocardiograma pode revelar infradesnivelamento do segmento ST e inversões de ondas T.[11]

A AI tem três modos de apresentação principais:[8]

- *Angina em repouso:* duração maior que 20 minutos, ocorrendo ao repouso; corresponde a 80% da apresentação nos serviços de urgência.
- *Angina de início recente:* com pelo menos gravidade III pela classificação da CCS e com início há 2 meses.
- *Angina em crescendo:* angina previamente diagnosticada, que se apresenta com episódios mais frequentes, de maior duração, maior intensidade e/ou limiar menor.

Há outra classificação para AI, proposta por Braunwald, segundo a gravidade, as circunstâncias das manifestações clínicas e a intensidade do tratamento (Quadro 2-3).[12]

Quadro 2-3. Classificação de Braunwald para Angina Instável[12]

1. Gravidade dos sintomas

- *Classe I:* angina de início recente (menos de 2 meses), frequente ou de grande intensidade (três ou mais vezes/dia), acelerada (evolutivamente mais frequente ou desencadeada por esforços progressivamente menores)
- *Classe II:* angina de repouso subaguda (um ou mais episódios em repouso nos últimos 30 dias, o último episódio ocorrido há mais de 48 horas)
- *Classe III:* angina de repouso aguda (um ou mais episódios em repouso nas últimas 48 horas)

2. Circunstâncias das manifestações clínicas

- *Classe A:* angina instável secundária (anemia, febre, hipotensão, hipertensão arterial não controlada, emoções não rotineiras, estenose aórtica, arritmias, tireotoxicoses, hipoxemia etc.)
- *Classe B:* angina instável primária
- *Classe C:* angina pós-infarto do miocárdio (mais de 24 horas e menos de 2 semanas)

3. Intensidade do tratamento

- *Classe 1:* sem tratamento ou com tratamento mínimo
- *Classe 2:* terapia antianginosa usual
- *Classe 3:* terapia máxima

No quadro de IAM, a precordialgia é intensa, persistente, com duração superior a 20 ou 30 minutos, geralmente acompanhada de manifestações vagais (sudorese, náuseas, vômitos).[10,13] Estima-se em 300.000 a 400.000 novos casos de IAM anualmente no Brasil, com aproximadamente 60.000 óbitos por ano, por essa doença. Além do quadro clínico descrito, há elevação dos marcadores de necrose miocárdica (troponinas cardíacas I e T e creatinofosfoquinase fração MB), além de supradesnivelamento do segmento ST ao eletrocardiograma.[13]

Os diagnósticos diferenciais da dor da isquemia miocárdica são:

- Dor retroesternal que ocorre após vômitos, causada por laceração da mucosa da junção esofagogástrica.
- Dor retroesternal durante a deglutição, causada por espasmo esofágico ou esofagite.
- Dor torácica que surge com as mudanças de decúbito ou movimentos do pescoço e do tórax e que se origina na coluna cervical ou dorsal.
- Dor nas articulações condrosternais, acompanhadas de sinais flogísticos, que se acentua à palpação, caracterizando a osteocondrite (síndrome de Tietze).
- Dor que se agrava com a tosse, provocada por pericardite, pleurite ou compressão de uma raiz nervosa.[7,8,13]

Dor Torácica na Pericardite Aguda

A pericardite aguda é uma condição clínica frequente, responsável por 4% dos casos de dor torácica que procuram os serviços de urgência e que não apresentam IAM.[14] Inúmeros agentes etiológicos podem provocar pericardite aguda, como infecções virais ou bacterianas, doenças inflamatórias (lúpus eritematoso sistêmico, artrite reumatoide), uremia, neoplasias.[3-5,7] O Quadro 2-4 demonstra mostra as várias causas de pericardite.[15]

O pericárdio visceral é, em geral, pobre em fibras sensoriais e, assim, indolor. Desse modo, causas não infecciosas (como a uremia) geralmente causam pouca ou nenhuma dor. É necessário que o processo inflamatório se estenda ao pericárdio parietal para que a dor ocorra. Nesses casos, a pleura adjacente está quase sempre acometida, e sintomas de dispneia e tosse são frequentes, acompanhando a dor.[3,4,7]

A dor da pericardite é bastante típica. É descrita como em pontada ou facadas, de intensidade que varia de incômoda a lancinante, de localização esternal ou paraesternal (nesse caso, mais à esquerda), mas pode ser difusa. Frequentemente é referida ou irradiada para o pescoço, ombros (a irradiação para o trapézio esquerdo é bem característica), dorso e abdome, mas não para os braços. Às vezes surge ou é exacerbada pela inspiração, tosse, posição supina, rotação do tronco, elevação dos braços e pela deglutição. A duração é bastante variável, podendo permanecer por horas. Não á afetada pelos esforços. Ao contrário da dor isquêmica, o desconforto torácico da pericardite aguda pode ser aliviado quando o paciente se senta e inclina o tórax para frente (chamada posição de prece maometana) ou quando adota a posição genupeitoral. Ao exame físico, o achado típico, porém, nem sempre presente, é o atrito pericárdico.[3-5,7]

Quadro 2-4. Causas de Pericardite Aguda

Infecciosas

Vírus (*cocksackie*, herpes, enterovírus, CMV, HIV, EBV, varicela, rubéola, *influenza*, dengue etc.)
Bacteriana (pneumococo, meningococo, *haemophilus*, *chlamydia*, micobactérias, micoplasma, leptospira, *pertusis* etc.)
Fúngica (cândida, histoplasma)
Parasitária (*Trypanossoma*, toxoplasma, entamoeba histolítica etc.)

Doenças do sistema autoimune

Lúpus eritematoso sistêmico, artrite reumatoide, febre reumática, esclerodermia, espondilite anquilosante, esclerose sistêmica, dermatomiosite, periarterite nodosa, polimiosite, poliarterite nodosa, púrpura trombocitopênica idiopática, síndrome pós-cardiotomia, pós-infarto do miocárdio

Doenças de órgãos adjacentes

Miocardites, infarto do miocárdio, dissecção aórtica, infarto pulmonar, pneumonia, empiema, doenças do esôfago, hidropericárdio na IC, síndromes paraneoplásicas

Doenças metabólicas

Insuficiência renal (uremia), diálise, mixedema, doença de Addison, cetoacidose diabética

Doenças neoplásicas

Primárias: mesotelioma, fibroma, sarcoma, lipoma
Secundárias: neoplasias de pulmão, mama, esôfago e cólon, leucemia e linfoma, melanoma, sarcoma

Outras situações e síndromes

Lesão miocárdica e pericárdica, doença inflamatória de Bowel, síndrome de Loeffler, síndrome de Stevens-Johnson, arterite de células gigantes, pancreatite aguda, gravidez

Adaptado de Montera *et al.*[15]

Dor Torácica da Dissecção Aguda da Aorta

Os aneurismas da aorta geralmente não provocam dor, mas a dissecção aguda da aorta determina um quadro doloroso importante. Em geral, há história de hipertensão arterial ou doenças como a síndrome de Marfan. A incidência de dissecção de aorta é de aproximadamente 7.000 casos por ano nos EUA e 2% dos casos de dor torácica não isquêmicas atendidos nas unidades de emergência.[2,7,14,16,17] Se não tratada adequadamente, a mortalidade alcança 1% por hora desde o início dos sintomas. Ocorre a laceração da camada íntima da aorta, que expõe diretamente a camada média previamente lesionada à força (pressão de pulso) do sangue intraluminal, separando-a da adventícia (dissecção da parede da aorta). A dissecção se prolonga por extensão variável ao longo da parede da aorta, geralmente anterógrada, mas também pode ocorrer dissecção retrógrada.[16,17]

O sintoma inicial mais comum (presente em até 96% dos casos) é a dor torácica, de grande intensidade desde seu súbito início, tipo lancinante, prolongada. É descrita como "sensação de rasgar", "faca perfurando meu peito", "machadada nas costas". Como diagnóstico diferencial, a dor do IAM, em geral, tem características em crescendo. O paciente costuma fica inquieto, sem posição de alívio. A localização é retroesternal ou na face anterior do tórax, com irradiação para o pescoço, dorso (região interescapular), ombros e região lombar. Em até 17% dos casos, observa-se caráter migratório da dor, o que ajuda bastante no diagnóstico. A localização sugere a região em que a dissecção se iniciou. Quando ocorre na aorta ascendente, a dor é anterior e se irradia para o pescoço, mandíbula, garganta ou face. Quando a dor é exclusivamente interescapular, a maior probabilidade é que haja dissecção da aorta descendente. Sintomas menos comuns incluem dispneia (7%), síncope (13%), acidente vascular cerebral (6%), neuropatia periférica isquêmica, paraplegia (6 a 19%) e morte súbita. Em 1 a 2% dos casos, a dissecção pode acometer o óstio de uma artéria coronária e a manifestação é o IAM.[16,17]

A insuficiência cardíaca aguda decorre, quase invariavelmente, de dissecção proximal da aorta e consequente regurgitação aórtica aguda. Nesses casos, pode haver sopro de insuficiência aórtica, mas não há outros sinais típicos da regurgitação aórtica.[16,17]

Ocorre hipertensão arterial sistêmica em 70% dos pacientes com dissecção da aorta distal, mas em apenas 36% daqueles com dissecção proximal. A hipotensão, por sua vez, ocorre mais frequentemente na dissecção proximal (25% comparada a 4% na distal). A hipotensão verdadeira resulta de tamponamento cardíaco, insuficiência aórtica aguda e grave, ruptura intrapleural ou intraperitoneal. Dissecção envolvendo os vasos braquicefálicos pode resultar em "pseudo-hipotensão" (inadequada medida da pressão arterial ocasionada pelo comprometimento ou oclusão das artérias braquiais).[16,17]

O exame físico é de grande valia no diagnóstico da dissecção da aorta. A palpação das artérias carótidas, braquiais e femorais pode revelar diminuição ou ausência de pulsos, que ocorrem em 30% das dissecções proximais e em 15% das distais e costumam ser transitórios. Déficits de pulso predizem pior prognóstico. O sopro de insuficiência aórtica não é comum (apenas 30% dos casos), mas, quando presente, fortalece o diagnóstico. Extensão da dissecção para a aorta abdominal tem possibilidade de causar outras complicações vasculares. O comprometimento de uma ou de ambas as artérias renais, observado em 5 a 8% dos casos, pode manifestar-se como isquemia ou infarto renal, levando à grave hipertensão arterial e insuficiência renal aguda. É possível ocorrer isquemia mesentérica em 3 a 5% dos casos. A extensão para as artérias ilíacas e femorais (12% dos pacientes) manifesta-se com sinais de isquemia periférica (dor, diminuição de pulsos e temperatura e cianose nos membros inferiores).[16,17]

Dor Decorrente da Embolia Pulmonar

A dor da embolia pulmonar geralmente é súbita, em repouso e acompanhada por dispneia. Descrita como aperto no peito, é acompanhada ou seguida por dor pleurítica quando há infarto pulmonar ou derrame pleural associado. Pode ser acompanhada de tosse, taquipneia, hemoptise. Fatores predisponentes incluem idade avançada, imobilização, cirurgias pélvicas e coxofemorais, neoplasias, tabagismo, gravidez, coagulopatias, dentre outros.[3,4,7]

Dor Psicogênica

Um estado de ansiedade mais intenso, conhecido como síndrome de Da Costa ou astenia neurocirculatória, está associado à dor torácica. Esta difere da angina de peito por estar, em geral, localizada na região apical e consiste em uma dor contínua, que persiste por horas e frequentemente é acompanhada ou intercalada por períodos de exacerbação em que adquire caráter agudo, em pontadas, na região inframamária, que dura alguns segundos. A condição está associada a estresse emocional e fadiga e não apresenta relação com os esforços. Pode ser acompanhada por hiperestesia precordial, palpitações, hiperventilação, tonturas, fraqueza, astenia, dispneia suspirosa, crises de pânico ou outros sinais de depressão. A dor não é aliviada completamente com as medicações analgésicas, mas, com frequência, é atenuada por repouso, tranquilizantes, ansiolíticos e placebos. Acomete, preferencialmente, mulheres jovens (abaixo dos 40 anos) e com altos graus de ansiedade e depressão.[3,5,7]

Dor Associada a Condições Gastrintestinais

Dor esofágica pelo refluxo ácido do estômago e espasmo pode ser difícil de diferenciar das dores anginosas. O refluxo ácido geralmente causa profunda queimação, que pode ser exacerbada pela ingestão de álcool, ácido acetilsalicílico ou alguns alimentos. Esse desconforto frequentemente é aliviado por antiácidos ou outras medidas que reduzem a acidez. Tende a piorar quando o paciente se deita e, no início da manhã, quando o estômago está vazio. Espasmo esofágico ocorre independentemente se há ou não refluxo ácido e leva à dor opressiva, indistinguível da angina. Pronto alívio é conseguido com terapias antianginosas, como nitratos sublinguais, piorando a confusão. As doenças gastrintestinais subdiafragmáticas, como úlcera péptica, pancreatite e doença biliar também podem causar dor torácica. Entretanto, a dor abdominal, em geral, é mais evidente que a torácica, e os sintomas não ocorrem aos esforços. A dor da úlcera péptica acontece geralmente entre 60 e 90 minutos após as refeições, quando a produção pós-prandial de ácido não é mais neutralizada por comida no estômago. A colecistite normalmente causa dor manhosa ou cólicas, que ocorre uma ou mais horas após as refeições.[18]

O herpes-zóster é uma situação clínica também associada a um tipo de dor torácica muito típica. A intensidade da dor é variável, geralmente em queimação. Uma de suas características mais importantes é a distribuição na área correspondente a um ou mais dermátomos. É possível aparecer erupções vesiculares na área atingida. O quadro pode durar dias a semanas se não for precocemente diagnosticado e tratado. É frequente a persistência da dor mesmo após o desaparecimento das lesões cutâneas (neurite pós-herpética).[18] O Quadro 2-5 resume as principais características das diversas causas de dor torácica.

PALPITAÇÕES

Palpitação é a percepção que o indivíduo tem de seu batimento cardíaco. Constitui sintoma bastante comum e importante, pois, quando adequadamente caracterizado, oferece elementos de grande valor diagnóstico. Na maioria das vezes, não há palpitações no momento do exame. Por isso, a anamnese é o método diagnóstico indispensável para auxiliar na avaliação correta de seu significado clínico e direcionar

Quadro 2-5. Características das Principais Causas de Dor Torácica Aguda

Dor	Localização	Qualidade	Duração	Fatores precipitantes	Fatores de alívio	Achados ao exame físico
Angina	Retroesternal e dor referida	Pressão, peso, aperto, queimação constrição	2 a 10 min ou mais	Esforços, emoções, frio	Repouso, nitratos	Quarta bulha ou sopro de insuficiência mitral
IAM	Como na angina	Como na angina	Súbita, superior a 20 ou 30 min ou mais	Esforços, frio, repouso, súbita	Sem alívio com nitratos	Dispneia, sudorese, síncope, sopro de insuficiência mitral, quarta bulha
Pericardite	Esternal, ápice, pescoço, ombro esquerdo	Aguda, fincada, pontada, facada	Horas, dias, vai e volta	Respiração profunda, rotação torácica, posição supina	Posição de prece maometana, sentar-se	Atrito pericárdico
Dissecção aórtica	Tórax anterior, dorso	Intensa, lancinante, rasgante, fincada	Súbita, sem alívio, prolongada	Hipertensão arterial, síndrome de Marfan	Sem alívio	Assimetria de pulso e diferencial de pressão arterial entre os membros superiores, déficits neurológicos, sopro de insuficiência aórtica
Embolia pulmonar	Subesternal ou sobre área do infarto pulmonar	Pleurítica, anginosa, opressiva	Súbita, minutos a horas	Fatores de risco para embolia pulmonar, piora com a respiração	Pode melhorar com o repouso	Taquidispneia, taquicardia, hipotensão, ICD, crepitações, hemoptise, atrito pleural
Esofágica	Retroesternal ou epigástrica	Queimação, espasmo	30 a 60 min	Refeições, deitar-se	Antiácidos	Dor à palpação epigástrica
Psicogênica	Ápice cardíaco	Aperto, pontadas	Duração de horas	Emoções, ansiedade	Analgésicos Ansiolíticos Exercícios	Jovens, mulheres, hiperventilação Depressão Ansiedade
Herpes-zóster	Dermátomo	Queimação, ardor	Contínua	Muito sensível ao toque	Analgésicos, corticoides, anti-inflamatórios	Vesículas características

ICD: insuficiência cardíaca direita.

a propedêutica complementar.[7] Nem sempre significa alteração do ritmo cardíaco (arritmia), porque é possível acontecer na taquicardia sinusal apropriada (esforço físico, emoção) e em pacientes com alta sensibilidade de percepção dos batimentos cardíacos (ansiosos, por exemplo). Do mesmo modo, episódios de arritmias podem ocorrer de maneira assintomática ou acompanhados por outros sintomas que não as palpitações. Os sintomas são referidos, muitas vezes, como "batedeira", "taquicardia", "coração acelerado", "coração que tropica", "arranque no peito", "coração que pula na garganta".[3]

Na avaliação clínica, o grande desafio é capturar um registro do ritmo cardíaco durante o episódio de palpitação. Os monitores de eventos (Holter de 24 h, Loop recorders) facilitaram isso, mas o sucesso do registro depende da frequência dos sintomas e da duração do monitoramento. Além disso, o registro de arritmia não confirma que essa é a causa do sintoma do paciente e, para se ter certeza, deve haver correlação dos sintomas com a arritmia documentada. Assim, se o paciente tiver registros sistematicamente normais durante os sintomas, pode-se inferir que sua palpitação é, provavelmente, não arrítmica.[7]

Deve-se levar em consideração alguns fatores para se tentar definir a causa das palpitações. A taquicardia por reentrada nodal costuma ter seu primeiro episódio em pacientes mais jovens e é mais frequente em mulheres. Por outro lado, a fibrilação e o *flutter* atriais e a taquicardia ventricular ocorrem mais tardiamente (prevalência aumenta com a idade) e em pacientes com cardiopatia estrutural (são exceções aqueles com fibrilação atrial isolada e canalopatias, em razão de pacientes jovens e sem cardiopatia estrutural podem apresentar tais arritmias).[3]

É importante pesquisar, nos antecedentes pessoais, a história de síndrome do pânico, anemia, hipertireoidismo, cardiopatias. Deve-se considerar a palpitação como sintoma de origem psíquica ou emocional somente após serem excluídas as causas orgânicas. O uso de substâncias e drogas lícitas (cafeína, álcool, tabaco, energéticos, descongestionantes nasais) e ilícitas (cocaína, *crack*, dentre outras) deve ser questionado, pois pode ser associado a arritmias. História de cardiomiopatias (hipertrófica, displasia arritmogênica do ventrículo direito) e história de morte súbita na família aumentam a chance de palpitação arrítmica.[19-21]

O paciente deve reproduzir os batimentos da palpitação (p. ex., por meio de batidas na mesa) ou escolher o que mais se aproxima de sua sensação. Um batimento irregular, tanto no ritmo quanto na intensidade, sugere fibrilação atrial. Por sua vez, uma sensação de que "pulou um batimento" ou uma sensação de parada cardíaca fugaz que, em seguida, retorna com batimento mais forte, especialmente no repouso, sugere extrassístole.[19-21] Os pacientes precisam ser questionados sobre o quão frequentes e intensos são seus sintomas, quanto tempo duram e quais são os sintomas associados (Quadro 2-6).[21]

Quando há história de cardiopatia prévia, palpitações estão associadas a arritmias em proporções que variam de 20 a 91% dos casos. Por outro lado, a síndrome do pânico e ansiedade respondem por até 30% dos casos de palpitações que procuram os serviços de emergência.[21]

O modo de início de um episódio pode ajudar no diagnóstico do tipo de arritmia ou da melhor opção terapêutica. Por exemplo, palpitações que acontecem na vigência de exercício, medo ou raiva são, em geral, causadas por taquicardias automáticas catecolaminas sensíveis, que podem responder aos betabloqueadores. As que ocorrem em repouso ou acordam o paciente podem ser iniciadas por estimulação vagal, como a fibrilação atrial.[19,20] As taquicardias paroxísticas, por mecanismos de reentrada, normalmente têm início súbito e término também abrupto.[7,19] Tonturas ou síncope que acontecem quando há aperto do pescoço (gravata apertada, colarinho apertado) ou quando se move a cabeça sugerem hipersensibilidade do seio carotídeo.[19-21]

O modo de término das palpitações também pode ser útil. Se elas podem ser interrompidas por manobras vagais (prender a respiração, deglutir água gelada, provocar vômitos ou outras) é muito provável que o nó atrioventricular faça parte do circuito da taquicardia.[20,21]

Uma das manifestações mais úteis para a avaliação das possíveis causas de palpitações é a sensação de que elas se manifestam no pescoço, quando o átrio e o ventrículo contraem simultaneamente. Isso provoca refluxo de sangue para a veia cava superior, causando a sensação de palpitação no pescoço, que alguns autores chamam de *frog positivo*, por lembrar um sapo. Pacientes com essa sensação são, geralmente, aqueles com taquicardia por reentrada nodal (probabilidade 177 vezes maior), pois, nesta arritmia, a atividade

Quadro 2-6. Algumas Características da Investigação do Quadro de Palpitações

Características do quadro de palpitação	Provável causa
Como saltos ou arrancos isolados	Extrassístoles
De maneira irregular, com ou sem tonturas ou dispneia	Fibrilação atrial, *flutter* atrial
Ataques com início abrupto, regulares ou não	Taquicardias paroxísticas
Independentes dos esforços	Taquicardia supraventricular, tireotoxicose, anemia, febre, ansiedade, gravidez
Em ataques rápidos, independentes dos esforços	Hemorragia, hipoglicemia, tumores suprarrenais
Em pé	Hipotensão postural
Mulheres de meia-idade, com sudorese	Climatério
Frequência normal e ritmo regular	Ansiedade

elétrica ventricular e a atrial retrógrada são muito próximas, por tratar-se de uma microrreentrada. Outra situação que pode causar *frog positivo* é a taquicardia ventricular, pois há dissociação atrioventricular e, ocasionalmente, contração atrial e ventricular simultânea, causando rápida palpitação no tórax e sensação de palpitação no pescoço, irregular e lenta.[21]

A associação de palpitações e poliúria pode indicar taquicardia supraventricular, pelo estímulo à liberação de peptídeos natriuréticos por causa do aumento da pressão atrial. Pré-síncope ou síncope associada a palpitações podem representar arritmias com comprometimento hemodinâmico, como a taquicardia ventricular. Entretanto, estas podem acontecer, também, se uma arritmia supraventricular tiver frequência cardíaca muito elevada e/ou desencadear reflexo vagal.[21]

DISPNEIA

Dispneia é definida como a sensação consciente e desagradável (desconfortável) do ato de respirar. É referida como "falta de ar", "cansaço", "fôlego curto", "dificuldade para respirar". É um dos principais sintomas das doenças cardíacas e pulmonares e varia desde a simples percepção da respiração até a intensa dificuldade em respirar. Apresenta-se sob duas formas: subjetiva, que é a dificuldade respiratória sentida pelo paciente; e objetiva, evidenciada pelo aprofundamento ou aceleração dos movimentos respiratórios e pela participação ativa da musculatura acessória da respiração (músculos do pescoço na inspiração e do abdome na expiração).[3,7]

A dispneia ocorre após exercícios extenuantes em indivíduos normais, sadios e bem condicionados e após esforços moderados em pessoas sadias e sedentárias (dispneia do mau condicionamento físico). Deve, assim, ser considerada anormal quando ocorre em repouso ou em um nível de esforço físico considerado insuficiente para produzi-la. Associa-se a uma grande gama de doenças do coração, pulmões, parede torácica, músculos respiratórios, bem como à ansiedade. Dentre os pacientes com dispneia cardíaca, geralmente relaciona-se com e é causada por congestão pulmonar, como no caso de insuficiência ventricular esquerda e estenose mitral. Menos frequentemente, a dispneia cardíaca deve-se a situações de baixo débito cardíaco, sem edema pulmonar, como ocorre na tetralogia de Fallot.[3]

O desenvolvimento súbito de dispneia sugere embolia pulmonar, pneumotórax, pneumonia, obstrução aguda das vias respiratórias ou edema agudo de pulmão. Em contrapartida, na maioria dos casos de insuficiência cardíaca crônica, a dispneia desenvolve-se lenta e gradual, em um período de semanas a meses. Mas a mesma evolução da dispneia pode acontecer em situações como obesidade, gravidez, anemia e derrames pleurais bilaterais. Dispneia inspiratória sugere obstrução das vias respiratórias superiores, enquanto dispneia expiratória faz pensar em obstrução das vias respiratórias inferiores. Dispneia de esforço sugere causa orgânica, como insuficiência cardíaca ou doença pulmonar obstrutiva crônica, enquanto em repouso pode decorrer de pneumotórax, embolia pulmonar, edema pulmonar ou neurose de ansiedade.[3]

A dispneia que se manifesta somente ao repouso e está ausente no esforço é quase sempre funcional. Essa hipótese torna-se ainda mais provável quando acompanhada por pontada breve e aguda na região do ápice cardíaco ou dor pesada e prolongada (mais de duas horas). Frequentemente é acompanhada por "dificuldade em conseguir ar para encher os pulmões", claustrofobia e respirações curtas e superficiais, que são aliviadas pelo esforço, por inspirações profundas e pelo uso de sedativos. Dispneia nos pacientes com ataques de pânico geralmente é acompanhada por hiperventilação. História de alívio da dispneia com o uso de broncodilatadores sugere que a asma brônquica seja sua causa, enquanto a melhora com o repouso e uso de diuréticos sugere insuficiência cardíaca. Quando acompanhada por sibilos, é possível que se manifeste em razão de asma brônquica verdadeira ou "asma cardíaca" (congestão pulmonar secundária à disfunção ventricular),[3] termo este já em desuso.

Dentre as doenças cardíacas que cursam com dispneia, a mais frequente e característica é a insuficiência cardíaca (IC). Essa patologia é a via final de todas as doenças do coração e uma verdadeira epidemia, em progressão, do mundo moderno e um dos mais importantes desafios clínicos atuais na área da saúde. No Brasil, a IC é a causa mais frequente de hospitalizações por causas cardiovasculares, com elevada taxa de mortalidade. Seus números superam as internações e os óbitos por todos os tipos de câncer somados.[22] É progressiva (grandes → médios → pequenos) e geralmente provocada pelos esforços. E um fator importante na diferenciação é que passa a ocorrer em atividades que anteriormente não a provocavam. A dispneia costuma ser o sintoma mais precoce da IC esquerda e frequentemente acontece antes de qualquer outra manifestação de IC.[3,7]

Classificação da Dispneia com Base em Sintomas e sua Fisiopatologia

A New York Heart Association (NYHA) classificou funcionalmente a dispneia em quatro estágios, que são os mais utilizados internacionalmente para a definição da gravidade dos sintomas. Assemelha-se à classificação da Canadian Cardiovascular Society para a angina. A seguir serão descritas as classes da dispneia de acordo com a NYHA.[23]

- *Classe funcional I:* ausência de sintomas (dispneia) durante atividades cotidianas. A limitação para esforços é semelhante à esperada em indivíduos normais.
- *Classe funcional II:* sintomas desencadeados por atividades cotidianas (andar em local plano a passo normal, subir alguns degraus).
- *Classe funcional III:* sintomas desencadeados em atividades menos intensas que as cotidianas ou durante pequenos esforços (tomar banho, trocar de roupa, mudar de posição na cama). Ausência de sintomas em repouso.
- *Classe funcional IV:* sintomas em repouso ou durante mínimos esforços (falar, por exemplo).

A classificação funcional, embora tenha valor prognóstico bem estabelecido, não guarda relação direta com o grau de disfunção miocárdica, mensurada pela fração de ejeção do ventrículo esquerdo (FEVE). É possível encontrar pacientes com reduzidas FEVE em classes funcionais I ou II e pacientes com FEVE mais elevadas e classe funcional IV.[22]

A ortopneia é a dispneia de decúbito dorsal e, em geral, indica grave comprometimento cardíaco e aumento da pressão capilar pulmonar na posição supina, pelo aumento do retorno venoso. Pacientes com IC esquerda aprendem a dormir com dois ou mais travesseiros para aliviar os sintomas, chegando até a adotar a posição semissentada para dormir.[3,7]

A dispneia paroxística noturna (DPN) é aquela que ocorre com mais frequência à noite, 2 a 4 horas após o paciente se deitar (ele consegue dormir, mas é acordado pela dispneia). Acompanha-se de sufocação, tosse seca ou com expectoração (mucosa clara e até sanguinolenta) e opressão torácica, que o obriga a sentar-se na beira da cama ou levantar-se e caminhar para uma janela aberta para respirar. A melhora é gradual e um pouco mais demorada que nos casos de ortopneia. Habitualmente é acompanhada por edema periférico, noctúria e nictúria. Há reabsorção do líquido intersticial (redistribuição do edema intersticial) e maior aumento do retorno venoso pela posição deitada durante aquelas horas que, junto com o ritmo circadiano das catecolaminas no ciclo sono-vigília, resultam em aumento da pressão capilar pulmonar, com ativação dos receptores da respiração. Durante a crise dispneica pode haver broncospasmo, responsável pelo aparecimento de chiadeira torácica (sibilância), cuja causa é a congestão da mucosa brônquica. Há que diferenciar esse quadro da asma brônquica, no qual a dispneia e chiadeira não são aliviadas pela mudança de posição, os sibilos são disseminados e predominam sobre as crepitações.[3,7,24]

Distinção entre Dispneia de Origem Cardíaca e Outras Etiologias

Geralmente é fácil reconhecer a causa da dispneia quando não se identificam evidências de cardiopatias, mas há outros fatores etiológicos, como doenças neuromusculares torácicas, gestação, obesidade e condicionamento físico precário. Entretanto, essa distinção é mais difícil quando a dispneia de esforço surge em condições nas quais há concomitância de elementos sugestivos ou certeza de cardiopatia com neurose de ansiedade ou pneumopatias.[3,7]

A dispneia é um dos sintomas característicos da ansiedade. Alguns dados da história clínica sugerem esta causa, como dispneia de repouso ou esforço desproporcional à gravidade da cardiopatia, tipo de sensação descrita como abafamento, dificuldade de introduzir quantidade suficiente de ar nos pulmões, angústia, respiração suspirosa, hiperventilação associada a tonturas e dormência perioral ou de extremidades e visão borrada. Além disso, é mais comum em indivíduos jovens e pode haver outros sintomas, como dor torácica em pontadas, de curta duração ou em peso, que dura o dia todo.[24]

Assim como os pacientes com IC, aqueles com doença pulmonar obstrutiva crônica (DPOC) também podem apresentar dispneia de esforço. Entretanto, sua instalação costuma ser mais lenta e gradual, exceto quando agravada por processos alérgicos e/ou infecciosos, que aumentam o broncospasmo ou causam pneumonia, ou por complicações como o pneumotórax. A ortopneia e a DPN também podem se manifestar nas fases avançadas do quadro de DPOC. Diferentemente do cardíaco, a dispneia dos pneumopatas se desenvolve após ter decorrido algum tempo de terem-se deitado, e, com frequência, é aliviada pela tosse e expectoração muito mais que simplesmente por levantar-se ou sentar-se no leito.[24,25]

Uma revisão sistemática que procurou dados clínicos mais associados à IC em pacientes dispneicos encontrou os seguintes achados: passado de IC (probabilidade 5,8 vezes maior), DPN (probabilidade 2,6 vezes maior), terceira bulha (probabilidade 11 vezes maior), sinais de congestão pulmonar à radiografia do tórax (probabilidade 12 vezes maior) e eletrocardiograma com fibrilação atrial (probabilidade 3,8 vezes maior). Os dados que reduziram esta possibilidade foram: ausência de história de dispneia ao esforço (probabilidade 0,48 vezes menor), ausência de crepitações pulmonares (probabilidade 0,51 vezes menor), ausência de cardiomegalia à radiografia do tórax (probabilidade 0,33 menor) e ausência de alterações ao eletrocardiograma (probabilidade 0,64 vezes menor).[26] Em outra revisão sistemática anteriormente publicada, a dispneia de esforço, a ortopneia, a DPN e a história de edema periférico haviam sido apontados como os fatores mais associados à origem cardíaca da dispneia.[27] O uso dos peptídeos natriuréticos cerebrais (BNP) ou seu precursor NT-proBNP ajuda a diferenciar a dispneia aguda do cardiopata da do pneumopata nos serviços de urgência. Na IC os valores destes peptídeos costumam ser muito maiores que no DPOC.[22]

FADIGA

A fadiga é um dos sintomas mais comuns em pacientes com insuficiência cardíaca. Entretanto, talvez seja o menos específico. Em pacientes com insuficiência circulatória secundária a estados de baixo débito cardíaco, a fadiga pode estar associada à fraqueza muscular. Em outros pacientes com doenças cardíacas, é possível que seja causada por medicamentos, como os betabloqueadores. Pode ser resultado de excessiva redução da pressão arterial em pacientes tratados para hipertensão arterial ou IC com excessivo rigor. Em indivíduos com IC, a fadiga também pode resultar da excessiva diurese ou da hipopotassemia resultante desta. Fadiga extrema por vezes antecede ou acompanha o IAM. A queixa de fadiga frequentemente é acompanhada de sensação de peso nos membros inferiores, em razão da redução na perfusão. Também pode decorrer da desnutrição decorrente dos estágios avançados de IC (caquexia cardíaca).[3]

A fadiga relatada pelo paciente pode, muitas vezes, ser dispneica em decorrência de IC, isquemia miocárdica (equivalente anginoso) ou pneumopatia. Outras vezes, reflete a dificuldade que o paciente tem para se locomover, em decorrência de doenças músculo-osteoarticulares ou vasculares periféricas. Também pode acontecer em indivíduos normais por atividades físicas ou mentais intensas, depressão e/ou redução na quantidade e qualidade do sono. No cardiopata, a fadiga pode piorar a qualidade de vida e propiciar o aparecimento de complicações relacionadas com o repouso excessivo. Também pode ser acompanhada de hipotensão, tonturas e síncope relacionadas com o ortostatismo.[24]

Anormalidades na musculatura esquelética e alterações nos quimio e ergorreceptores periféricos têm sido propostas como importantes mecanismos na origem da limitação aos esforços, dispneia e fadiga em pacientes com IC. Há hipersensibilidade dos quimiorreceptores, tanto ao dióxido de carbono (CO_2) quanto à hipóxia, em até 60% dos pacientes, apesar do tratamento otimizado. Isso está associado a anormalidades respiratórias, como resposta ventilatória alterada aos esforços e a respiração de Cheyne-Stokes, independentemente do grau de disfunção ventricular. Progressivamente, há perda de massa muscular, gordura, tecido ósseo e de peso, que pioram a sensação de fadiga e fraqueza. É o que se denomina caquexia cardíaca. A dieta pobre em sódio, a restrição hídrica, o repouso excessivo ao leito e o uso de diuréticos pioram essa situação.[28,29]

A fadiga também pode ser observada na neurose cardiovascular. É acrescentada à tríade clássica de Gallavardin (palpitações, dispneia de esforço e dores musculares diversas), sendo notória por ser matutina e independente do esforço (fadiga desarmônica). O paciente se levanta ainda mais cansado em comparação ao tempo em que permaneceu deitado. Melhora à medida que decorre o dia e não encontra o momento para deitar-se, pois, à tarde, é que vive melhor. Essa curiosa variedade de fadiga é própria dos profissionais liberais com grande responsabilidade, que não sabem ou não podem encontrar distração em seu penoso trabalho cotidiano.[29]

Em uma coorte retrospectiva de 12.285 pacientes recém diagnosticados com IC seguidos por tempo médio de 4,8 anos, a fadiga foi documentada em 4.827 (39%) deles. A depressão, comorbidade frequente nos pacientes com IC, foi a condição mais fortemente associada à fadiga. A depleção de volume, a perda de massa corporal e de peso também foram fortes preditores de fadiga. No mesmo estudo, a presença de fadiga não se associou significativamente às taxas de mortalidade.[30]

SÍNCOPE

Síncope é a perda transitória da consciência secundária à hipoperfusão cerebral global caracterizada por início súbito, curta duração (média de 12 s) e recuperação espontânea e completa, sem requerer cardioversão química ou elétrica.[31] É um evento clínico comum, responsável, anualmente, por 1 a 6% das internações hospitalares e 1 a 3% dos atendimentos de pronto-socorro. Comum em pessoas de 10 a 30 anos e acima de 65 anos.[32] Por meio de sua definição, a síncope se diferencia de outras formas de perda da consciência (Quadro 2-7). Os estados de perda de consciência (EPC) podem ser divididos em dois grupos: aqueles causados por um traumatismo craniano (TCE) e os não relacionados com TCE.[33] As situações clínicas de EPC não relacionadas com o TCE, podem ser causadas por hipoperfusão cerebral transitória, característica da síncope, pelo excesso de atividade cerebral, próprio dos estados convulsivos e os distúrbios de comportamento observados nos quadros psicogênicos (Figs. 2-3 e 2-4).[33] Entretanto, cerca de 30% dos pacientes que apresentam síncope podem ter um trauma (lesão física) decorrente da perda do tônus postural e queda, inclusive com TCE.[31]

SINAIS E SINTOMAS CARDINAIS

Quadro 2-7. Condições Clínicas Incorretamente Diagnosticadas como Síncope[31]

Condições com perda da consciência parcial ou total, sem hipoperfusão cerebral global

- Epilepsia
- Alterações metabólicas como hipoglicemia, hipóxia, hiperventilação com hipocapnia
- Intoxicação exógena
- Ataque isquêmico cerebral transitório vertebrobasilar

Condições sem perda da consciência

- Cataplexia (atonia muscular súbita)
- Quedas
- *Drop attacks* (queda súbita ao solo)
- Funcional (psicogênica)
- Ataque isquêmico cerebral por doença carotídea

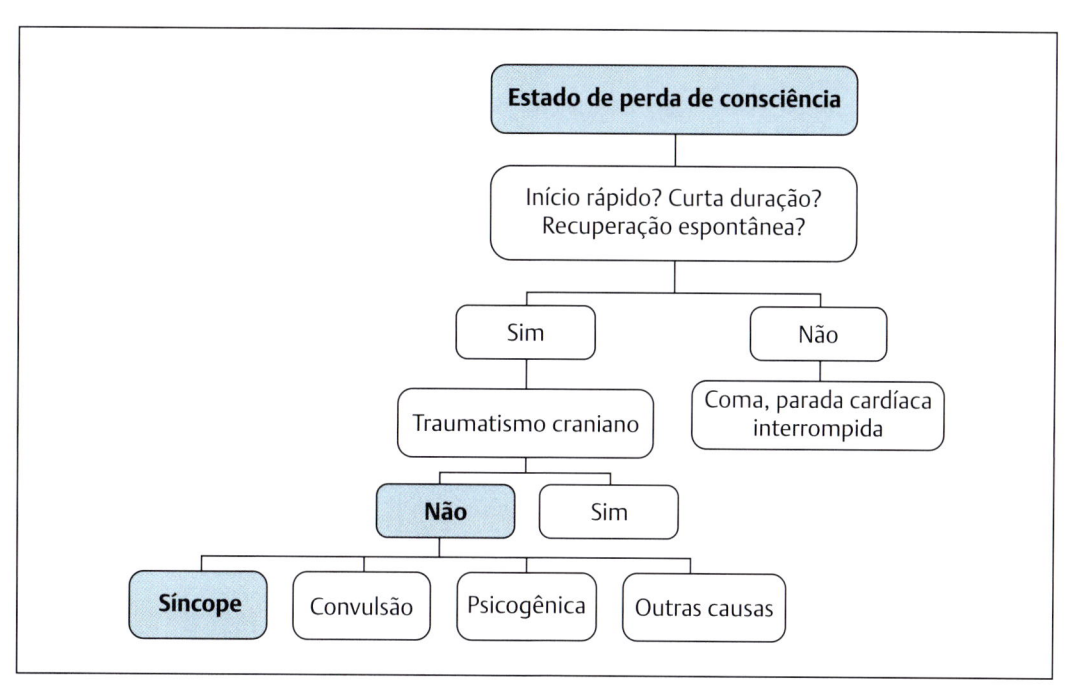

Fig. 2-3. Fluxograma do estado de perda da consciência.

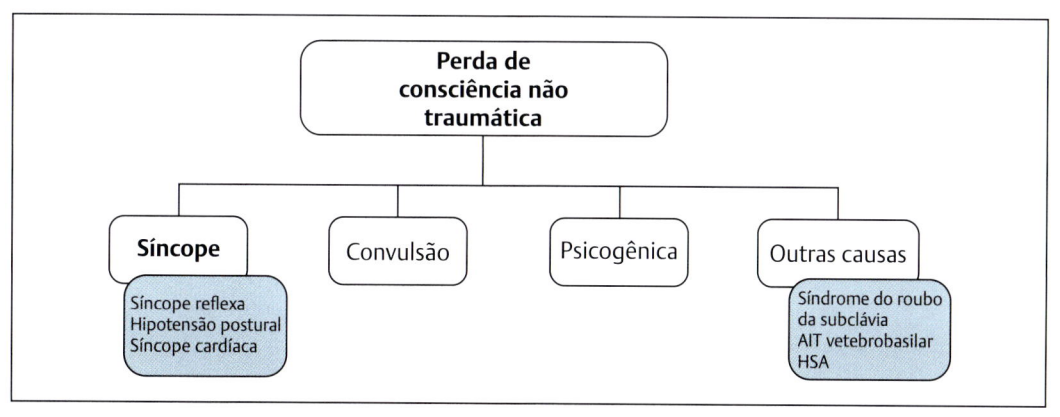

Fig. 2-4. Condições de perda de consciência não associadas ao TCE. AIT: ataque isquêmico transitório; HSA: hemorragia subaracnóidea.

A avaliação inicial requer a realização de anamnese e exame físico minuciosos, pesquisa de hipotensão postural ou ortostática e a interpretação do eletrocardiograma. Estes dados são fundamentais para o diagnóstico diferencial da síncope. Devem-se considerar as circunstâncias da ocorrência, local, horário, temperatura, fatores precipitantes (dor, ansiedade, ortostatismo prolongado, exercício físico exaustivo, medo, micção, tosse, estados febris etc.), posição do paciente e a atividade que estava sendo executada no momento do evento. Em relação à apresentação clínica, a síncope pode ocorrer sem manifestações prodrômicas, fato comum em idosos, ou pode ser precedida por tontura, náuseas, sudorese, palidez, sensação de fraqueza, alterações visuais, palpitações ou dor precordial.[32] O evento sincopal é alarmante, pode causar lesões e, apesar de geralmente ter evolução benigna, é possível que seja o único sintoma antecedendo a morte cardíaca súbita, especialmente em portadores de cardiopatia.[3] Em geral, após a síncope, haverá recuperação total da consciência, exceto em idosos, nos quais poderá ocorrer algum grau de amnésia retrógrada. O termo pré-síncope é utilizado para descrever uma situação em que os sintomas prodrômicos se apresentam, há lipotimia, mas o evento sincopal não acontece. Algumas situações clínicas podem simular um quadro de síncope, mas não preenchem os critérios descritos anteriormente. Nesses casos, é possível haver perda da consciência não acompanhada da redução da perfusão cerebral ou ocorrer uma perda parcial da consciência (Quadro 2-7). As causas da síncope são diversas e podem ser classificadas de acordo com seu processo fisiopatológico (Quadro 2-8).

A redução do fluxo sanguíneo cerebral global é o ponto central do mecanismo desencadeador da síncope, e é a característica comum existente entre as patologias listadas no Quadro 2-8. Uma vez que o metabolismo cerebral depende da perfusão arterial, a perda da consciência ocorre após 6 a 8 segundos da interrupção do fluxo sanguíneo cerebral.[3,31,33] Uma pressão arterial sistólica de 50-60 mmHg ao nível do coração é equivalente a 30-45 mmHg ao nível do cérebro na posição vertical, o que poderá causar síncope.[32] Como a pressão arterial é o produto do débito cardíaco pela resistência periférica total, a queda de qualquer um destes componentes pode resultar em síncope. A redução da resistência periférica pode ser desencadeada por vasodilatação em decorrência de atividade reflexa inapropriada (síncope reflexa vasodepressora); comprometimento funcional do sistema nervoso autonômico (reduz a vasoconstrição simpático-mediada na posição ortostática); e alterações estruturais/morfológicas do sistema autonômico. Como mecanismos causadores da redução do débito cardíaco, há atividade reflexa inapropriada por bradicardia; retorno venoso inadequado; incompetência inotrópica e cronotrópica devido à falência autonômica; e cardiopatias estruturais (arritmias, cardiopatias estruturais, embolia pulmonar, hipertensão pulmonar) (Fig. 2-5).[3,32]

A síncope reflexa ou neuromediada trata de um grupo de enfermidades ou condições clínicas nas quais ocorre perda da capacidade do sistema cardiovascular de adaptar-se a um estímulo externo, provocando vasodilatação (síncope vasodepressora), bradicardia (síncope cardioinibitória) ou ambas as situações

Quadro 2-8. Classificação da Síncope, de Acordo com seu Processo Fisiopatológico e suas Causas[31,32]

Síncope reflexa (neuromediada)	Síncope por hipotensão ortostática	Síncope cardiogênica
Vasovagal ■ Mediada por estresse emocional, dor, medo, instrumentação, fobia de sangue, estresse ortostático Situacional ■ Tosse, espirros ■ Estímulos do tubo digestório (dor visceral, defecação, deglutição) ■ Após a micção ■ Pós-prandial ■ Pós-exercício Hipersensibilidade do seio carotídeo Formas atípicas	Falência autonômica primária ■ Falência autonômica pura, atrofia sistêmica múltipla, Doença de Parkinson, demência por corpos de Lewy Falência autonômica secundária ■ Diabetes, amiloidose, uremia, lesão da coluna espinal Hipotensão ortostática induzida por medicamentos ou álcool ■ Vasodilatadores ■ Diuréticos, antidepressivos Depleção de volume ■ Hemorragia, diarreia, vômito	Arritmogênicas Bradiarritmias ■ Doença do nodo sinusal ■ Síndrome braditaquicárdica ■ Doença do sistema de condução atrioventricular ■ Mau funcionamento do marca-passo Taquiarritmias ■ Supraventricular ■ Ventricular Cardiopatia estrutural ■ Valvopatias, infarto do miocárdio, miocardiopatia hipertrófica, mixoma atrial, doenças do pericárdio, anomalia congênita de coronárias, disfunção de prótese valvar Outras ■ Embolia pulmonar ■ Dissecção aguda da aorta, hipertensão pulmonar

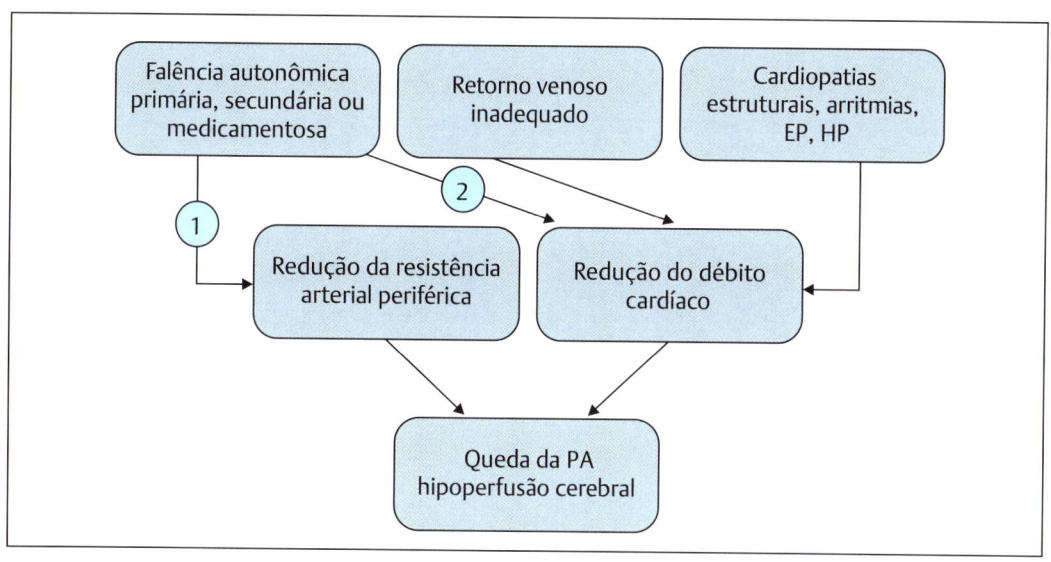

Fig. 2-5. Mecanismos envolvidos na síncope, que resultam em queda da pressão arterial e hipoperfusão cerebral global. 1: atividade reflexa inapropriada com vasodilatação (resposta vasodepressora); 2: atividade reflexa inapropriada com bradicardia (cardioinibitória); PA: pressão arterial; EP: embolia pulmonar; HP: hipertensão pulmonar.

(resposta mista). Diversos são os estímulos que podem desencadear um episódio de síncope, dentre os quais é possível citar:

- *Síncope vasovagal:* é mediada por emoções, por posição ortostática ou posição sentada prolongada, em geral apresentando manifestações prodrômicas autonômicas (sudorese, palidez e náuseas).
- *Síncope situacional:* é associada a alguma circunstância, como atividade física, micção, deglutição, tosse importante.
- *Síncope do seio carotídeo:* em que a síncope é desencadeada quando algum estímulo mecânico é aplicado no seio carotídeo (quadro denominado de hipersensibilidade do seio carotídeo).[31,32]

Outro grupo é classificado como síncope por hipotensão postural, na qual existe uma disfunção autonômica crônica e, portanto, uma incapacidade de realizar a vasoconstrição periférica necessária à adaptação quando assumida a posição ortostática. A hipotensão postural é definida quando ocorre redução da pressão sistólica ≥ 20 mmHg e/ou da pressão diastólica ≥ 10 mmHg em 3 min ou após este tempo na posição ortostática, ou uma queda da pressão arterial sistólica com valores inferiores a 90 mmHg (em especial quando o paciente apresenta pressão arterial sistólica < 110 mmHg na posição supina). Esta difere da hipotensão postural inicial, na qual ocorre a queda da pressão arterial ≥ 40 mmHg imediatamente quando é assumida a posição ortostática, com normalização rápida da pressão arterial, o que promoverá sintomas sincopais por um breve período de tempo, em geral < 30 segundos.[31,32] Por último, há o grupo das síncopes cardíacas ou cardiogênicas. É importante, ao avaliar um paciente com síncope, que seja verificada a possibilidade de etiologia cardiovascular, uma vez que nestas o prognóstico é pior e o tratamento é específico. A síncope cardíaca poderá ocorrer em decorrência de arritmias ou pela existência de alguma cardiopatia estrutural. Em ambas as situações, a alteração estrutural promoverá redução do débito cardíaco ou incapacidade de elevar o débito cardíaco frente a um aumento da demanda ventricular.

Durante a anamnese de um paciente com quadro de síncope é importante que seja avaliado:[32]

- A posição em que ocorreu a síncope (deitada, assentada ou em ortostatismo?).
- A relação da síncope com a atividade desenvolvida (ocorre no repouso ou aos esforços?).
- Sintomas que antecederam a síncope (náuseas, vômitos, tontura, borramento visual, sensação de frio, palpitações).
- Manifestações no momento da síncope (palidez cutânea, contrações tônico-clônicas, dor torácica, palpitações, sudorese, incontinência urinária).
- História pregressa e familiar (história de morte cardíaca súbita na família, doença neurológica prévia, alterações metabólicas, medicamentos em uso, doença cardíaca prévia).

A síncope de início gradual, precedida por manifestações prodrômicas, sugere etiologia vasovagal. Síncopes cardiológicas costumam ter início abrupto e se apresentar com maior gravidade. O Quadro 2-9, apresenta algumas características discriminatórias entre os três principais tipos de síncope que podem auxiliar no momento da avaliação de um paciente com síncope.[32]

No Quadro 2-10 há uma relação de fatores relacionados com as características do evento sincopal, com história médica pregressa, alterações do exame físico e achados eletrocardiográficas que, ao ocorrerem, ajudam a estratificar o risco do paciente com quadro de síncope e indicam a necessidade de internação e/ou propedêutica minuciosa, uma vez que são sugestivos de um risco maior de complicações.[32]

EDEMA

Edema é o acúmulo de líquido no espaço intersticial ou no interior das próprias células.[34] Pode ocorrer em diversos locais do corpo, mas, do ponto de vista clínico, interessa o edema no espaço intersticial dos tecidos que constituem a pele e o tecido celular subcutâneo. Pacientes podem apresentar desde pequenos edemas, restritos à extremidade de um membro, até um quadro de edema por todo o corpo (anasarca), envolvendo, inclusive, cavidades. A compreensão dos mecanismos formadores de edema é importante, pois auxilia a avaliação semiológica frente a um paciente com edema. Os capilares regulam a passagem de água e eletrólitos de um compartimento para outro, e o controle dessa passagem se dá por meio das forças de *Starling* (Fig. 2-6).[34-36] O fluxo dos fluidos nos capilares depende da permeabilidade da parede capilar e

Quadro 2-9. Características Clínicas Discriminatórias dos Tipos de Síncope[32]

Síncope reflexa ou neuromediada

- Longa história de episódios de síncope
- Após uma situação desagradável: experiência visual, som, cheiro ou dor
- Após um longo tempo na posição de pé
- Durante a refeição
- Em locais muitos cheios, quentes, mal ventilados
- Manifestações autonômicas precedendo o episódio: palidez, sudorese, náusea, vômito
- Desencadeada pela rotação da cabeça ou pressão no seio carotídeo (ao barbear, com um colar ou gravata apertada)
- Ausência de cardiopatia

Síncope por hipotensão ortostática (postural)

- Ocorre ao ficar de pé
- Na posição ortostática por muito tempo
- Ao ficar de pé após um exercício
- Após uma refeição (hipotensão pós-prandial)
- Ter iniciado ou alterado a dosagem de medicamentos vasodilatadores
- Presença de neuropatia autonômica ou Doença de Parkinson

Síncope cardíaca

- Desencadeada pelo exercício
- Ocorrendo na posição deitada
- Palpitações precedendo o episódio de síncope
- História familiar de morte súbita inexplicada
- Presença de cardiopatia estrutural ou doença coronária
- Alterações eletrocardiográficas sugestivas de síncope causada por arritmia:
  - Bloqueio bifascicular (BRD ou BRE combinado com BDASE ou BDPIE)
  - QRS com duração ≥ 0,12 segundos
  - BAV de 2° grau Mobitz I associado a um BAV de 1° grau com PRi muito prolongado
  - Bradicardia assintomática ou fibrilação atrial lenta (40-50 bpm), na ausência de medicação cronotrópica negativa
  - Taquicardia ventricular não sustentada
  - Presença de pré-excitação nos complexos QRS
  - Intervalo QT longo ou curto
  - Repolarização precoce
  - Elevação do segmento ST com morfologia tipo 1 em V1-V3 (Padrão Brugada)
  - Ondas T negativas em derivações precordiais direitas (onda épsilon), sugestivo de displasia arritmogênica do ventrículo direito)
  - Hipertrofia ventricular esquerda sugestiva de miocardiopatia hipertrófica

BRD: bloqueio do ramo direito; BRE: bloqueio do ramo esquerdo; BDASE: bloqueio da divisão anterossuperior esquerda; BDPIE: bloqueio da divisão posteroinferior esquerda; BAV: bloqueio atrioventricular; PRi: intervalo PR.

Quadro 2-10. Critérios Clínicos da Síncope de Alto Risco

Critérios de alto risco que indicam necessidade de internação ou avaliação cuidadosa

Fatores relacionados com o evento sincopal
- História recente do desconforto torácico, dispneia, dor abdominal ou cefaleia
- Síncope durante o esforço ou na posição supina
- Palpitações precedendo a síncope
- Ausência de manifestações prodrômicas ou curtas (< 10 segundos)
- História familiar de morte súbita em idade jovem
- Síncope na posição sentada

Fatores relacionados com a história clínica pregressa
- História de cardiopatia estrutural grave (miocardiopatia, fração de ejeção baixa, doença arterial coronária)

Fatores relacionados com o exame físico
- Pressão arterial < 90 mmHg de forma inexplicada
- Sinais sugestivos de hemorragia digestiva ao exame retal
- Bradicardia persistente (< 40 bpm), quando acordado, e sem sinais de treinamento físico
- Sopro sistólico não diagnosticado

Fatores relacionados com os achados eletrocardiográficos
- Taquicardia ventricular não sustentada
- Alterações consistentes com isquemia miocárdica aguda
- BAV Mobitz tipo II e de terceiro grau
- BAV Mobitz tipo I com BAV 1° grau com PRi muito prolongado
- Bloqueio bifascicular (bloqueio do ramo esquerdo ou bloqueio do ramo direito associado ao bloqueio da divisão anterior ou posterior do ramo esquerdo) ou outro distúrbio de condução ventricular com QRS de duração ≥ 120 ms
- Bradicardia inadequada (FC < 40/min) ou bloqueio sinoatrial repetitivo ou pausas sinusais ≥ 3 segundos, quando acordado, e na ausência de medicação cronotrópica negativa ou treinamento físico
- Fibrilação atrial com frequência cardíaca < 40 bpm
- Pré-excitação ventricular
- Intervalo QT longo (> 460 ms)
- Intervalo QT curto (< 340 ms)
- BRE, distúrbios da condução intraventricular, hipertrofia ventricular ou ondas Q consistentes com doença cardíaca isquêmica ou cardiomiopatia
- Padrão de Brugada tipo 1. Elevação do segmento ST com morfologia tipo 1 nas derivações V1-V3
- Ondas T negativas em precordiais direitas, potenciais tardios sugestivos de cardiomiopatia arritmogênica do ventrículo direito
- Disfunção de marca-passo ou outro dispositivo cardíaco eletrônico implantável
- Presença de pré-excitação em complexos QRS

Comorbidades importantes
- Anemia grave
- Alterações eletrolíticas

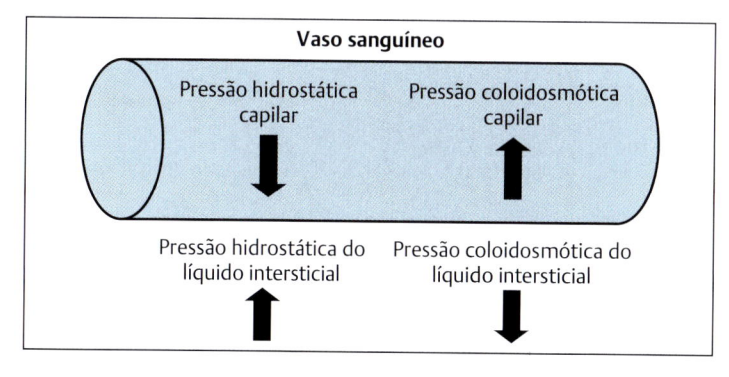

Fig. 2-6. Desenho esquemático representando as forças de *Starling* dentro e fora de um vaso sanguíneo (as setas indicam a direção do fluido, para fora ou para dentro do vaso).

da relação entre a pressão hidrostática e a pressão oncótica ao longo do leito capilar. A pressão hidrostática age favorecendo a saída desses fluidos dos vasos, e a pressão oncótica mantém os fluidos dentro dos vasos. O sistema linfático drena o excesso de fluidos no espaço intersticial.

Situações clínicas que elevam a pressão hidrostática reduzem a pressão coloidosmótica ou interferem no funcionamento do sistema linfático alteram a relação das forças de *Starling* e provocam edema, que pode ser localizado ou sistêmico.

É possível classificar o edema de acordo com seu mecanismo fisiopatológico (Fig. 2-7):

- Por aumento da pressão hidrostática.
- Por redução da pressão coloidosmótica.
- Por comprometimento da permeabilidade capilar.
- Por comprometimento do sistema linfático.

Pode ocorrer associação desses mecanismos em um mesmo paciente. Os edemas podem ainda ser avaliados de acordo com sua causa: síndrome nefrótica, síndrome nefrítica, insuficiência cardíaca, cirrose hepática, desnutrição, gravidez, fenômenos angioneuróticos. A investigação semiológica do edema tem início em uma história clínica e um exame físico cuidadosos. Por meio da anamnese, é importante avaliar o tempo de duração, a localização e a evolução do edema. No exame físico devem ser observadas sua localização, distribuição, consistência, a temperatura e a sensibilidade da pele. Os edemas restritos a um segmento do corpo sugerem condições patológicas que, de algum modo, se relacionam com aquele segmento, diferindo do quadro em que o edema é generalizado, que sugere enfermidades sistêmicas. Em geral, é utilizada a técnica da compressão para a avaliação do edema. Com a polpa digital, faz-se uma compressão por cerca de 10 segundos sobre a área edemaciada de modo firme e suave, para não provocar desconforto ao paciente.[34,35] Essa compressão deve ser feita de encontro a uma estrutura firme, como uma superfície óssea. Após a descompressão, observa-se uma área de pele que permanece deprimida, o que normalmente chamamos de sinal de cacifo ou fóvea.[34] Inicialmente ao aparecimento do edema, a pele se torna lisa e brilhante, com o passar do tempo se torna rugosa em consequência de seu espessamento. A intensidade do edema pode ser classificada pela profundidade dessa área deprimida, por meio de uma escala de cruzes, variando de + (edema de pequena intensidade) a ++++ (edema de intensidade máxima). Se após a descompressão a pele retorna rapidamente à posição original, classifica-se o edema como elástico. Se demora a retornar, a pele ficando deprimida por mais tempo, ele é classificado como inelástico. O edema pode apresentar consistência dura ou mole. Nos edemas de etiologia inflamatória, há aumento da temperatura da pele.

No quadro de insuficiência cardíaca, além do aumento da pressão hidrostática venosa (condição que explica o edema periférico em membros inferiores), há a ativação do sistema renina-angiotensina-aldosterona em razão da menor perfusão sanguínea renal, levando a reabsorção de sódio pelos túbulos renais pela ação da aldosterona. Por conseguinte, há aumento da osmolalidade plasmática, resultando em secreção do hormônio antidiurético. Este, por sua vez, leva à retenção de água, contribuindo para o quadro de edema generalizado que pode ser observado nestes pacientes. Na insuficiência cardíaca, o edema pode acometer o tecido subcutâneo e as cavidades serosas: abdome (ascite), tórax (hidrotórax), pericárdio (hidropericárdio) e bolsa escrotal (hidrocele).[36,37]

Localiza-se, inicialmente em membros inferiores, região dos maléolos e progride para as pernas e coxas. O edema é menor pela manhã e aumenta no final da tarde pela ação da gravidade (edema vespertino). Com o avançar da doença pode acometer todo o corpo (anasarca). Em pacientes acamados, o edema localiza-se na região sacral, glútea, perianal e parede abdominal. É interessante observar que em pacientes com pericardite constritiva, há um predomínio da ascite em relação ao edema de membros inferiores.[35]

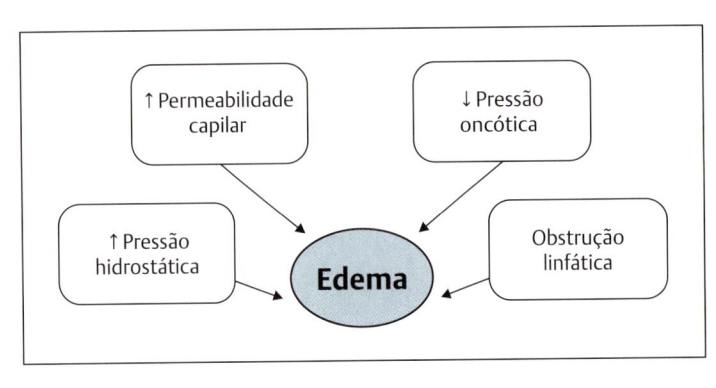

Fig. 2-7. Mecanismos envolvidos na formação do edema.

Nos Quadros 2-11 e 2-12 estão expostas as principais características encontradas nos edemas generalizados e localizados de acordo com sua etiologia.[34]

Um dado importante para avaliação do edema, principalmente em pacientes com anasarca, é o acompanhamento evolutivo do peso corporal, que permite verificar o ganho ou a perda de peso. Esse é um importante parâmetro, tanto para avaliar a eficiência do tratamento quanto para a confirmação do quadro de edema, principalmente quando há alteração do peso em um curto intervalo de tempo, como por poucos dias.

Classicamente, o edema chamado "edema renal" é caracterizado por se apresentar de maneira generalizada e com predomínio facial (periorbitário).[34] O edema da cirrose e insuficiência cardíaca congestiva também são generalizados e, em geral, simétricos. Na insuficiência cardíaca há piora do edema no fim do dia, e o paciente apresenta dispneia. Nos casos de cirrose, o paciente apresenta icterícia em associação ao edema, além de outras alterações clínicas próprias da hepatopatia. Edemas localizados em um braço, perna ou face podem indicar trombose venosa profunda, doença linfática ou neoplasia associada. Linfedema é a designação que se dá para o edema originado nas afecções dos vasos linfáticos, que se caracteriza por ser localizado, duro, inelástico, indolor e com francas alterações da textura e da espessura da pele, que se torna grossa e áspera. O mixedema é uma forma particular de edema observada no hipotireoidismo. Não se trata de retenção hídrica; no mixedema há deposição de mucopolissacarídeos no espaço intersticial e, secundariamente, alguma deposição de água. É um edema pouco depressível, inelástico, não muito intenso, em que a pele apresenta alterações próprias do hipotireoidismo.[35]

Quadro 2-11. Edemas Generalizados: Diagnóstico Diferencial

Etiologia	Mecanismo	Semiologia	Propedêutica
Síndrome nefrótica	Redução da pressão coloidosmótica, aumento da pressão hidrostática	Urina espumosa, edema facial e matutino, anasarca	Proteinúria (3,5 g/dia), hiperlipidemia, hipoalbuminemia, exames de urina com cilindros hialinos e granulares
Síndrome nefrítica	Aumento da pressão hidrostática	Hipertensão arterial sistêmica, hematúria, oligúria e náuseas	Hematúria, cilindros hemáticos creatinina e ureia elevadas
Insuficiência cardíaca	Elevação da pressão hidrostática, ativação do sistema renina-angiotensina-aldosterona	Dispneia, hipertensão venosa, hepatomegalia dolorosa e edema vespertino	Radiografia do tórax e ecocardiograma
Cirrose hepática	Redução da pressão coloidosmótica, aumento da pressão hidrostática	Icterícia, eritema palmar, encefalopatia hepática, hálito hepático, equimoses, hematêmese/melena, esplenomegalia, aranhas vasculares, hipotrofia muscular, alopecia, ginecomastia, atrofia testicular, ascite e circulação colateral	Redução da atividade de protrombina e da albumina, alteração das transaminases hepáticas e bilirrubina

Quadro 2-12. Edemas Localizados: Diagnóstico Diferencial

Etiologia	Mecanismo	Semiologia	Testes/Conduta
Erisipela	Alta permeabilidade do leito capilar	Rubor, calor, dor e febre	Antibióticos, analgésicos
Trombose venosa profunda	Elevação da pressão hidrostática	Edema localizado ou predominante em um membro	*Duplex scan* venoso, anticoagulação
Linfedema	Obstrução linfática	Edema assimétrico e duro	Tratar a causa de base

CIANOSE

Cianose é a coloração azulada da pele e mucosas, em razão do aumento da hemoglobina reduzida nos capilares.[3] A cianose é, na verdade, um sinal, e o paciente ou um familiar poderá informar sua ocorrência ou esta poderá ser notada somente por meio do exame clínico. A cianose torna-se aparente quando a concentração média da hemoglobina reduzida for maior que 5 g%.[3] É importante lembrar que a cianose nem sempre se relaciona com o grau de hipoxemia. Existem situações em que é possível haver grave hipoxemia sem cianose, como observado na intoxicação por monóxido de carbono. Para a avaliação da cianose é importante um ambiente com boa luminosidade. Alterações da pigmentação da pele podem dificultar a visualização da cianose que pode ser mais bem avaliada na região do lóbulo da orelha, no leito ungueal, extremidades das mãos e pés, na superfície dos lábios, língua, bochechas e na ponta do nariz. O grau de cianose será classificado de acordo com a intensidade em leve, moderado ou intenso.[3,35] Há dois principais modos de apresentação da cianose: a *cianose central* e a *cianose periférica* (acrocianose), podendo ocorrer as duas, simultaneamente (cianose mista). Na *cianose central*, a alteração da coloração da pele é notada de maneira generalizada em todo o corpo, e são muito marcantes a cianose na face, nos lábios e no nariz, bem como, às vezes, o baqueteamento digital (consulta a Fig. 3-1 do Capítulo 3).[3,35] Já na apresentação periférica, apenas um segmento do corpo apresenta cianose, como extremidades das mãos, dos pés, dedos, nariz, orelhas etc. A caracterização da cianose em central ou periférica é de grande importância, uma vez que esse fato já torna possível avaliar as prováveis etiologias da cianose. A cianose central ocorre por diminuição da saturação de oxigênio secundária a uma patologia cardíaca de *shunt* direita-esquerda ou disfunção pulmonar. Raramente é observada a cianose em pessoas de pele clara com saturação de O_2 acima de 85%.[3] As principais causas de cianose central são: cardiopatias congênitas com *shunt* direita-esquerda, doenças pulmonares e meta-hemoglobinemia. Na cianose periférica, a saturação de oxigênio está normal e há aumento da diferença arteriovenosa do oxigênio. Ocorre por vasoconstrição periférica secundária ao frio, baixo débito cardíaco, obstrução arterial ou venosa de um segmento. A acrocianose é característica do fluxo sanguíneo reduzido que acompanha a constrição de pequenos vasos observada na insuficiência cardíaca grave, no choque ou doença vascular periférica. Há, ainda, a *cianose diferencial,* que afeta as extremidades inferiores, mas não as superiores, ocorre nos casos de persistência do canal arterial e hipertensão arterial pulmonar com *shunt* da direita para a esquerda ao nível dos grandes vasos. Uma história de cianose localizada nas mãos, de maneira bilateral, sugere o fenômeno de *Raynaud*.[3]

HEMOPTISE

Hemoptise é uma quantidade variável de sangue que passa pela glote oriunda das vias respiratórias e dos pulmões.[38] A história clínica ajudará a determinar a quantidade de sangue e o diagnóstico diferencial entre hemoptise, pseudo-hemoptise e hematêmese. A hemoptise é classificada em maciça (volumosa) e não maciça, de acordo com volume de sangue eliminado. A hemoptise maciça é uma emergência médica associada a taxas de mortalidade entre 30 e 50%.[39] O sangue que inunda a árvore brônquica pode-se originar do sistema arterial brônquico e do sistema arterial pulmonar. O sangramento do sistema brônquico resulta da neoformação vascular sistêmica (sistema de alta pressão), que é induzida por doença inflamatória pulmonar ou por defeito no sistema arterial pulmonar. O sangue irrompe pelo ramo arterial por erosão ou rompimento da parede muscular.[39] A seguir, estão alguns dos mecanismos e situações clínicas relacionadas com a hemoptise.[3]

- Escape de células sanguinolentas para dentro dos alvéolos de vasos congestos dos pulmões (edema pulmonar).
- Ruptura de vasos endobronquiais dilatados que formam colaterais entre o sistema venoso pulmonar e brônquico (estenose mitral).
- Necrose e hemorragia dentro dos alvéolos (infarto pulmonar).
- Ulceração da mucosa brônquico ou um abscesso tuberculoso.
- Pequenas lesões da mucosa brônquica, causadas por tosse de qualquer causa.
- Invasão vascular (carcinoma do pulmão).
- Necrose da mucosa com ruptura das conexões venosas broncopulmonares (bronquiectasias).

Em geral, a hemoptise ocorre de modo recorrente e em pequena quantidade quando secundária aos quadros de bronquite crônica, bronquiectasias, tuberculose e estenose valvar mitral. Quadros de hemoptise em grande quantidade podem ocorrer com a ruptura de uma fístula arteriovenosa ou a ruptura de um aneurisma aórtico dentro da árvore brônquica.

TOSSE

A tosse pode ser causada por uma variedade de patologias infecciosas, neoplásicas ou doenças alérgicas. É classificada em:

- Aguda, quando o sintoma tem duração de até 3 semanas.
- Subaguda, quando dura entre 3 e 8 semanas.
- Crônica, quando evolui por mais de 8 semanas.

Uma história clínica cuidadosa possibilita um diagnóstico etiológico em cerca de 70% dos casos, sem a necessidade de investigação adicional. O Quadro 2-13 apresenta as principais causas de tosse aguda. Algumas características semiológicas devem ser observadas quando do atendimento de um paciente com queixa de tosse (Quadro 2-14).[40]

As doenças cardiovasculares podem-se manifestar com a tosse por hipertensão venosa pulmonar, edema pulmonar, infarto pulmonar e compressão da árvore brônquica por um aneurisma aórtico.[3] A tosse da congestão venosa pulmonar secundária à estenose mitral ou insuficiência cardíaca é seca, irritativa e com piora à noite, ao decúbito dorsal. Assim, tanto a tosse improdutiva como a sibilância torácica podem ser equivalentes à dispneia do cardiopata por aumento da pressão capilar pulmonar e pelo edema da mucosa brônquica, respectivamente. Uma história de tosse associada à rouquidão, na ausência de patologia das vias respiratórias, pode indicar a compressão do nervo laríngeo recorrente secundário ao átrio esquerdo aumentado (síndrome de Ortner) ou uma artéria pulmonar dilatada. A tosse associada à expectoração de secreção pulmonar remete à bronquite crônica ou doença pulmonar obstrutiva crônica.[40]

Quadro 2-13. Etiologia da Tosse Aguda

Doenças com baixo risco de complicações e morte

Resfriado comum
Sinusite aguda
Gripe
Rinite, laringite, traqueíte e faringite
Bronquite aguda
Exacerbação de doença preexistente
Asma, bronquiectasia, doença pulmonar obstrutiva crônica (DPOC), rinossinusopatias
Exposição a alergênicos ou irritantes (ambientais ou ocupacionais)
Medicamentoso (inibidores da enzima conversora de angiotensina, betabloqueadores)

Doenças com alto risco de complicações e morte

Pneumonia
Crise grave de asma ou DPOC
Edema pulmonar por insuficiência ventricular esquerda
Embolia pulmonar

Quadro 2-14. Particularidades da Tosse a Serem Investigadas

Características da tosse

Produtiva
Seca
Irritativa
Pigarro
Paroxística
Rouca
Com estridor

Ritmo diário

Matinal
Noturna
Piora com o decúbito

Época e condições de início

Após infecções
Após exercícios
Após mudança de postura
Durante a deglutição

Enfermidades, sinais e sintomas associados

Atopia
Sintomas gastrintestinais
Parasitoses
Cardiopatias
Hipoxemia
Sinusite
Hiperplasia de adenoides

REFERÊNCIAS BIBLIOGRÁFICAS

1. DATASUS. (Acesso em 2018 novembro 16). Disponível em http://www.datasus.gov.br.
2. Benjamin EJ, Virani SS, Callaway CW et al. On behalf of the American Heart Association Council on Epidemiology and Prevention Statistics Committee and Stroke Statistics Subcommittee. AHA STATISTICAL UPDATE Heart Disease and Stroke Statistics - 2018 Update A Report From the American Heart Association. *Circulation.* 2018;137:e67–e492.
3. Fang JC, O'Gara PT. History and physical examination. An evidence-based approach. In: Zipes DP, Libby P, Bonow RO et al. (Eds.). *Braunwald's heart disease: a textbook of cardiovascular medicine,* 11th ed. Philadelphia: Elsevier Sanders, 2018. p. 83-102.
4. Cesar LA, Ferreira JF, Armaganijan D et al. Diretriz de doença coronária estável. *Arq Bras Cardiol.* 2014;103(2Supl.2):1-59.
5. Sabatine MS, Cannon CP. Approach to the patient with chest pain. In: Bonow RO, Mann DL, Zipes DP, Libby P (Eds.). *Braunwald's heart disease: a textbook of cardiovascular medicine,* 9th ed. Philadelphia: Elsevier Sanders, 2012. p. 1076-86.
6. Roe MT, Halabi AR, Mehta RH et al. Documented tradicional cardiovascular risk factors and mortality in non-ST-segment elevation myocardial infarction. *Am Heart J.* 2007;153:507-14.
7. Porto AL, Porto CC, Barros e Silva PGM et al. Semiologia cardiovascular. In: de Paola AAV, Barbosa MM, Guimarães JI (ed.). *Cardiologia.* Barueri: Sociedade Brasileira de Cardiologia, 2012. p. 66-92.
8. Amsterdam EA, Wenger NK, Brindis RG et al. 2014 AHA/ACC guideline for the management of patients with non–ST-elevation acute coronary syndromes: a report of the American College of Cardiology/ American Heart Association Task Force on Practice Guidelines. *J Am Coll Cardiol.* 2014;64:e139-228.
9. Campeau L. Grading of angina pectoris. *Circulation.* 1976;54:522-3.
10. O'Gara PT, Kushner FG, Ascheim DD et al. 2013 ACCF/AHA guideline for the management of ST-elevation myocardial infarction: a report of the American College of Cardiology Foundation/American Heart Association Task Force on Practice Guidelines. *J Am Coll Cardiol.* 2013;61:e78-140.
11. Nicolau JC, Timerman A, Marin-Neto JA et al, Sociedade Brasileira de Cardiologia. Diretrizes da Sociedade Brasileira de Cardiologia sobre Angina Instável e Infarto Agudo do Miocárdio sem Supradesnível do Segmento ST. *Arq Bras Cardiol.* 2014;102(3Supl.1):1-61.
12. Braunwald E. Unstable angina: a classification. *Circulation.* 1989;80:410-4.
13. Piegas LS, Timerman A, Feitosa GS et al. V Diretriz da Sociedade Brasileira de Cardiologia sobre Tratamento do Infarto Agudo do Miocárdio com Supradesnível do Segmento ST. *Arq Bras Cardiol.* 2015;105:1-105.
14. Fruergaard P, Launbjerg J, Hesse B et al. The diagnosis of patients admitted with acute chest pain but without myocardial infarction. *Eur Heart J.* 1996;17:1028-34.
15. Montera MW, Mesquita ET, Colafranceschi AS et al. Sociedade Brasileira de Cardiologia. I Diretriz Brasileira de Miocardites e Pericardites. *Arq Bras Cardiol.* 2013;100(4 supl. 1):1-36.
16. Braverman AC, Thompson RW, Sanchez LA. Diseases of the aorta. In: Bonow RO, Mann DL, Zipes DP, Libby P (Eds.). *Braunwald's heart disease: a textbook of cardiovascular medicine,* 9th ed. Philadelphia: Elsevier Sanders, 2012. p. 1309-37.
17. Hiratzka LF, Bakris GL, Beckman JA et al. 2010 ACCF/AHA/AATS/ACR/ASA/SCA/SCAI/SIR/STS/SVM Guidelines for the diagnosis and management of patients with thoracic aortic disease: a report of the American College of Cardiology Foundation/American Heart Association Task Force on Practice Guidelines, American Association for Thoracic Surgery, American College of Radiology, American Stroke Association, Society of Cardiovascular Anesthesiologists, Society for Cardiovascular Angiography and Interventions, Society of Interventional Radiology, Society of Thoracic Surgeons, and Society for Vascular Medicine (developed in collaboration with the American College of Emergency Physicians). *J Am Coll Cardiol.* 2010;55:e27-129.
18. Lee TH. Chest discomfort. In: Longo DL, Kasper DL, Jamerson, JL et al. (Eds.). *Harrison's Online. Featuring the complete contents of Harrison's Principles of Internal Medicine,* 18th ed. Disponível em: http://www.msdonline.com.br// profissionais_de_saude/biblioteca/_layouts/ThirdParty/contentpage.aspx.
19. Brugada P, Andries E, Gursoy S et al. Investigation of palpitations. *Lancet.* 1993;341:1254-8.
20. Milleer JM, Zipes DP. Diagnosis of cardiac arrhythmias. In: Bonow RO, Mann DL, Zipes DP, Libby P (Eds.). *Braunwald's heart disease: a textbook of cardiovascular medicine.* 9th ed. Philadelphia: Elsevier Sanders, 2012. p. 687-709.
21. Thavendiranathan P, Bagai A, Khoo C et al. Does this patient with palpitations have a cardiac arrhythmia? *JAMA.* 2009;302:2135-43.
22. Comitê Coordenador da Diretriz de Insuficiência Cardíaca. Diretriz Brasileira de Insuficiência Cardíaca Crônica e Aguda. *Arq Bras Cardiol.* 2018;111(3):436-539.
23. *The Criteria Committee of the New York Heart Association: nomenclature and criteria for diagnosis,* 9th ed. Boston: Little Brown, 1994.
24. López M. Insuficiência cardíaca. In: López M, Medeiros JL (Eds.) *Semiologia médica: as bases do diagnóstico clínico,* 3.ed. Rio de Janeiro, São Paulo, Belo Horizonte: Atheneu/Interminas, 1990. p. 376-92.
25. Givertz MM, Colucci WS, Braunwald E. Clinical aspects of heart failure: pulmonary edema, high-output failure. In: Zipes DP, Libby P, Bonow RO, Braunwald E (Eds.). Braunwald's heart disease: a textbook of cardiovascular medicine. 7th edition. Philadelphia: Elsevier Sanders, 2005. p. 539-68.
26. Wang CH, Fitzgerald JM, Schulzer M et al. Does this dyspneic patient in the emergency department have congestive heart congestive failure? *JAMA.* 2005;294:1944-56.

27. Mulrow CD, Lucey CR, Farnett LE. Discriminating causes of dyspnea through clinical examination. *J Gen Intern Med.* 1993;8:383-92.
28. Piepoli MF, Guazzi M, Boriani G *et al*. Exercise intolerance in chronic heart failure: mechanisms and therapies. Part II. *Eur J Cardiovasc Prev Rehabil.* 2010;17:643-8.
29. Surós-Batlló J. Aparelho circulatório. In: Surós-Forns J, Surós-Batlló J, Surós-Batlló A (Eds.). *Semiologia médica e técnica exploratória,* 6.ed. Rio de Janeiro: Guanabara Koogan, 1981. p. 185-311.
30. Williams BA. The clinical epidemiology of fatigue in newly diagnosed heart failure. *BMC Cardiovasc Disord.* 2017;17:122.
31. Moya A, Sutton R, Ammirati F *et al*. Guidelines for the diagnosis and management of syncope (version 2009). Task Force for the Diagnosis and Management of Syncope. *Eur Heart J.* 2009;30(21):2631-71.
32. Guidelines for the diagnosis and management of syncope (version 2018). The task force for the diagnosis and management of syncope of the European Society of Cardiology. *Eur Heart J.* 2018;39:1883-1948.
33. Kalil Filho R, Fuster V. *Medicina cardiovascular: reduzindo o impacto das doenças*. São Paulo: Ed. Atheneu, 2016. p. 1049-65.
34. Coelho EB. Mecanismos de formação de edemas. *Medicina.* 2004;37:189-98.
35. Porto CC. Exame físico geral ou ectoscopia. In: Porto CC. *Exame clínico.* Rio de Janeiro: Guanabara Koogan, 1987. p. 111-45.
36. Guyton AC, Hall JE. Formação da urina pelos rins: I. Filtração glomerular, fluxo sanguíneo renal e seus controles. In: Guyton AC, Hall JE. *Tratado de fisiologia médica.* Rio de Janeiro: Elsevier, 2006. p. 307-26.
37. Dickstein K, Cohen-Solal A, Filippatos G *et al*. ESC Guidelines for the diagnosis and treatment of acute and chronic heart failure 2008: the task force for the diagnosis and treatment of acute and chronic heart failure 2008 of the European Society of Cardiology. Developed in collaboration with the Heart Failure Association of the ESC (HFA) and endorsed by the European Society of Intensive Care Medicine (ESICM). *Eur Heart J.* 2008;29:2388-442.
38. Aidé MA. Hemoptysis. *J Bras Pneumol.* 2010;36:278-80.
39. Jougon J, Ballester M, Delcambre F *et al*. Massive hemoptysis: what place for medical and surgical treatment. *Eur J Cardiothorac Surg.* 2002;22:345-51.
40. II Diretrizes brasileiras no manejo da tosse crônica. *J Bras Pneumol.* 2006;32 (suppl 6):S403-46.

3 INTRODUÇÃO AO MÉTODO CLÍNICO NA ATENÇÃO CARDIOVASCULAR

Rose Mary Ferreira Lisboa da Silva

BREVE HISTÓRICO

As primeiras teorias sobre o coração e sua ligação com os vasos sanguíneos foram documentadas em um papiro datado de 3000 a.C., e os fundamentos da anatomia do sistema circulatório também foram registrados pelos chineses há 2.300 anos. Na Grécia, contribuições importantes foram dadas por Platão, que afirmou que o coração era o órgão central da circulação, por Hipócrates, que descreveu a anatomia do coração com suas cavidades, valvas e veias, e por Praxágoras, que verificou que o exame do pulso arterial fornecia informações sobre muitas doenças. A história da ausculta cardíaca, entretanto, teve início a partir de Hipócrates (450 a 370 a.C.), com a aposição da orelha sobre o tórax. Coube a Herófilo, 300 a.C., a descrição da sístole e da diástole, bem como do pulso arterial, com suas características. A medicina romana contribuiu, por intermédio de Cláudio Galeno, com o desenvolvimento dos conhecimentos sobre anatomia, com dissecações em animais. Somente com o advento da Renascença, maiores conhecimentos por meio de dissecações, realizadas por Leonardo da Vinci, William Harvey, Morgagni e outros, tornaram possível um avanço nessa área.[1] Em 1733, com a medida invasiva da pressão arterial por Hales em uma égua, a invenção do estetoscópio por René Laennec, em 1816, a utilização do mercúrio para medida da pressão arterial em um cão por Poiseuille, e a idealização do esfigmomanômetro por Riva-Rocci, em 1896, o exame clínico cardiovascular tornou possível a interpretação dos significados clínicos e implicações prognósticas de seus achados.[2-4] E a evolução tecnológica, por intermédio da radiologia, fluoroscopia, fonocardiograma, cateterismo, ecocardiografia, e a era digital trouxeram subsídios para aqueles significados, reforçando o conceito do método clínico como norteador do raciocínio clínico e da indicação e interpretação dos exames complementares com melhor relação custo-benefício.

COMPETÊNCIAS E HABILIDADES

Para compreensão e domínio do método clínico, o modelo de ensino de transmissão, centrado na figura do professor, deve transformar-se em modelo pedagógico que privilegie "a participação ativa do aluno na construção do conhecimento e a integração entre os conteúdos", sendo o docente o facilitador desse processo de ensino-aprendizagem, segundo as diretrizes nacionais.[5,6] Para alcançar os objetivos desse processo nas esferas cognitiva, psicomotora e afetivo-comportamental, além de adquirir proficiência na realização da história clínica e do exame físico, os conteúdos, cenários de práticas e procedimentos de avaliação discente, docente e do próprio curso são de suma importância. Os conteúdos devem ser relacionados com o processo de saúde-doença do indivíduo, da família e da comunidade, com integralidade das ações de cuidados, levando em consideração a prevalência e a letalidade das doenças. É preciso haver uma integração de disciplinas e dos profissionais da área de saúde. Os cenários de prática devem ser diversificados, vinculados com a integração ensino-serviço e com as necessidades sociais.[7,8]

Apesar dessa ênfase em adquirir competências e habilidades, a habilidade em identificar sinais ao exame físico é pequena, inclusive quando se avaliam os egressos do curso de graduação de medicina durante seu treinamento na residência.[9-13] E como parte fundamental da assistência médica, a semiologia também tem sido validada por evidências científicas atualmente. Nessa era de sofisticada tecnologia, sintomas e sinais fornecem importantes informações sobre o diagnóstico e o prognóstico, norteando o manejo terapêutico dos pacientes.[14-17] Para adequado aproveitamento do ensino do exame físico, particularmente da ausculta cardíaca, a associação entre os sons e seu significado contribui sobremaneira para as habilidades de ausculta.[18] Dessa maneira, os educadores têm papel crucial para realçar a importância da propedêutica clínica, despertando o interesse pelo método clínico durante o treinamento dos profissionais de saúde e motivando sua educação permanente.

MÉTODO CLÍNICO COM ATENÇÃO INTEGRAL

Há um crescimento da morbimortalidade por doença cardiovascular em todo o mundo, com maior crescimento nos países em desenvolvimento, em especial no Brasil. A mortalidade por doença cardiovascular é de 31% da mortalidade global e atinge três quartos da mortalidade das doenças não transmissíveis. Há o agravante que 82% dessas mortes ocorrem em países de renda média ou baixa, e 42% antes dos 70 anos de idade, com importante impacto socioeconômico. Segundo dados da Organização Mundial da Saúde, 71% das mortes têm como causa as doenças crônicas não transmissíveis e 44% delas são de origem cardiovascular, 9% por câncer, 9% por doenças respiratórias crônicas e 4% por diabetes.[19,20] Estima-se que o aumento das doenças cardiovasculares será maior em indivíduos mais jovens, entre 35 e 44 anos de idade, até 2030, sendo recomendado maior suporte a essas doenças, principalmente nos países em desenvolvimento, por meio da participação dos centros acadêmicos e das instituições de pesquisas.[19-21] E para alcançar essa integralidade na abordagem para prevenção, diagnóstico, tratamento e reabilitação, o método clínico faz parte de todo esse processo. Para melhor entendimento, esse tópico será dividido em seções sobre o método clínico com atenção integral, incluindo a história clínica, ectoscopia, técnicas gerais do exame cardiovascular, princípios da ausculta cardíaca e sinais importantes de outros sistemas.

História Clínica

Para realização da anamnese por meio da entrevista médica, de maneira humanística e integral, há de se garantir a comunicação com o paciente e outros informantes, utilizando linguagem apropriada. Após a apresentação do profissional que abordará e fará a identificação completa do paciente, o mesmo deve ser questionado sobre o motivo de sua consulta. Seu relato da história da moléstia atual deve ser espontâneo. E cabe ao profissional ordenar as informações em termos de relevância, cronologia e associação a sintomas correlatos, registrando, de maneira adequada, a história completa no prontuário. Por ser a história organizada e processada por um ser humano, há subjetividade na mesma. Associadas a isso, há as dificuldades para obter a história por fatores associados ao paciente e também ao profissional que realiza a entrevista, o qual deve ter em mente que o cuidado deve ser centrado no paciente.[22] Os fatores de dificuldades por parte do paciente são sua qualidade de informação, omissão de fatos, sua percepção inadequada de tempo e distância, seu nível socioeconômico e cultural, sua ocupação e seu entendimento de termos médicos. Sua percepção de gravidade está presente quando já houve necessidade de recorrer aos serviços de urgência ou internação. Por outro lado, o profissional tem sua interpretação, que depende de seus conhecimentos, habilidades e competências. O horário de atendimento também influencia na abordagem ao paciente, assim como a apresentação atípica dos sintomas e sinais. O impacto do quadro na qualidade de vida e na profissão do paciente é também importante no que diz respeito à percepção do paciente e do profissional.[23]

Como ferramentas para compor a história clínica, o profissional tem os capítulos da mesma, a história da moléstia atual, o interrogatório dirigido dos diversos sistemas, a história pregressa, a história familiar e a história social.[22] E a partir desse conhecimento do método clínico, será desenvolvido o raciocínio clínico, estabelecendo o diagnóstico sindrômico e, às vezes, a etiologia e a gravidade do quadro, além da indicação de exames complementares com melhor relação custo-benefício e a tomada de decisões.[24] Para maior entendimento dos sintomas e sinais cardinais do sistema cardiovascular, o leitor deve consultar o Capítulo 2.

Ectoscopia

O exame geral também faz parte do exame cardiovascular, sendo um componente-chave associado à história para a atenção integral. O local para o exame deve ser adequado quanto ao tamanho, temperatura, iluminação do ambiente, assegurando o conforto do paciente e sempre respeitando sua privacidade e dignidade. As práticas de assepsia são imperativas para a realização do exame, incluindo a roupagem adequada do examinador (avental, jaleco ou roupa branca) e a higiene das mãos. Deve-se levar em consideração que o paciente apresenta ansiedade e preocupação quanto à sua condição e que o entusiasmo e intenso interesse pelos achados ao exame físico não devem resultar em comentários indevidos. Além disso, todo arsenal de alta tecnologia do mundo não substitui a experiência clínica e a relação médico-paciente.[23,25] O exame geral, incluindo o aspecto geral, sua expressão facial, estado mental, padrão respiratório, coloração da pele e das mucosas, perfusão capilar, exame da cabeça, olhos, orelhas, nariz, boca e pescoço, exame dos linfonodos, as deformidades do esqueleto, pulsações cervicais, cicatrizes, exame das extremidades, da postura, marcha, da musculatura, exame dos fâneros, biotipo, dentre outros, também proporciona sinais para o raciocínio clínico e diagnóstico de doenças cardíacas. Alguns exemplos são citados no Quadro 3-1.[23,24,26,27]

Quadro 3-1. Sinais ao Exame Geral de Significado de Acometimento do Sistema Cardiovascular

Sinais	Causas
Cianose central (Fig. 3-1)	Curtos-circuitos intra e extracardíacos, distúrbios de perfusão, difusão e ventilação pulmonar
Cianose periférica	Vasoconstrição, baixo débito cardíaco
Anemia	Doença crônica, endocardite infecciosa. A anemia resulta em síndrome de alto débito cardíaco
Icterícia	Hepatomegalia congestiva causada por insuficiência cardíaca, infarto pulmonar
Coloração bronzeada da pele	Hemocromatose, que pode ser causa de cardiopatia
Fácies típica	De hipertireoidismo (basedowiana), hipotireoidismo (mixedematosa), cushingoide, acromegálica, renal, enfermidades essas que afetam o coração
Oftalmoplegia e ptose	Distrofia muscular, que pode ter acometimento cardíaco, como disfunção ventricular e distúrbios de condução
Petéquias e exantemas	Febre reumática, endocardite, vasculite
Padrão respiratório alterado (taquipneia, hiperpneia, ortopneia, respiração de Cheyne-Stokes)	Insuficiência ventricular esquerda, estenose mitral, doença cerebrovascular
Pulsações no pescoço	De origem arterial (p. ex., na insuficiência aórtica) e de origem venosa (como sinal de congestão venosa sistêmica)
Edema	Periférico (por aumento da pressão hidrostática venosa) e generalizado ou anasarca (por insuficiência cardíaca congestiva)
Xantomas, xantelasmas, arco corneal	Dislipidemia
Baqueteamento digital	Cardiopatia congênita cianogênica, sinal raro na endocardite infecciosa
Rash (erupção cutânea) malar	Sinal incomum de estenose mitral
Esclera azul	Osteogênese imperfeita, que pode estar associada à dilatação da aorta e prolapso de valva mitral
Lesões de Janeway (eritematosas ou hemorrágicas, indolores nas regiões palmares e plantares), hemorragias subungueais e nódulos de Osler (intradérmicos, nas polpas digitais, dolorosos)	Sinais raros na endocardite infecciosa

Durante a inspeção geral, devem ser observados sinais de desconforto, como expressões faciais de dor, ansiedade, postura antálgica, cuidados com a higiene pessoal, odores e hálito. Além disso, a avaliação do estado nutricional (como peso, altura e índice de massa corporal) e a avaliação dos sinais vitais (pressão arterial, frequência de pulso arterial, frequência respiratória, temperatura) fazem parte do exame geral.

Técnicas Gerais do Exame Cardiovascular

Para a realização do exame cardiovascular, as posições do examinador e do paciente são essenciais à interpretação dos sinais. De acordo com a região a ser examinada, a posição do paciente pode variar, como a posição sentada, em decúbito dorsal, em decúbito semilateral esquerdo, em ortostatismo. A inclinação da cabeceira da maca ou leito também é um ponto importante, principalmente no exame do pulso venoso jugular. As principais técnicas são inspeção, palpação, percussão e ausculta. A inspeção consiste na observação com atenção do estado do paciente e de seu corpo, pele, mucosas, fâneros, como já exposto na seção *Ectoscopia*. A palpação consiste na pressão tátil, por meio dos dedos das mãos, dos pulsos arteriais, do pescoço e das regiões do tórax anterior. A percussão cardíaca apresenta valor limitado, em razão

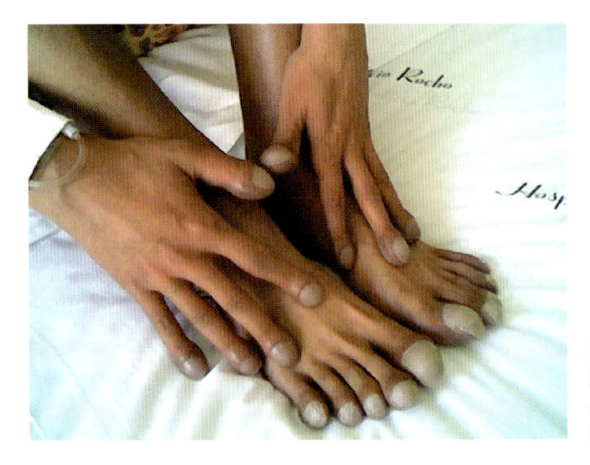

Fig. 3-1. Mãos e pés de paciente com cianose e baqueteamento digital causado por cardiopatia congênita cianogênica. (Cedida gentilmente pela Profa. Dra. Margarida Maria da Costa Smith Maia.)

de sua baixa especificidade, e não é mais utilizada habitualmente na prática clínica. A ausculta consiste no uso do estetoscópio para detectar o ritmo cardíaco, as bulhas cardíacas, os sopros cardíacos e outros ruídos. E são utilizadas diversas manobras durante o exame para facilitar a detecção dos achados físicos, incluindo a posição, a respiração do paciente e alguns exercícios físicos. Os detalhamentos das posições e das técnicas são discutidos nos Capítulos 4 e 5, sobre o exame da pressão e do pulso arterial, no Capítulo 6, sobre o exame do pulso venoso jugular, no Capítulo 7, sobre a inspeção e a palpação do tórax anterior, e nos Capítulos 8 e 9, que tratam da ausculta cardíaca.

Princípios da Ausculta Cardíaca

A história da ausculta cardíaca teve seu início com Hipócrates (450 a 370 a.C.), com a aposição da orelha sobre o tórax. Porém, a invenção do estetoscópio se deve a René Théophile-Hyacinthe Laennec em 1816. Nessa ocasião, ao examinar uma jovem, ficou embaraçado por conta de sua idade e corpulência, e utilizou-se de um cilindro de papel, interpondo-o entre o tórax da paciente e sua orelha, percebendo que os sons eram mais nítidos do que ao fazer a aposição direta da orelha. O método foi difundido além das fronteiras da França, com a contribuição de Robert Hooke, Kergaradec, pioneiro na ausculta fetal, e Joseph Skoda, entre outros. A palavra estetoscópio vem do grego *stethos*, que significa "peito", e *skopein*, "para examinar".[2,28,29] Os aparelhos passaram a ser de madeira e, ainda no século 19, já começavam a ter o tubo de borracha. E, em 1843, Williams introduziu o primeiro estetoscópio biauricular.[28] A ausculta por meio desse dispositivo original se tornou indispensável na prática clínica, por ser um método que fornece informações importantes, de baixo custo, quando comparado ao custo de exames de imagem cardíaca, e sem efeitos adversos, os quais ocorrem quando da realização de muitos exames complementares. Com o aprimoramento, há estetoscópios acústicos e eletrônicos, que fazem a conversão de ondas sonoras acústicas em sinais elétricos amplificados, tornando possível melhor ausculta.[29,30]

O estetoscópio é composto de cinco partes: as olivas, as hastes biauriculares ou extensores, o tubo, o diafragma e a campânula.[24,31] As olivas são macias ou firmes, de tamanhos diferentes, que devem ser adequados para sua fixação correta, com selamento acústico. Ao serem colocadas nos canais auriculares do examinador, devem ser apontadas para frente, orientadas em ângulo anatômico. Essas olivas estão conectadas às hastes auriculares, tubos metálicos, um para cada orelha. O tubo é a conexão flexível entre as partes auriculares e o auscultador ou receptor. Esse tubo pode ser simples, em forma de Y, ou duplo, sendo sua extensão entre 25 e 45 cm, com diâmetro interno de 4 a 6 mm, dependendo da marca. A extensão do tubo deve possibilitar conforto ao examinador, sendo adequada conforme a altura e o comprimento do braço do mesmo.

O auscultador ou receptor pode ter duas ou uma peça, comportando o diafragma e a campânula, e deve ser colocado em contato com a pele da região que se pretende auscultar. O diafragma é a parte com a membrana que serve para a ausculta de sons de alta frequência (agudos). E a campânula, a parte sem membrana, serve para sons de baixa frequência (graves). Sendo o receptor de duas peças, basta girá-lo para proporcionar a transmissão do som por meio do diafragma ou da campânula. Sendo de uma só peça, tipo campânula ajustável, deve-se fazer a aposição sobre a região a ser auscultada com firme pressão, para que a peça atue como diafragma, ou com leve pressão, como campânula. Há diâmetros diferentes do receptor, sendo maiores para adultos e menores os de uso pediátrico. O diâmetro do diafragma de uso adulto é de cerca de 4 cm e a campânula de cerca de 3 cm.

Para realizar esse procedimento, é necessário o reconhecimento das áreas de ausculta (Quadro 3-2 e Fig. 3-2).[24,26] A ausculta deve ser realizada nessas áreas ou focos, entre os mesmos e suas adjacências, incluindo a região axilar esquerda, o mesocárdio (entre o foco mitral e tricúspide), a fúrcula, regiões infra e supraclavicular, a região das carótidas, a borda esternal direita e, eventualmente, o epigástrio e o dorso.

A ausculta deve ser realizada, simultaneamente, com a palpação do pulso arterial, iniciando-se com o diafragma (Fig. 3-3). Precisa ser iniciada na região do ápice, sendo o estetoscópio deslocado a cada espaço intercostal para a base e depois para direita, com ausculta de todas as áreas mencionadas.[26] Durante esse procedimento, é necessário avaliar o ritmo, se regular ou irregular. Devem ser identificadas as bulhas, primeira e segunda bulhas cardíacas, lembrando que a primeira precede de imediato o pulso arterial. É importante que as características dessas bulhas sejam avaliadas quanto à sua fonese, timbre, desdobramento, de acordo com a melhor área para ausculta das mesmas (Capítulo 8). Simultaneamente, deve ser verificado se há algum ruído, se longo ou curto, durante a sístole e durante a diástole, analisando todas as suas características (Capítulos 8 e 9). Se necessário, repetir a parte do exame que não foi bem avaliada. No fim, com o uso da campânula, deve ser feita a ausculta do ápice ou da borda esternal esquerda inferior, para identificação da possível terceira ou quarta bulha. Para a realização do exame, o conhecimento de anatomia e fisiologia cardíacas é de suma importância (Capítulo 1), assim como as informações dos capítulos específicos sobre cada tema.

Para proficiência da realização da ausculta cardíaca, a repetição é primordial e outros recursos adicionais de ensino, além do ensino à beira do leito, podem melhorar o seu desempenho. Estima-se que seja necessário repetir 500 vezes a ausculta de sons cardíacos para a proficiência adequada, mas o treinamento tecnológico não substitui o ensino no cenário real com o paciente, sendo um recurso secundário.[32-35]

Exame de Outros Sistemas para Atenção Integral

Para a atenção integral e adequado raciocínio clínico, o exame de outros sistemas também faz parte da abordagem ao paciente cardiopata.[23,26] Além da história e da ectoscopia que podem revelar sintomas e sinais de acometimento de outros sistemas e relacionados com as doenças cardíacas, as outras técnicas

Quadro 3-2. Localização dos Focos Principais de Ausculta Cardíaca

Foco	Localização
Mitral	5º espaço intercostal esquerdo, na linha hemiclavicular ou onde se palpa o impulso cardíaco apical
Tricúspide	4º espaço paraesternal esquerdo
Pulmonar	2º espaço paraesternal esquerdo
Aórtico	2º espaço paraesternal direito
Aórtico acessório	3º espaço paraesternal esquerdo

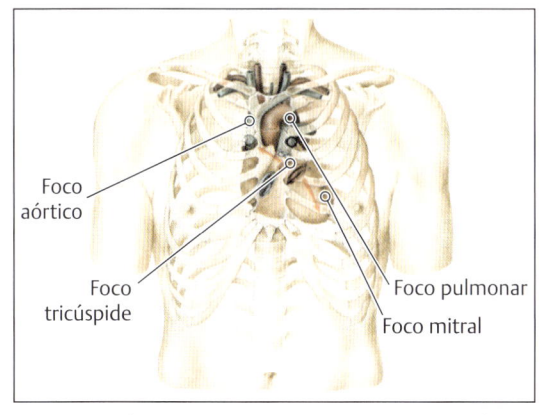

Fig. 3-2. Localização no tórax anterior dos principais focos de ausculta cardíaca.

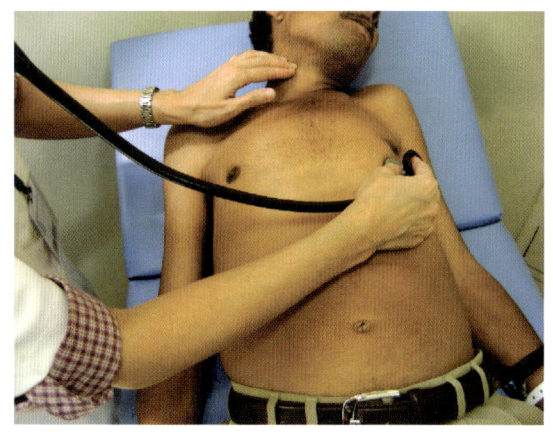

Fig. 3-3. Exame de ausculta cardíaca, iniciando-se pelo ápice com o diafragma do estetoscópio, com a palpação concomitante do pulso arterial pelo examinador.

de exame são fontes de importantes sinais. O exame do sistema respiratório pode identificar o padrão respiratório e se há sinais de congestão pulmonar em decorrência de insuficiência cardíaca (Capítulo 10). Por meio do exame do abdome, sinais de ascite, hepatomegalia (em razão de insuficiência cardíaca congestiva), esplenomegalia (em associação ao quadro de endocardite infecciosa), sopros abdominais (por estenose da artéria renal) e sinais de aneurisma da aorta abdominal podem ser detectados. Os exames dos sistemas arterial e venoso periféricos e do sistema linfático fornecem sinais secundários de cardiopatia ou sinais que podem resultar em acometimento cardíaco. E o exame do olho e a oftalmoscopia, que tornam possível o estudo da microcirculação, evidenciam sinais de retinopatia hipertensiva, diabética, seu grau de acometimento, manchas de Roth (manchas retinianas hemorrágicas de aspecto esbranquiçado) na endocardite infecciosa, arco corneal e xantelasma na dislipidemia, entre outros. Fazem parte, também, da atenção integral o exame de outros sistemas, como o neurológico, a avaliação do estado mental, o exame musculoesquelético, do sistema urinário, das genitálias e mamas e o otorrinolaringológico, conforme a apresentação dos sintomas e sinais do sistema cardiovascular.

PROMOÇÃO DA SAÚDE

Em razão do crescimento da morbimortalidade por doença cardiovascular em todo o mundo, com impacto socioeconômico também importante, estratégias para prevenção primária e secundária são prioritárias. E essas estratégias devem incluir o controle dos fatores de risco biológicos, a abordagem dos determinantes sociais da doença e o tratamento, com ações governamentais, intervenções na população e nos indivíduos.[19,36]

As intervenções devem incluir ações de educação sobre:

- Dieta, exercícios, abstinência do fumo e abstinência/controle do uso de álcool, controle do peso, aderência ao tratamento farmacológico.
- Restrição do tabagismo em locais públicos.
- Mudanças nos programas de agricultura e indústria, com subsídios para produtos saudáveis e aumento de taxas para produtos não saudáveis.
- Treinamento adequado dos profissionais de saúde e educação continuada.
- Distribuição e acesso adequados em nível regional aos testes diagnósticos e ao tratamento e reabilitação.
- Sistemas de referência e contrarreferência adequados.

É necessário que essas intervenções envolvam os setores público, privado e filantrópico, com o conhecimento da epidemiologia da doença, sua gravidade e extensão. As intervenções devem atuar também sobre os determinantes sociais, como escolaridade, condições socioeconômicas, emprego, condições de higiene e habitação, estresse psicossocial, que influenciam, também, a saúde cardiovascular e a prevalência ou a incidência dos fatores de risco biológicos. E todas essas intervenções resultam em prevenção de morbidade e mortalidade, com redução dos custos com o sistema de saúde, e com maior impacto para futuras gerações.

Para indivíduos ou pacientes com hipertensão arterial sistêmica e/ou diabetes melito assintomáticos, há recomendações sobre avaliação dos fatores de risco (incluindo dieta, prática de exercícios físicos, história familiar, peso, nível pressórico, índice tornozelo-braquial, circunferência abdominal), cálculo dos escores de risco cardiovascular (como os escores de Framingham, ESCORE, PROCAM, Reynolds) e realização de alguns exames complementares, se há presença de fatores de risco ou em razão da idade.[37,38] Com as informações das diretrizes,[39-44] foram construídos o Quadro 3-3, sobre as recomendações de avaliação dos fatores de risco, e o Quadro 3-4, sobre fatores de risco, medidas de controle e sobre limites ou valores adequados daqueles fatores. Crianças (a partir de 2 anos de idade) e adolescentes devem ser submetidos à avaliação, com realização do perfil lipídico, caso apresentem doenças, fatores de risco, uso de medicação que possam causar dislipidemia, ou haja história familiar para doença arterial coronariana.[41] Dessa maneira, está claro o papel do método clínico como ferramenta importante também na promoção e aconselhamento da saúde, para a atenção integral ao indivíduo.

Quadro 3-3. Recomendações de Avaliação Médica Individual dos Fatores de Risco Cardiovascular

Fatores de risco cardiovascular	Avaliação
Hábitos de vida (dieta, exercícios, tabagismo, etilismo), história familiar	A cada consulta, de acordo com a indicação médica, ou em indivíduos assintomáticos com 20 anos de idade, a cada 5 anos
Cálculo dos escores de risco cardiovascular	Em indivíduos assintomáticos, a cada 5 anos a partir de 40 anos de idade, para os homens, e 50 anos de idade, para as mulheres
Peso, índice de massa corporal, circunferência abdominal, pressão arterial, pulso arterial, controle dos fatores de risco	A cada consulta, de acordo com a indicação médica; ou pelo menos duas consultas anuais (para aderência às recomendações de prevenção primária); ou uma consulta a cada 2 anos, no caso de abstinência do tabagismo
Perfil lipídico	A partir dos 20 anos de idade, a cada 5 anos; ou periodicamente, conforme indicação médica, nos indivíduos com risco cardiovascular
Glicemia de jejum	Quando há fatores de risco

Quadro 3-4. Fatores de Risco Cardiovascular, Medidas de Controle e Limites ou Valores Adequados

Fatores	Medidas de controle	Limites ou valores adequados
Dieta	Dieta saudável, com plano alimentar de acordo com as questões culturais, sociais e econômicas	Calorias ajustadas ao peso desejável, com 25 a 35% de gorduras ($\leq$ 10 ou 7% de ácidos graxos saturados em relação às calorias totais, $\leq$ 10% de poli-insaturados, $\leq$ 20% de monoinsaturados, < 200 mg/dia de colesterol), com 50 a 60% de carboidratos, 15% de proteínas, 30 a 45 g/dia de fibras
Atividade física	Exercícios aeróbicos, de moderada intensidade	30 min/dia durante 5 dias na semana (150 min/semana) ou de 15 min/dia durante 5 dias na semana, sendo as atividades aeróbicas, nesse último caso, mais vigorosas
Fumo	Educação, medicamentos	Abstinência
Álcool	Abstinência, conforme o acometimento cardiovascular, ou controle	Desencorajamento do uso de bebidas açucaradas e alcoólicas. Máximo de 20 g por dia, para os homens, e 10 g por dia, para as mulheres, de preferência não habitualmente
Peso	Manutenção do peso corporal na faixa normal	Índice de massa corporal entre 18,5 e 24,9 kg/m^2
Circunferência abdominal	Dieta e exercícios físicos adequados	80 cm para mulheres e 94 cm para os homens
Pressão arterial	Controle do peso com dieta, exercícios físicos; redução do consumo de sal (máximo de 5 g/dia de sal de cozinha); controle do uso de álcool; medicamentos	< 130/80 mmHg; se < 65 anos de idade, PAS entre 120 e < 130 mmHg; > 80 anos de idade PAS < 140 mmHg, caso haja tolerância (evitar PAS < 120 mmHg); meta entre 70 e 80 mmHg para PAD para pacientes com doença arterial coronariana
Colesterol	Medidas não farmacológicas e farmacológicas	Colesterol total < 190 mg/dL; LDL-colesterol < 130 mg/dL (baixo risco), < 100 mg/dL (risco intermediário), < 70 mg/dL (alto risco), < 50 mg/dL (muito alto risco); HDL-colesterol > 40 mg/dL (homens) ou > 45 mg/dL (mulheres); não HDL-colesterol < 160 mg/dL (baixo risco), < 130 mg/dL (risco intermediário), < 100 mg/dL (alto risco), < 80 mg/dL (muito alto risco).
Triglicerídios*	Medidas não farmacológicas e farmacológicas	< 150 mg/dL (com jejum de 12 h) ou < 175 mg/dL (sem jejum)
Glicemia de jejum	Medidas não farmacológicas e farmacológicas	< 100 mg/dL

*O valor de triglicerídeos pós-prandial está associado ao maior risco cardiovascular. Contudo, se sua dosagem for > 440 mg/dL, deve ser feita novo exame com jejum de 12 horas.
PAS: pressão arterial sistólica; PAD: pressão arterial diastólica.

ROTEIRO E DESCRIÇÃO DO EXAME DO SISTEMA CARDIOVASCULAR

Faz parte dos objetivos para adquirir competências e habilidades o registro adequado do exame físico. Com relação ao exame cardiovascular, o roteiro deve incluir as seguintes ações, podendo ser utilizadas algumas siglas consagradas pelo uso:

- Anotar os valores dos dados vitais, com suas unidades adequadas, e a posição em que o paciente foi avaliado.
- Anotar a ectoscopia.
- Anotar os pulsos arteriais: amplitude e contorno do pulso carotídeo, regularidade, frequência e simetria dos demais pulsos arteriais. Por exemplo: "Pulso carotídeo de contorno e amplitude normais, pulsos arteriais regulares, com frequência de 72 batimentos por minuto (bpm), simétricos".
- Anotar sobre o pulso venoso jugular (PVJ). Por exemplo: "PVJ de contorno normal (ou presença do descenso x' normal), com ingurgitamento a 2 cm do ângulo esternal ou de Louis".
- Anotar sobre a inspeção e palpação do tórax anterior. Por exemplo: "Tórax de conformação normal; cicatriz cirúrgica na linha mediana de 20 cm de extensão, de bom aspecto. Impulso cardíaco apical (ICA) ou *ictus cordis* visível e palpável no 5º espaço intercostal esquerdo (EIE), na linha hemiclavicular (LHC), com extensão de 1,5 cm, tipo propulsivo. Impulsões sistólicas na região epigástrica no sentido posteroanterior de pequena amplitude".
- Anotar sobre a ausculta cardíaca. Por exemplo: "Ritmo cardíaco regular (RCR) em 2 tempos (2 T), bulhas normofonéticas (BNF)" ou "Ritmo cardíaco irregular (RCI) em 2 T, ou em 3 T (B3); hiperfonese de B2, desdobramento fisiológico de B2; sopro holossistólico (SS holo), grau III/VI em ápice, rude, em platô, com irradiação para axila esquerda".

Reconhecendo o exame físico normal e a variação dos achados físicos, integrando dados da história clínica e dos achados físicos e com conhecimentos fisiopatológicos, o examinador, com habilidades e competências, poderá interpretar todos os sintomas e sinais, realizando o raciocínio crítico. Assim, poderá formular a hipótese diagnóstica.

Do Capítulo 4 ao 9 será detalhado o exame físico cardiovascular de cada parte do roteiro citado, acompanhado de fisiopatologia, técnicas, significados clínicos e interpretação.

REFERÊNCIAS BIBLIOGRÁFICAS

1. Pinto IMF. História da cardiologia. In: *SOCESP 30 anos*. São Paulo: SOCESP/Ed. Manole, 2007. p. 1-17.
2. Hanna IR, Silverman ME. A history of cardiac auscultation and some of its contributors. *Am J Cardiol.* 2002;90:259-67.
3. Introcaso L. História da medida da pressão arterial. *Arq Bras Cardiol.* 1996;67:305-11.
4. Pierin AMG, Mion Jr D. O impacto das descobertas de Riva-Rocci e Korotkoff. *Rev Bras Hipertens.* 2001;8:181-9.
5. Ministério da Educação. Diretrizes Curriculares Nacionais do Curso de Graduação em Medicina. Brasília: Conselho Nacional de Educação/Câmara de Educação Superior, 2001. Disponível em http://www.mec.gov.br/sesu/diretriz.shtm.
6. Ministério da Saúde/Secretaria de Políticas de Saúde. Uma nova escola médica para um novo sistema de saúde: Saúde e Educação lançam programa para mudar o currículo de medicina. *Revista Saúde Pública.* 2002;36:375-8.
7. Guimarães JI. Normatização do ensino da cardiologia no curso de graduação em medicina. *Arq Bras Cardiol.* 2003;81:217-8.
8. Maia JA. O ensino da cardiologia na graduação médica. Desafios atuais. *Arq Bras Cardiol.* 2004;82:302-6.
9. Etchells E, Bell C, Robb K. Does this patient have an abnormal systolic murmur? *JAMA.* 1997;277:564-71.
10. Mangione S, Nieman LLZ. Cardiac auscultatory skills of internal medicine and family practice trainees: a comparison of diagnostic proficiency. *JAMA.* 1997;278 (9):717-22.
11. Mangione S. Cardiac auscultatory skills of physicians-in-training: a comparison of three English-speaking countries. *Am J Med.* 2001;10:223-5.
12. Zoneraich S, Spodick DH. Bedside science reduces laboratory art: appropriate use of physical findings to reduce reliance on sophisticated and expensive methods. *Circulation.* 1995;91:2089-92.
13. Conn RD, O'Keefe JH. Cardiac physical diagnosis in the digital age: an important but increasingly neglected skill (from stethoscopes to microchips). *Am J Cardiol.* 2009;104:590-5.
14. Saunder G. The importance of the history in the medical clinic and the cost of unnecessary test. *Am Heart J.* 1980;100:928-31.
15. Drazner MH, Rame JE, Stevenson LW et al. Prognostic importance of elevated jugular venous pressure and a third heart sound in patients with heart failure. *N Engl J Med.* 2001;345(8):574-81.
16. Relly BM. Physical examination in the care of medical inpatients: an observational study. *Lancet.* 2003;362:1100-05.
17. Drazner MH, Hellkamp AS, Leier CV et al. Value of clinician assessment of hemodynamics in advanced heart failure: the ESCAPE trial. *Circ Heart Fail.* 2008;1:170-7.

18. De Meo R, Matusz PJ, Knebel JF et al. What makes medical students better listeners? *Curr Biol.* 2016;26:R519-R520.
19. Leeder S, Raymond S, Greenberg H et al. A race against time: the challenge of cardiovascular disease in developing economies. New York: Columbia University, 2004. pp. 1-54. Disponível em: http://www.earth.columbia.edu/news/2004.
20. Noncommunicable diseases country profiles 2018. Geneva: World Health Organization; 2018. Disponível em http://www.who.int/nmh/publications/ncd-profiles-2018/en/
21. Yach D, Hawkes C, Gould CL et al. The global burden of chronic diseases: overcoming impediments to prevention and control. *JAMA.* 2004;29:2616-22.
22. Van Schaik CD. "Taking" a History. *JAMA.* 2010;304:1159-60.
23. Hall R, Simpson I. The cardiovascular history and physical examination. In: Camm AJ, Lüscher TF, Serruys PW (Eds.). *The ESC textbook of cardiovascular medicine*, 2nd ed. Oxford, UK: Oxford University Press, 2009. p. 1-29.
24. Chizner MA. The diagnosis of heart disease by clinical assessment alone. *Curr Probl Cardiol.* 2001;26:285-379.
25. Treadway C. Becoming a physician: heart sounds. *N Engl J Med.* 2006;354:1112-3.
26. Fang JC, O'Gara PT. History and physical examination: an evidence-based approach. In: Zipes DL, Libby P, Bonow RO et al. (Eds.). *Braunwald's Heart Disease,* 11th ed. Philadelphia: Saunders Elsevier, 2019. p. 83-????.
27. Clement DL, Cohn JN. Salvaging the history, physical examination and doctor-patient relationship in a technological cardiology environment. *JACC.* 1999;33:892-3.
28. Fayssoil A. René Laennec (1781-1826) and the invention of the stethoscope. *Am J Cardiol.* 2009;104:743-4.
29. Cheng TO. How Laënnec invented the stethoscope. *Int J Cardiol.* 2007;118:281-5.
30. Tavel ME. Cardiac auscultation: a glorious past – And it does have a future! *Circulation.* 2006;113:1255-9.
31. Grinberg M. Laennec e o estetoscópio: símbolos da clínica moderna. *Arq Bras Cardiol.* 1995;65:65-72.
32. Barrett MJ, Lacey CS, Sekara AE et al. Mastering cardiac murmurs: the power of repetition. *Chest.* 2004;126:470-5.
33. Barrett MJ, Kuzma MA, Seto TC et al. The power of repetition in mastering cardiac auscultation. *Amer J Med.* 2006;119:73-5.
34. Hatala R, Issenberg SB, Kassen B et al. Assessing cardiac physical examination skills using simulation technology and real patients: a comparison study. *Medical Education.* 2008;42:628-36.
35. Sverdrup O, Jensen T, Solheim S, Gjesdal K. Training auscultatory skills: computer simulated heart sounds or additional bedside training? A randomized trial on third-year medical students. *BMC Med Educ.* 2010;10:1-4.
36. Silva NAS. Saúde cardiovascular na era tecnológica. *Arq Bras Cardiol.* 2004;83:453-5.
37. Writing Committee Members, Greenland P, Alpert JS et al. 2010 ACCF/AHA Guideline for assessment of cardiovascular risk in asymptomatic adults: executive summary: a report of the American College of Cardiology Foundation/American Heart Association Task Force on Practice Guidelines. *Circulation.* 2010;122:2748-64.
38. Redberg RF, Benjamin EJ, Bittner V et al. ACCF/AHA 2009 Performance measures for primary prevention of cardiovascular disease in adults: a report of the American College of Cardiology Foundation/American Heart Association Task Force on Performance Measures. *J Am Coll Cardiol.* 2009;54:1364-405.
39. Departamento de Aterosclerose da Sociedade Brasileira de Cardiologia. IV Diretriz Brasileira sobre dislipidemias e prevenção da aterosclerose. *Arq Bras Cardiol.* 2007;88:2-19.
40. Goff DC Jr, Lloyd-Jones DM, Bennett G et al; American College of Cardiology/American Heart Association Task Force on Practice Guidelines. 2013 ACC/AHA guideline on the assessment of cardiovascular risk: a report of the American College of Cardiology/American Heart Association Task Force on Practice Guidelines. *Circulation.* 2014;129(25 Suppl 2):S49-73.
41. Piepoli MF, Hoes AW, Agewall S et al. 2016 European Guidelines on cardiovascular disease prevention in clinical practice: The Sixth Joint Task Force of the European Society of Cardiology and Other Societies on Cardiovascular Disease Prevention in Clinical Practice. *Eur Heart J.* 2016;37:2315-81.
42. Faludi AA, Izar MCO, Saraiva JFK et al. Atualização da Diretriz Brasileira de Dislipidemias e Prevenção da Aterosclerose – 2017. *Arq Bras Cardiol* 2017;109(2Supl.1):1-76.
43. Williams B, Mancia G, Spiering W et al; ESC Scientific Document Group. 2018 ESC/ESH Guidelines for the management of arterial hypertension. *Eur Heart J.* 2018;39:3021-104.
44. Böhm M, Schumacher H, Teo KK et al. Achieved diastolic blood pressure and pulse pressure at target systolic blood pressure (120-140 mmHg) and cardiovascular outcomes in high-risk patients: results from ONTARGET and TRANSCEND trials. *Eur Heart J.* 2018;39:3105-14.

4
PRESSÃO ARTERIAL

José Marcio Ribeiro
Rose Mary Ferreira Lisboa da Silva

INTRODUÇÃO

A primeira aferição da pressão arterial (PA) foi realizada no ano de 1733, em Middlesex, Inglaterra, pelo reverendo Stephen Hales, que mediu a pressão de uma égua, inserindo um tubo de vidro na artéria crural, observando a elevação do sangue a 2,5 m no tubo. Quase 100 anos mais tarde, Poiseuille introduziu o primeiro esfigmomanômetro de mercúrio utilizando um tubo em U. Em 1896, Riva-Rocci desenvolveu um modelo de esfigmomanômetro e publicou seu *"nuovo sfigmomanometro"* na *Gazetta Medica di Torino*, o qual se assemelha aos aparelhos utilizados atualmente (Fig. 4-1). Nesta época usava-se somente o método palpatório para a determinação da pressão arterial sistólica (PAS). Em 1904, o médico russo Nicolai S. Korotkoff introduziu o método auscultatório para a medida da PA e reconheceu as várias fases de sons que levam o seu nome. Este método permitiu a detecção da PAS e da pressão arterial diastólica (PAD).[1]

A hipertensão arterial sistêmica (HAS) apresenta uma prevalência de 31,1% no mundo, sendo um fator de risco para acidente vascular cerebral e doença cardiovascular, e responsável por 16% de todas as mortes. Há aumento de sua prevalência com a idade, com uma taxa de 67,2% entre aqueles com pelo menos 60 anos de idade nos Estados Unidos. Há predomínio na etnia negra, com a prevalência ajustada para a idade de 45% entre os homens e de 46,2% entre as mulheres.[2] No Brasil, a prevalência é variável conforme

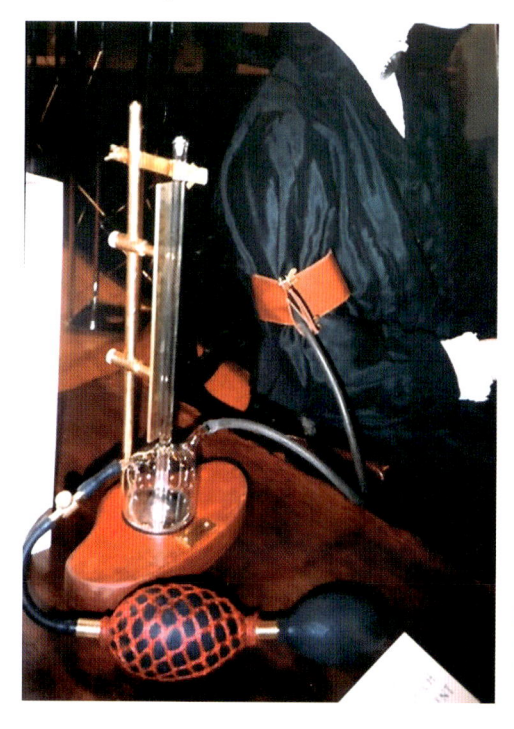

Fig. 4-1. Réplica do esfigmomanômetro de Riva-Rocci exposta durante 16th Scientific Meeting of the International Society of Hypertension, Glasgow, UK em junho de 1996 (foto obtida pelo autor Prof. José Marcio Ribeiro.)

o método de avaliação, com taxas entre 21,4 a 46,6%, demonstrando, também, predomínio em mulheres (24,2%) e na população negra (prevalência de 34,8% contra 29,4% na população branca).[3] Entretanto, há dados demonstrando uma prevalência mundial de 24% entre os homens e de 20% entre as mulheres.[4]

Em razão da necessidade de simplificar o diagnóstico e tratamento, são estabelecidos limites de PA. Dados epidemiológicos demonstram aumento de risco cardiovascular a partir de PAS > 115 mmHg. Contudo, a HAS é definida como o nível de PA no qual os benefícios do tratamento (mudanças do estilo de vida e/ou tratamento farmacológico) superam os riscos do tratamento conforme estabelecido pelos estudos clínicos. A HAS é uma condição de persistente elevação não fisiológica da PA, geralmente definida como PAS em repouso aferida em consultório ≥ 140 mmHg ou PAD ≥ 90 mmHg, em condições adequadas, ou em pacientes recebendo terapia anti-hipertensiva.[5]

PRESSÃO ARTERIAL SISTÓLICA, DIASTÓLICA, MÉDIA, PRESSÃO DE PULSO E PRESSÃO AÓRTICA CENTRAL

A PA é definida como a pressão lateral ou força exercida pelo sangue na parede das artérias. A PA está constantemente variando durante o ciclo cardíaco. A maior pressão neste ciclo é a PAS, também conhecida como pressão arterial máxima, que depende do volume e da velocidade do sangue ejetado pelo ventrículo esquerdo e da elasticidade das artérias. A PAD, conhecida como pressão arterial mínima, corresponde à pressão na aorta e em seus ramos durante a diástole e está relacionada com a resistência vascular periférica. Numerosos fatores atuam no equilíbrio dinâmico e integrado pelo sistema nervoso central, determina a pressão arterial:[6]

- Débito cardíaco.
- Resistência vascular periférica.
- Volemia.
- Viscosidade do sangue.
- Elasticidade da parede arterial.

A pressão arterial média (PAM)[6] é a média de pressão durante todo o ciclo cardíaco e pode ser calculada pelas seguintes fórmulas:

$$PAM = PAD + 1/3 \text{ de Pressão de Pulso}$$
$$PAM = \frac{PAS + (PAD \times 2)}{3}$$

A pressão do pulso (PP) ou diferencial é a diferença entre a pressão sistólica e diastólica. Mais recentemente, tem aumentado o interesse pela PP como fator de risco para doenças cardiovasculares, com utilidade prognóstica além da PAM.[7,8]

Na maioria das vezes os valores da pressão diferencial estão entre 30 e 60 mmHg. Algumas condições clínicas podem reduzir a pressão diferencial como insuficiência cardíaca grave, derrame pericárdico, estenose aórtica e pericardite constritiva. Neste caso, é comum chamar de *pressão convergente*. De modo contrário, quando há aumento da pressão diferencial, fala-se em *pressão divergente*. Esta situação pode ser observada nas síndromes hipercinéticas (hipertireoidismo, fístula arteriovenosa, insuficiência aórtica) e em idosos com aumento da rigidez arterial.

A pressão aórtica central pode ser avaliada a partir de medidas da PA periférica utilizando algoritmos.[9,10] Existem estudos mostrando que a pressão central prediz eventos cardiovasculares e que medicamentos anti-hipertensivos podem ter efeitos diferentes na pressão central e na PA braquial.[11] Porém, ainda não está claro o valor da pressão arterial central comparado a valores obtidos pela medida clínica convencional.[12]

EQUIPAMENTOS E MODALIDADES DE MEDIDA DA PRESSÃO ARTERIAL

A PA pode ser aferida como medida casual no consultório e fora do consultório por meio da medida domiciliar ou pelo monitoramento ambulatorial da pressão arterial.

Medida Casual da Pressão Arterial

A medida da PA em consultório pode ser realizada por meio do método auscultatório (precedido do palpatório) ou por meio de aparelho automático (de braço, método oscilométrico) utilizando múltiplas medidas, se exequível e viável economicamente.[5] Para a medida da PA, são necessários os seguintes instrumentos:

- Estetoscópio.

- Esfigmomanômetro (ou tensiômetro): conjunto formado pelo manguito e manômetro. O manguito inclui bolsa, câmara de borracha, pera e válvula. O que determina a largura do manguito é a circunferência do braço, de maneira que a largura da bolsa pneumática equivale a 40% da circunferência do braço do paciente e seu comprimento equivale a pelo menos 80% da circunferência do braço. O Quadro 4-1 demonstra as dimensões da bolsa inflável do manguito.[3]

Quanto ao manômetro, são utilizados, habitualmente, os seguintes tipos de sistemas de registro para a PA: 1) aneroide: tem sido utilizado em menor proporção pela possibilidade de não se manterem calibrados por longos períodos, devendo ser aferidos/calibrados a cada 6 meses. A calibração do aparelho aneroide pode ser realizada utilizando o aparelho de mercúrio adaptado com tubo em Y conectado aos aparelhos; 2) eletrônico (automático ou semiautomático): fornece medidas da PA automaticamente pelo método oscilométrico. Esses aparelhos podem ser uma alternativa para substituir os esfigmomanômetros de mercúrio; 3) coluna de mercúrio: são considerados o padrão ouro para a medida da PA, entretanto, devido ao risco de contaminação ambiental pelo mercúrio (NR-15, Ministério do Trabalho e Emprego), muitos serviços têm optado pela sua substituição pelos aparelhos automáticos e semiautomáticos. Quanto aos esfigmomanômetros automáticos ou semiautomáticos, deve-se utilizar somente aparelhos validados. A validação pode ser conferida por meio das páginas eletrônicas:

- http://www.dableducational.org/sphygmomanometers/devices_2_sbpm.html
- http://www.bhsoc.org/bp_monitors/automatic.stm

Todos os esfigmomanômetros devem ser verificados uma vez por ano, preferencialmente, por Rede Brasileira de Metrologia Legal e Qualidade (Instituto de Pesos e Medidas Estaduais) ou em local designado pelo Inmetro (http://inmetro.gov.br/consumidor/produtos/esfigmo2.asp) ou pela Sociedade Brasileira de Hipertensão (http://sbh.org.br).

As vantagens e desvantagens dos diversos tipos de manômetros estão dispostas no Quadro 4-2. Segundo a Sociedade Canadense Cardiovascular, a medida da PA usando dispositivos eletrônicos oscilométricos de braço são preferidos em relação ao método de ausculta.[13]

Quadro 4-1. Dimensões Recomendadas para a Bolsa Inflável do Manguito

Circunferência do braço no ponto médio (cm)	Denominação do manguito	Largura da bolsa (cm)	Comprimento da bolsa (cm)
≤ 10	Recém-nascido	4	8
11-15	Criança	6	12
16-22	Infantil	9	18
20-26	Adulto pequeno	10	17
27-34	Adulto	12	23
35-45	Adulto grande	16	32
42-50	Coxa	20	42

Quadro 4-2. Vantagens e Desvantagens de Diversos Tipos de Esfigmomanômetros

Manômetro	Vantagens	Desvantagens
Coluna de mercúrio	- Grande precisão – não requer calibração posterior - Fácil manutenção	- Tamanho grande – peças de vidro frágeis – uso em posição vertical - Contaminação ambiental pelo mercúrio
Aneroide	- Fácil transporte	- Necessidade de calibração frequente
Eletrônico	- Fácil manuseio - Elimina o erro do observador	- Reparos na fábrica - Dificuldades em manter a calibração

Monitorização Ambulatorial da Pressão Arterial (MAPA)
Esse equipamento permite o registro das medidas da pressão arterial a cada 20-30 minutos no período de 24 horas, com o paciente em suas atividades habituais, durante o sono e pode ser estabelecida a relação de sintomas, níveis pressóricos com as atividades do paciente. As médias de pressão arterial obtidas pela MAPA mostram boa relação com as lesões de órgãos-alvo. Seu uso é especialmente indicado em situações como hipertensão do avental branco, hipertensão mascarada, hipertensão limítrofe, hipertensão resistente, hipotensão ortostática, avaliação terapêutica e em pesquisas clínicas. São consideradas anormais as médias iguais ou acima de 130 e/ou 75 mmHg (24 h), 135 e/ou 85 mmHg (período de vigília) e 120 e/ou 70 mmHg (período de sono).[5]

Automedida da Pressão Arterial (AMPA)
É o método por meio de medidas da PA realizadas pelo próprio paciente ou familiar em casa ou trabalho. Os aparelhos semiautomáticos calibrados são preferidos neste caso. É útil na confirmação ou não da hipertensão arterial, para afastar a hipertensão do avental branco e no controle do tratamento. Valores iguais ou superiores a 135 e/ou 85 mmHg devem ser considerados anormais.[3]

Medida Residencial da Pressão Arterial (MRPA)
É o registro da PA durante a vigília, no domicílio ou no trabalho, pelo paciente ou outra pessoa capacitada. Difere da AMPA por seguir uma padronização e horários para as medidas. Normalmente podem ser realizadas três medidas pela manhã, antes do uso da medicação, e três medidas à noite, antes do jantar, durante 5 dias ou duas medidas em cada sessão durante 7 dias. Os valores de normalidade são os mesmos considerados para a AMPA.[5]

A hipertensão arterial pode ser definida de acordo com os níveis de PA obtidas pelas medidas no consultório, ambulatorial e domiciliar (Quadro 4-3).[3,5]

MÉTODOS PARA MEDIDA DA PRESSÃO ARTERIAL
A medida da PA pode ser realizada pelo método direto (intra-arterial), que por ser um procedimento invasivo e exigir equipamento mais sofisticado, é reservado a situações de necessidade de monitoramento intensivo e pesquisa. O método indireto é mais simples e replicável, utilizando-se a técnica auscultatória ou oscilométrica.

Medida da PA no Consultório ou Ambulatório
A medida indireta da PA é segura, indolor e fornece informações importantes quando realizada corretamente. A aferição da PA no consultório ou ambulatório pelo método auscultatório é realizada utilizando-se esfigmomanômetros aneroides ou esfigmomanômetros semiautomáticos ou automáticos pelo método oscilométrico. Tais equipamentos devem ser validados de acordo com protocolos padronizados.[14]

Para a correta medida casual da PA devem ser observados:

- Horário da aferição.
- Tipo de esfigmomanômetro utilizado.
- Tamanho do manguito.
- Posição do paciente.
- Colocação adequada do manguito.
- Técnica de medida.
- Número de medidas.

A PA varia ao curso do dia, como claramente demonstrado pela MAPA, e pode ser afetada pelo estado emocional, atividade física e medicação usada. O tamanho do manguito é essencial.[3] Manguitos muito pequenos superestimam a PA, enquanto manguitos grandes subestimam a pressão arterial.

Na primeira consulta a PA deve ser aferida em ambos os braços, utilizando manguito de tamanho adequado conforme a circunferência do braço. A disparidade da PA entre os braços prediz não só a presença de estenose de artéria subclávia (ou outras condições como obstrução aorta proximal, braquial; síndrome do roubo da subclávia; estenose supra-aórtica ou coarctação da aorta pré-ductal – consultar o Capítulo 9), como também maior risco cardiovascular. Em pacientes com diferenças > 10 mmHg entre os braços, a doença arterial periférica foi significativamente mais frequente, enquanto diferenças > 15 mmHg foi associada à maior prevalência de doença cerebrovascular e maior risco relativo de morte cardiovascular.[15] São consideradas anormais diferenças de pressão entre os membros superiores maiores de 20/10 mmHg para a PAS e PAD, respectivamente.[16] Deve ser considerada a PA do braço com o maior valor, que deve ser

Quadro 4-3. Definição de HAS de Acordo com o Nível de PA Casual, Ambulatorial e Domiciliar

Categoria	PAS (mmHg)		PAD (mmHg)
PA casual (consultório)	≥ 140	e/ou	≥ 90
PA ambulatorial			
▪ PA de 24 horas	≥ 130	e/ou	≥ 80
▪ PA durante a vigília	≥ 135	e/ou	≥ 85
▪ PA durante o sono	≥ 120	e/ou	≥ 70
PA domiciliar	≥ 135	e/ou	≥ 85

HAS: hipertensão arterial sistêmica; PAS: pressão arterial sistólica; PAD: pressão arterial diastólica.

usado nas medidas subsequentes. Nos pacientes com suspeita de coarctação da aorta, a medida da PA deverá ser realizada também nos membros inferiores, utilizando-se manguitos apropriados. A frequência cardíaca deve ser mensurada durante a avaliação do paciente, pois frequências mais elevadas estão associadas a maior risco cardiovascular.[17]

A medida da PA deve seguir as orientações fornecidas pelas diretrizes de HAS[3,5] com repouso de 5 minutos e três aferições, usando a médias das medidas. Múltiplas medidas automáticas da PA podem ser realizadas em consultórios, desde que o paciente esteja sentado e não seja observado. Isto pode reduzir ou eliminar o "efeito do avental branco".[18]

Todo profissional de saúde que realiza as medições da PA deve ter conhecimento da técnica e observar as instruções básicas, envolvendo coordenação das mãos, olhos, ouvidos e mente; deficiência em qualquer dessas áreas pode resultar em imprecisão e erros nas medidas. Além das condições do esfigmomanômetro, há as condições sobre o preparo do paciente e as técnicas de medidas da PA.[3,5,16]

Preparo do Paciente

1. Orientar para não conversar durante o procedimento.
2. Manter repouso em ambiente calmo por 5-10 minutos.
3. Certificar-se que o paciente:
   - Não está com a bexiga cheia.
   - Não praticou exercícios físicos há pelo menos 60 minutos.
   - Não ingeriu bebidas alcoólicas, café, refeições, e não fumou nos últimos 30 minutos.
4. Colocar o paciente na posição sentada, pernas descruzadas, pés apoiados no chão, dorso recostado na cadeira e relaxado.
5. Manter braço apoiado na altura do coração, palma da mão voltada para cima e cotovelo ligeiramente fletido.

Para medir a circunferência do braço, há as seguintes orientações:

1. Medir a distância entre as duas proeminências ósseas do ombro (acrômio) e cotovelo (olécrano) para determinar a posição mediana.
2. Medir a circunferência do braço nessa posição mediana.
3. Selecionar o manguito ideal (a largura da bolsa deve corresponder a 40% da circunferência braquial e seu comprimento envolver pelo menos 80% do braço).
4. Não colocar o manguito sobre roupas.

Estimativa da PAS

Para estimar o nível da PAS, utiliza-se o método palpatório, descrito a seguir, passo a passo:

1. Colocar o manguito 2 a 3 cm acima da fossa cubital, centralizando o meio da bolsa inflável sobre a artéria braquial.
2. Palpar a artéria radial.
3. Fechar a válvula da pera e inflar o sistema até o desaparecimento do pulso radial.
4. Abrir a válvula lentamente, desinflando o manguito.
5. Identificar pelo método palpatório a PAS (desaparecimento/reaparecimento do pulso radial) (Fig. 4-2).

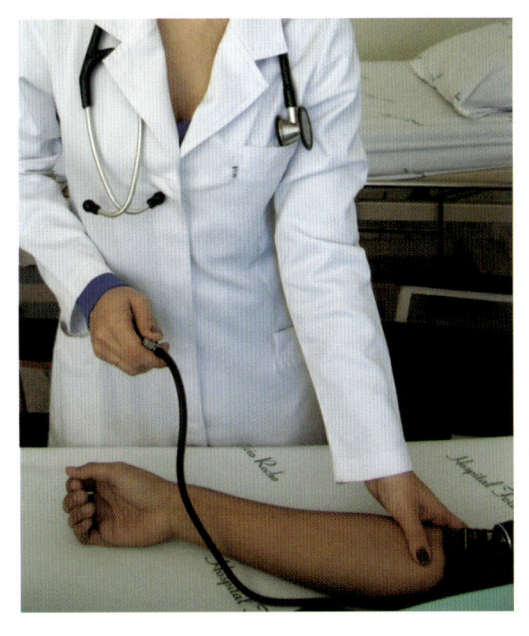

Fig. 4-2. Medida da pressão arterial pelo método palpatório, com o paciente deitado. O examinador palpa a artéria braquial com o polegar esquerdo e insufla o manguito pneumático com a mão direita até o desaparecimento do pulso braquial e seu reaparecimento na deflação. Esse ponto é considerado a pressão sistólica palpatória. (Cedida gentilmente pela Profa. Dra. Margarida Maria da Costa Smith Maia.)

Técnica para Medição da PA pelo Método Auscultatório

Para obter a medida da PA, deve-se (Fig. 4-3):

1. Inflar o manguito até 30 mmHg acima da PAS estimada.
2. Iniciar e manter a deflação a 2 mmHg por segundo.
3. Determinar a PAS quando o primeiro de pelo menos dois sons regulares de Korotkoff forem ouvidos (fase I).
4. A PAD corresponde ao desaparecimento dos sons de Korotkoff (fase V).
5. Se os sons de Korotkoff são ouvidos até zero, repetir a medida e considerar como PAD a fase IV de Korotkoff; quando os sons se tornam menos acentuados e ocorre um abafamento ou quando há uma diferença entre as fases IV e V que excede a 10 mmHg, por exemplo, 142/66/0 mmHg, também considerar a fase IV como a PAD.
6. Anotar o braço da aferição, tamanho do manguito utilizado, PAS e PAD.
7. Repetir o procedimento por mais duas vezes. Alguns especialistas recomendam considerar a média das duas últimas medidas, sendo a diferença entre as medidas no mesmo membro, seja da sistólica ou da diastólica, inferior ou igual a 4 mmHg.

No caso de gestantes, a partir do terceiro trimestre, a posição da paciente pode afetar a PA. As medidas devem ser realizadas com a mulher em decúbito lateral esquerdo, manguito ao nível do coração e como os sons frequentemente podem ser auscultados até o nível zero, devem ser registradas as fases IV e V na determinação da PAD (p. ex., 124/50/0 mmHg).

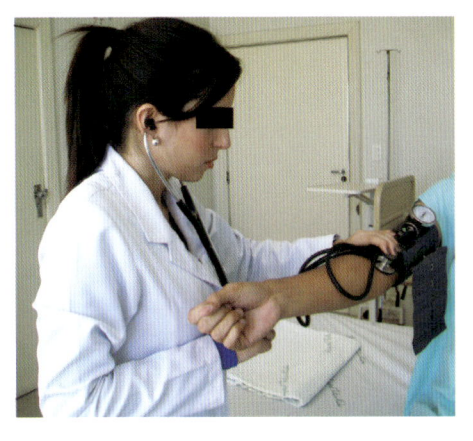

Fig. 4-3. Examinador mede a PA pelo método auscultatório com o paciente sentado. (Cedida gentilmente pela Profa. Dra. Margarida Maria da Costa Smith Maia.)

Quanto aos sons de Korotkoff, eis suas fases e características:

- *Fase I:* aparecimento dos sons (sons claros).
- *Fase II:* batimento com murmúrio.
- *Fase III:* murmúrio desaparece; os sons passam a ser mais audíveis e mais acentuados.
- *Fase IV:* os sons repentinamente se tornam menos acentuados e há abafamento dos sons.
- *Fase V:* desaparecimento dos sons.

As recomendações propostas pela European Society of Cardiology (ESC) e pela European Society of Hypertension (ESH)[3] para a medida da PA podem ser observadas no Quadro 4-4. É importante ressaltar que aferições não atendendo às recomendações padronizadas podem acarretar diagnósticos equivocados e tratamentos incorretos. As dimensões corretas dos manguitos estão relacionadas no Quadro 4-1.

Hiato Auscultatório

O hiato auscultatório ocorre quando, após a ausculta dos sons iniciais, há o desaparecimento dos sons (entre o final da fase I e início da fase II de Korotkoff) e reaparecimento em níveis menores de PA. Dependendo do momento em que aparecem ou se interrompem os sons, o hiato pode causar subestimação da PAS ou superestimação da PAD. O hiato auscultatório pode ocorrer em 21% dos pacientes na atenção primária, é mais comum em idosos com aumento da pressão diferencial ou de pulso e com lesões de órgãos-alvo. Está associado à aterosclerose carotídea e a aumento da rigidez arterial em hipertensos, independentemente da idade.[19] Para evitar esse fenômeno deve ser avaliada a PAS estimada, que coincide com o desaparecimento do pulso radial determinado pela obliteração da artéria após inflar o manguito e reaparecimento do pulso após desinflar o manguito. A seguir, inflar o manguito em torno de 30 mmHg acima da PAS estimada para a determinação da PA pelo método auscultatório. Para evitar a superestimação da PAD, deve-se desinflar o manguito até pelo menos 30 mmHg.[3] Para eliminar o hiato auscultatório, pode-se elevar o braço por 30 segundos antes de inflar o manguito e proceder à medida da PA com o braço na posição ao nível do coração. Este procedimento resulta em diminuição do volume vascular do braço com melhoria da ausculta dos sons de Korotkoff. Nas medidas pelo método oscilométrico, não há o hiato auscultatório.[20]

Quadro 4-4. Medida da PA no Consultório[3]

Paciente deve estar confortavelmente sentado em ambiente tranquilo por pelo menos 5 minutos antes da aferição da PA

Três medidas da PA devem ser obtidas com intervalos de 1 a 2 minutos; medidas adicionais devem ser realizadas se a primeira e segunda leituras diferirem de pelo menos 10 mmHg. Deve ser considerada a média das duas últimas medidas

Medidas adicionais, utilizando o método auscultatório, devem ser realizadas em pacientes com instabilidade nos valores da PA (arritmias/fibrilação atrial)

Use manguito padrão (12-13 cm de largura e 35 cm de comprimento) para a maioria dos pacientes; utilizar manguitos maiores (circunferência do braço > 32 cm) e manguitos menores para braços com menor circunferência

O manguito deve estar posicionado ao nível do coração e o braço deve estar apoiado; o paciente deve estar sentado em cadeira com recosto e com as pernas descruzadas

Se utilizado o método auscultatório, considerar as fases I e V dos sons de Korotkoff para identificar a PAS e PAD, respectivamente

Aferir a PA em ambos os braços na primeira consulta para detectar possível diferença entre os braços; considere o braço com maior valor como referência

Medir a PA 1 e 3 minutos após mudança de posição sentada para a posição de pé, na primeira aferição, para excluir hipotensão ortostática. Medições de PA nas posições supina e em ortostatismo devem ser consideradas em visitas subsequentes em idosos, diabéticos e em pacientes com outras condições nas quais a hipotensão ortostática possa ocorrer (p. ex., pacientes em uso de vasodilatadores, com queixa de tontura, pré-síncope ou síncope, pacientes com disautonomia etc.)

Anotar a frequência cardíaca e fazer a palpação do pulso para excluir arritmias

Fatores de Variação da PA

Há fatores e condições que influenciam na variação da PA e devem ser consideradas para a abordagem racional dos pacientes. Caso o manguito seja pequeno para a circunferência do braço do paciente, os valores obtidos da PA estarão superestimados, tanto da PAS (até 18 mmHg), tanto da PAD (até 13 mmHg), para braços com circunferência de 48 cm. Se o manguito for avantajado para a circunferência do braço, os valores da PA estarão subestimados, atingindo até 5 mmHg para PAS e até 3 mmHg para PAD.[3] A PA medida pelo médico é frequentemente mais elevada do que quando medida por outro profissional da saúde. Os valores da PA no final de uma consulta são normalmente inferiores aos do início da mesma consulta. Portanto, deve-se repetir a medida em vários momentos durante uma consulta médica. Há variação da PA em relação ao ciclo sono-vigília. Há um descenso fisiológico da PA de 10 a 20% durante o período de sono (20-40 mmHg da PAS e 10-15 mmHg da PAD). Por outro lado, ocorre uma elevação da PA nas primeiras horas da manhã.[21,22] Os picos matinais da PA são fatores de risco independentes para eventos cardiovasculares.[23] A posição do paciente também tem influência nessa variável biológica. Na posição sentada os níveis de PAD são mais elevados em relação à posição deitada, cerca de 5 mmHg, não havendo consenso quanto às alterações na PAS. Entretanto, quando a posição do braço é ajustada adequadamente com o manguito ao nível do átrio direito, a PAS apresenta valores 8 mmHg mais elevados na posição supina em relação à de pé. Há influência, também, da posição recostada, dos braços e das pernas. Quando o paciente está sentado sem apoio nas costas, como na mesa de exame, diferente da posição sentada em uma cadeira, a PAD apresenta um aumento de 6 mmHg.[20] A posição do braço deve ser ao nível do átrio direito, o que equivale à parte média do esterno. Há diferença de 9,7 mmHg na PAS e de 10,8 mmHg na PAD com o esfigmomanômetro de mercúrio, com aumento dos níveis pressóricos com o braço abaixo do nível do átrio direito, ou seja, apoiado na cadeira, em relação à posição do braço no nível da parte média do esterno. Quando se utiliza o método oscilométrico, as diferenças são de 7,3 e 8,3 mmHg, respectivamente.[24] Por isso, recomenda-se que o braço seja apoiado em um travesseiro ao se verificar a PA na posição supina, e que o braço fique ao nível do átrio direito, ou seja, no 4º espaço intercostal, na posição sentada ou de pé.[20] Se as pernas estiverem cruzadas, há um aumento de 2 a 8 mmHg na PAS,[20] sendo recomendado que as pernas estejam descruzadas. Há influência do ciclo respiratório na PA naqueles pacientes que apresentem pulso ou pressão paradoxal (Capítulo 5).

Dificuldades e Erros mais Comuns na Medida da PA

Essas dificuldades podem estar relacionadas com observador, equipamento, paciente e com fatores associados à variabilidade da pressão arterial. Quanto ao observador, citam-se falta de acuidade visual e auditiva, aferição da PA por cima da roupa do paciente, repetição das medidas sem intervalo de tempo adequado entre as mesmas (1-2 minutos), não estimar a PAS pelo método palpatório, não reconhecer a fase I dos sons de Korotkoff, tendência para aproximação de valores para 5 ou 0 (p. ex., 125/70, 165/100 mmHg), não observando o valor correto (p. ex., 122/72, 168/98 mmHg), e colocação inadequada do manguito (posicionamento, manguito frouxo). Velocidade de deflação do manguito superior a 2 mm por segundo pode resultar em subestimação significativa da PAS e superestimação da PAD. Quanto ao equipamento, os erros de medidas podem ser decorrentes da falta de calibração, mal funcionamento no sistema de válvulas (vazamentos), uso inadequado do estetoscópio (sob o manguito), manguito de tamanho inadequado para o braço. E em relação ao paciente, os fatores que podem interferir com elevação da PA são posição desconfortável, dor, atividade física, estresse, consumo de cigarro, de café, bexiga cheia. O consumo de bebida alcoólica pode resultar em diminuição da PA.[3,16,20]

Em ocasiões nas quais há dificuldade para se auscultar os sons de Korotkoff, pode ser utilizada alguma técnica que promova maior drenagem do sangue venoso pelo braço, a saber:[20]

A) Elevar o braço acima do nível da cabeça 30-60 segundos.
B) Inflar o manguito 30 mmHg acima da PAS estimada.
C) Baixar o braço e realizar a medição da PA.

A PAS nas pernas usualmente é 10-20% maior do que na artéria braquial. Medidas próxima ao tornozelo podem ser obtidas com uso de Doppler, frequentemente usado para a determinação do índice tornozelo-braquial (ITB) que mostra ser um indicador apurado de doença arterial periférica.[14] Embora a experiência seja limitada, a medida da PA no pulso pode ser mais prática em pessoas obesas (quando manguito adequado não estiver disponível) ou em pacientes com câncer de mama que se submeteram ao esvaziamento axilar de linfonodos. Já a medida da pressão no dedo não é recomendada.[20]

Medição da PA Fora do Consultório

Os métodos são a MRPA e a MAPA de 24 horas. Essas medições devem ser estimuladas, pois proporcionam maior número de medidas de PA, refletem as atividades usuais dos pacientes e tendem a reduzir ou abolir o efeito de avental branco. A MAPA e a MRPA fornecem informações semelhantes da PA, mas somente a MAPA avalia a PA durante o sono.[3,5] Essas modalidades já foram discutidas anteriormente neste capítulo.

Medida da PA em Crianças, Idosos, Obesos e Gestantes

É recomendada que após os 3 anos de idade, a PA deva ser aferida pelo menos anualmente, respeitando as recomendações para os adultos. Para os valores de PA para crianças devem ser considerados idade, sexo e altura de acordo com tabelas específicas ou aplicativos para *smartphones*.[3,14] Os pacientes idosos apresentam o hiato auscultatório com maior frequência, que poderá resultar em falsos valores de PA, como já discutido previamente. A pseudo-hipertensão, que geralmente ocorre associada ao processo aterosclerótico, também é uma condição que pode ocorrer mais nos idosos e que pode ser detectada pela realização da manobra de Osler. Por meio dessa manobra, a artéria radial permanece palpável após insuflação do manguito pelo menos 30 mmHg acima do desaparecimento do pulso radial. Desse modo, os valores obtidos pelo método auscultatório são superestimados pela rigidez da parede arterial.[16,20]

Em obesos, cuja circunferência do braço ultrapassa 50 cm, e não estando disponível manguito adequado, a PA pode ser aferida no antebraço ou punho.[3] Nas gestantes, a PA pode ser determinada na posição sentada ou em decúbito lateral esquerdo (braço esquerdo) e em algumas ocasiões a fase IV dos sons de Korotkoff pode ser considerada para a PAD.

HIPERTENSÃO ARTERIAL SISTÊMICA

Definição de HAS

A relação entre PA e eventos cardiovasculares e renais é contínua, de modo que se considera HAS o nível de PA no qual o benefício de tratamento é superior ao risco do tratamento. HAS é definida como valores de consultório de PAS ≥ 140 mmHg e/ou PAD ≥ 90 mmHg aplicável para indivíduos acima de 18 anos.[5]

Diagnóstico e Classificação da HAS

Para abordagem do paciente, deve-se confirmar o diagnóstico de HAS (medidas repetidas), avaliar o risco cardiovascular, identificar causa secundária em casos específicos, identificar lesões de órgãos-alvo e doenças associadas. Para isso devem ser realizados anamnese, medição da PA no consultório/ambulatório e/ou fora dele, utilizando-se técnica adequada e equipamentos validados, exame físico mais abrangente e investigação laboratorial.[3] De acordo com os níveis de PA, a HAS é classificada em estágios (Quadro 4-5).[3,5] Para estratificação de risco, exames complementares também são necessários, não sendo o escopo deste capítulo.

Hipertensão do Avental Branco

O efeito do avental branco é a diferença de pressão entre as medidas obtidas no consultório e fora dele, as quais devem ser maiores de 20 mmHg para a PAS e de 10 mmHg para a PAD, indiferentemente se o paciente é normotenso ou hipertenso.[3] A hipertensão do avental branco caracteriza-se por valores anormais da PA obtidos no consultório (PA ≥ 140/90 mmHg), mas com valores de PA considerados normais

Quadro 4-5. Classificação e Definição do Estágio de HAS

Categoria	PAS (mmHg)		PAD (mmHg)
Ótima	< 120	e	< 80
Normal	120-129	e/ou	80-84
Normal alta/limítrofe	130/139	e/ou	85-89
HAS estágio 1	140-159	e/ou	90-99
HAS estágio 2	160-179	e/ou	100-109
HAS estágio 3	≥ 180	e/ou	≥ 110
Hipertensão sistólica isolada	≥ 140	e	< 90

pela MAPA ou MRPA (< 130/85 mmHg). A prevalência dessa hipertensão está em torno de 13%, alcançando até 40%, sendo mais frequentemente encontrada em hipertensos em estágio 1, assim como nas mulheres, não fumantes, idosos, e é menos frequente naqueles com lesões de órgãos-alvo mediadas pela HAS.[3,5] Essa hipertensão pode ser comparada à normotensão quanto ao prognóstico. Entretanto, existem estudos apontando que o risco cardiovascular a longo prazo é maior do que nos pacientes normotensos e menor do que nos pacientes hipertensos.[3]

Hipertensão Mascarada

Esta condição é caracterizada por valores normais da PA (≤ 140/90 mmHg) obtidos no consultório e PA elevada (≥ 130/85 mmHg) quando realizada a MAPA ou medidas residenciais. Vários fatores parecem estar relacionados como sexo masculino, tabagismo, consumo de álcool, atividade física, diabetes melito, insuficiência renal e história familiar de HAS. Sua prevalência é de cerca de 15%. O prognóstico dos pacientes com hipertensão mascarada é similar aos pacientes com hipertensão arterial estabelecida, porém, há maior risco cardiovascular quando comparados aos normotensos e nos diabéticos, principalmente se há elevação da PA no período noturno.[3,5]

PRESSÃO PARADOXAL

É definida por uma queda inspiratória na PAS maior que 10 mmHg, uma vez que na inspiração, a pressão intratorácica fica mais negativa e há algum acúmulo de sangue nos pulmões, com resultante declínio do retorno venoso ao ventrículo esquerdo e queda de 6 ± 3 mmHg na pressão arterial sistólica (Capítulo 5).[25]

HIPOTENSÃO POSTURAL OU ORTOSTÁTICA

A hipotensão postural é definida pela queda da PAS ≥ 20 mmHg e/ou da PAD ≥ 10 mmHg em 3 min ou após este tempo na posição ortostática (Fig. 4-4), ou uma queda da PAS com valores inferiores a 90 mmHg (quando o paciente apresenta PAS < 110 mmHg na posição supina).[26] Deve ser pesquisada em idosos, diabéticos, pacientes com disautonomia, em uso de vasodilatadores, com queixa de pré-síncope e/ou síncope (Capítulo 2). Está associada ao aumento de mortalidade e eventos cardiovasculares.[3,5,16,26,27]

HIPOTENSÃO PÓS-PRANDIAL

É definida como a queda de pelo menos 20 mmHg na PAS ou valor absoluto da PAS menor que 90 mmHg (em pacientes com PAS de pelo menos 100 mmHg), 2 horas após as refeições. Sua prevalência pode alcançar 67% e ocorre mais em idosos, principalmente naqueles que residem em instituições. A fisiopatologia é devida à disfunção simpática, com vasoconstrição periférica inadequada e aumento insuficiente da frequência cardíaca. Fatores precipitantes são vasodilatadores, ingestão de alimentos quentes e ricos em carboidratos, e ambientes com altas temperaturas. É uma das principais causas de morbidade em idosos.[28,29]

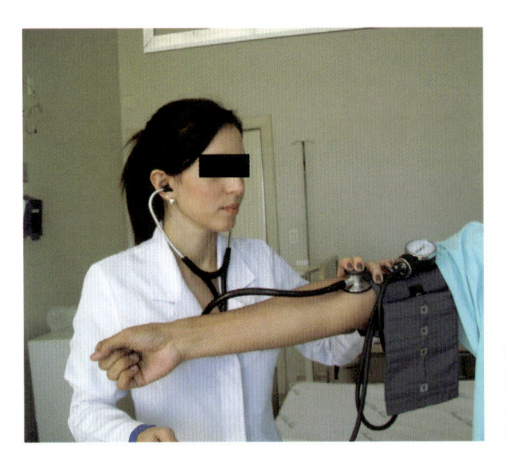

Fig. 4-4. Examinador mede a PA com o paciente em ortostatismo. Note que o braço do paciente se encontra no mesmo nível do coração. (Cedida gentilmente pela Profa. Dra. Margarida Maria da Costa Smith Maia.)

REFERÊNCIAS BIBLIOGRÁFICAS

1. A Century of Arterial Hypertension. Edited by Nicholas-Vinay and Printed by John Wiley & Sons, England; 1996.
2. Benjamin EJ, Virani SS, Callaway CW et al. Heart Disease and Stroke Statistics-2018 Update: A Report From the American Heart Association. *Circulation.* 2018;137:e67-e492.
3. Malachias MVB, Souza WKSB, Plavnik FL et al. 7ª Diretriz Brasileira de Hipertensão Arterial. *Arq Bras Cardiol.* 2016;107(3Supl.3):1-83.
4. NCD Risk Factor Collaboration. Worldwide trends in blood pressure from 1975 to 2015: a pooled analysis of 1479 population-based measurement studies with 19.1 million participants. *Lancet.* 2017;389:37-55.
5. Williams B, Mancia G, Spiering W et al; ESC Scientific Document Group. 2018 ESC/ESH Guidelines for the management of arterial hypertension. *Eur Heart J.* 2018;39:3021-104.
6. Brzezinski WA. Blood pressure. In: Walker HK, Hall WD, Hurst JW (Eds.). *Clinical methods: the history, physical, and laboratory examinations,* 3rd ed. Boston: Butterworths; 1990. Chapter 16. Available from: https://www.ncbi.nlm.nih.gov/books/NBK268.
7. Franklin SS, Khan AS, Wong ND et al. Is pulse pressure useful in predicting risk for coronary heart disease? The Framingham heart study. *Circulation.* 1999;100:354-60.
8. Selvaraj S, Steg PG, Elbez Y et al. REACH Registry Investigators Pulse pressure and risk for cardiovascular events in patients with atherothrombosis: from the REACH Registry. *J Am Coll Cardiol.* 2016;67:392-403.
9. Picone DS, Schultz MG, Otahal P et al. Accuracy of cuff-measured blood pressure: systematic reviews and meta-analyses. *J Am Coll Cardiol.* 2017;70:572-86.
10. Herbert A, Cruickshank JK, Laurent S, Boutouyrie P. Establishing reference values for central blood pressure and its amplification in a general healthy population and according to cardiovascular risk factors. *Eur Heart J.* 2014;35:3122-33.
11. Williams B, Lacy PS, Thom SM et al. CAFE Investigators, Anglo-Scandinavian Cardiac. Outcomes Trial Investigators, CAFE Steering Committee and Writing. Committee. Differential impact of blood pressure-lowering drugs on central aortic pressure and clinical outcomes: principal results of the Conduit Artery. Function Evaluation (CAFE) study. *Circulation.* 2006;113:1213-25.
12. Vlachopoulos C, Aznaouridis K, O'Rourke MF et al. Prediction of cardiovascular events and all-cause mortality with central haemodynamics: a systematic review and meta-analysis. *Eur Heart J.* 2010;31:1865-71.
13. Nerenberg KA, Zarnke KB, Leung AA et al. Hypertension Canada's 2018 Guidelines for Diagnosis, Risk Assessment, Prevention, and Treatment of Hypertension in Adults and Children. *Can J Cardiol.* 2018;34(5):506-25.
14. Stergiou GS, Alpert B, Mieke S, Asmar R et al. A universal standard for the validation of blood pressure measuring devices: Association for the Advancement of Medical Instrumentation/European Society of Hypertension/International Organization for Standardization (AAMI/ESH/ISO) Collaboration Statement. *J Hypertens.* 2018;36:472-8.
15. Clark CE, Taylor RS, Shore AC et al. Association of a difference in systolic blood pressure between arms with vascular disease and mortality: a systematic review and meta-analysis. *Lancet.* 2012;379:905-914.
16. V Diretrizes Brasileiras de Hipertensão Arterial. *Arq Bras Cardiol.* 2007;89:e24-e79.
17. Julius S, Palatini P, Kjeldsen SE et al. Usefulness of heart rate to predict cardiac events in treated patients with high-risk systemic hypertension. *Am J Cardiol.* 2012;109:685-92.
18. Parati G, Pomidossi G, Casadei R et al. Lack of alerting reactions to intermittent cuff inflations during noninvasive blood pressure monitoring. *Hypertension.* 1985;7:597-601.
19. Cavallini MC, Roman MJ, Blank SG et al. Association of the auscultatory gap with vascular disease in hypertensive patients. *Ann Intern Med.* 1996;124:877-83.
20. Pickering TG, Hall JE, Appel LJ et al. Recommendations for blood pressure measurement in humans and experimental animals: part 1: blood pressure measurement in humans: a statement for professionals from the Subcommittee of Professional and Public Education of the American Heart Association Council on High Blood Pressure Research. *Circulation.* 2005;111:697-716.
21. Kario K. Evidence and Perspectives on the 24-hour Management of Hypertension: Hemodynamic Biomarker-Initiated 'Anticipation Medicine' for Zero Cardiovascular Event. *Prog Cardiovasc Dis.* 2016;59:262-81.
22. Zawadzki MJ, Small AK, Gerin W. Ambulatory blood pressure variability: a conceptual review. *Blood Press Monit.* 2017;22:53-8.
23. Kario K. Perfect 24-h management of hypertension: clinical relevance and perspectives. *J Hum Hypertens.* 2017;31:231-43.
24. Netea RT, Lenders JW, Smits P et al. Arm position is important for blood pressure measurement. *J Hum Hypertens.* 1999;13:105-9.
25. Sarkar M, Bhardwaj R, Madabhavi I et al. Pulsus paradoxus. *Clin Respir J.* 2018;12(8):2321-31.
26. Guidelines for the diagnosis and management of syncope (version 2018). The task force for the diagnosis and management of syncope of the European Society of Cardiology. *Eur Heart J.* 2018;39:1883-948.
27. Fagard RH, De Cort P. Orthostatic hypotension is a more robust predictor of cardiovascular events than nighttime reverse dipping in elderly. *Hypertension.* 2010;56:56-61.
28. Luciano GL, Brennan MJ, Rothbberg MB. Postprandial hypotension. *Am J Med.* 2010;123:e1-e6.
29. Naschitz JE. Blood pressure management in older people: balancing the risks. *Postgrad Med J.* 2018;94:348-53.

5 AVALIAÇÃO CLÍNICA DO SISTEMA ARTERIAL E DO SISTEMA VENOSO PERIFÉRICO

João Batista Vieira de Carvalho
Karoline Pereira Vieira de Carvalho Navarro
Camila Vieira de Carvalho Pereira Reis

INTRODUÇÃO

O diagnóstico das doenças vasculares fundamenta-se na anamnese e no exame clínico. A interpretação dos sintomas e dos sinais relacionados com o membro ou com a região acometida é a base para o diagnóstico correto. A anamnese e o exame físico realizados de maneira precisa e sistemática possibilitam o diagnóstico de mais de 90% das doenças vasculares periféricas. A propedêutica ou semiologia (do grego *sémeîon*, que significa "sinal", e *logos*, que significa "estudo") arterial, venosa e linfática baseia-se na inspeção, palpação, percussão e ausculta. A semiologia clássica elementar fornece os dados essenciais para o diagnóstico funcional, sindrômico, anatômico e etiológico e para a terapêutica.

ANAMNESE E EXAME FÍSICO DO PACIENTE COM DOENÇA ARTERIAL

Introdução à Anamnese do Paciente com Doença Arterial

Na identificação dos doentes, há dados que subsidiam o diagnóstico das doenças arteriais, como o sexo, a idade, a cor, a profissão, a origem, a religião, o estado psíquico do paciente, entre outros aspectos. Nos antecedentes pessoais, pesquisam-se os hábitos, os vícios, o estilo de vida, as viagens, a medicação atual e pregressa, o motivo de internações, o uso de medicamentos e as cirurgias. Obtêm-se informações sobre os diversos sistemas. O sexo, a idade e a profissão são elementos importantes na identificação do paciente que podem embasar o diagnóstico.

A aterosclerose obliterante é a doença arterial crônica mais frequente, com maior prevalência no sexo masculino e na faixa etária entre 50 e 75 anos. As demais doenças, como as doenças inflamatórias e as vasculites, ocorrem com igual prevalência em ambos os sexos. A tromboangeíte obliterante acomete, com frequência, o homem entre 20 e 45 anos de idade e a arterite de Takayasu é mais frequente (em torno de 80% dos casos) nas mulheres jovens até 45 anos de idade. Informações sobre a profissão também constituem elementos importantes para o diagnóstico. O trauma por esforço repetitivo, como nos digitadores, pode desencadear fenômenos vasospásticos e associar-se a lesões digitais e fenômenos de Raynaud (Fig. 5-1).

A cronologia de aparecimento e o modo de exteriorização dos sintomas tornam possível o diagnóstico funcional, sindrômico e anatômico e fornecem dados para o possível diagnóstico etiológico. Nas arteriopatias agudas, os sintomas são de aparecimento súbito em contraposição às arteriopatias obstrutivas crônicas, de aparecimento lento e progressivo. O exame físico completo envolve a medida da pressão arterial nos quatro membros, do peso, da altura, do índice de massa corpórea (IMC) e da temperatura, a inspeção, a ausculta e a palpação.

Nos antecedentes patológicos pessoais, devem-se pesquisar detalhes sobre operações anteriores, medicações em uso como anticoncepcionais, corticosteroides, imunodepressores, anti-hipertensivos e hipoglicemiantes, doenças infecciosas, sangramento espontâneo, discrasias sanguíneas, tratamentos anteriores e disfunção sexual. A ocorrência de quadros similares nos membros do grupo familiar é pesquisada. Os fatores de risco para doenças vasculares como tabagismo, hipertensão arterial, hiperuricemia, diabetes melito, hiper-homocisteinemia, dislipidemias, desnutrição, obesidade, sedentarismo, doença pulmonar obstrutiva crônica, doenças endócrinas, tumores benignos e malignos, alcoolismo e uso de drogas ilícitas também são pesquisados.[1]

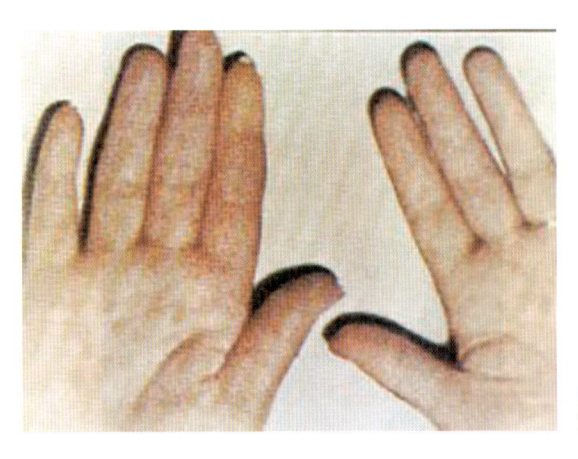

Fig. 5-1. Mãos de pacientes apresentando o fenômeno de Raynaud.

Anamnese do Paciente com Arteriopatia e Síndrome Obstrutiva Isquêmica Crônica

Os sintomas resultam da suboclusão ou oclusão total por embolia ou trombose com comprometimento do fluxo arterial com consequente isquemia tecidual. O grau de obstrução arterial e o desenvolvimento de circulação colateral possibilitam a diferenciação e a classificação do paciente de acordo com os sintomas mais importantes em três níveis evolutivos de isquemia, respectivamente, a claudicação intermitente, a neuropatia isquêmica com dor em repouso e a úlcera isquêmica associada ou não a gangrena seca ou úmida nos diabéticos.[2,3]

A claudicação intermitente é um sintoma patognomônico da doença arterial crônica obstrutiva. O prefixo claudicar advém do latim do verbo *claudicare*, e significa "mancar". Seu emprego na medicina é rotineiro. A dor na claudicação intermitente caracteriza-se pelo seu aparecimento após o exercício muscular, como a deambulação, e pode surgir como uma sensação de cansaço, evoluindo para constrição ou aperto até tornar-se insuportável, o que obriga o paciente a interromper a caminhada. A dor diminui de intensidade e desaparece completamente com o repouso. Não há dor nas extremidades com essas características. O local de oclusão arterial guarda estreita relação com a dor, mais frequente nas panturrilhas quando há oclusão da artéria femoral superficial ou poplítea. Se a oclusão for na artéria ilíaca comum ou externa, a dor pode ocorrer nas coxas, e se for na aorta, a dor é sentida na região glútea ou terço superior da coxa.

A gravidade da isquemia relaciona-se com a distância de caminhada. A distância que o paciente consegue andar antes do aparecimento da dor (distância de início da claudicação) torna-se menor e, com a evolução das lesões obstrutivas, o tempo de recuperação da dor com o repouso aumenta. A isquemia crônica apresenta as mesmas características, relacionando-se com o exercício e melhorando expressivamente com o repouso, e seus sintomas também podem ocorrer nos membros superiores.[4]

Os pacientes com oclusão arterial podem apresentar queixas de parestesia, paresia, anestesia e paralisia, sintomas de origem neurológica decorrentes da neuropatia isquêmica dos nervos.

A evolução da claudicação intermitente na obstrução arterial crônica pode ser manifestada pela dor em repouso, que apresenta evolução insidiosa e é intensa, além de ser considerada uma das dores mais excruciantes que o ser humano pode experimentar, agravando-se durante a noite ou com a exposição à variação térmica e principalmente ao frio. Para obter alívio, o paciente pode colocar o membro em posição pendente, fora do leito, pois apesar de a dor não responder aos analgésicos comuns e aos opiáceos, pode melhorar com a revascularização. A dor em repouso pode associar-se a trauma local e, em pacientes com alterações ungueais, a ausência de pelos, esfriamento dos pés e alterações da cor da pele (hiperemia reativa, palidez e/ou cianose).[5]

A impossibilidade de manter ereção pode ser um dos sintomas precoces dos pacientes com arteriopatia oclusiva dos membros inferiores com acometimento do setor aortoilíaco.[2,3] O exame físico de um paciente com arteriopatia oclusiva é composto por inspeção, palpação e ausculta.

Exame Físico

Inspeção

As alterações da cor da extremidade, como palidez e cianose na extremidade distal, devem ser avaliadas e ambas as extremidades comparadas. Na posição supina, não se detectam alterações de cor, mas certas manobras podem torná-las mais evidentes. A elevação dos membros inferiores entre 45 e 60° associando a dorsiflexão e flexão plantar dos pés em indivíduos normais determina palidez discreta. Na oclusão arterial, o membro mais acometido mostra-se mais pálido que o contralateral. No teste da hiperemia reativa, a posição pendente determina palidez após a elevação do membro. No membro normal, o retorno da coloração pode ocorrer em até 10 segundos, e no paciente acometido por oclusão arterial, há retardo na coloração normal e a extremidade apresenta uma tonalidade de vermelho mais intensa ou eritrocianótica (hiperemia reativa) em decorrência da vasodilatação no período de elevação do membro resultante da ação de radicais livres e outras substâncias secretadas que determinam vasodilatação, manifestando-se com o retorno do membro à posição pendente. O sangue reperfundindo o membro encontra um leito vasodilatado, o que determina a hiperemia reativa.[4]

O tempo de enchimento venoso representa um bom parâmetro de perfusão do membro isquêmico. As veias esvaziam-se durante a elevação do membro e enchem-se na posição pendente. Nos indivíduos normais, o tempo de enchimento venoso é de até 10 segundos e, na oclusão arterial, é retardado. Na isquemia moderada, dura entre 30 e 60 segundos e, na isquemia avançada, mais de 60 segundos. Após o enchimento venoso, aparece o rubor pendente ou hiperemia reativa.[5]

Na isquemia crônica, pode ocorrer atrofia do membro, parte dele e da massa muscular. A pele apresenta-se descamativa e seca, atrófica, com ausência de pelos e as unhas tornam-se secas e quebradiças.[6,7]

As úlceras isquêmicas podem ocorrer espontaneamente como evolução da doença de base ou após trauma. São extremamente dolorosas e ocorrem unilateralmente e nos dedos, no dorso, na margem externa do pé e na região do calcâneo. Na tromboangeíte obliterante são mais distais e próximo às margens ungueais e nos espaços interdigitais.

Palpação

A gangrena é do tipo seca e sem secreções. Quando estabelecida, há a linha de demarcação entre o tecido necrótico e o sadio. Inicialmente é dolorosa e quando já delimitada a dor cessa rapidamente. A sensação térmica do membro à palpação e comparação com o contralateral pode fornecer boas informações, sendo a temperatura avaliada com o dorso da mão e dos dedos, pois se considera a pele dessa região mais sensível. Os tecidos isquêmicos apresentam diminuição da temperatura (esfriamento).

A presença de frêmito sistólico sugere a presença de uma estenose ou dilatação arterial e a artéria deve ser palpada em toda sua extensão.

A pressão arterial sistêmica deve ser avaliada com o paciente sentado, deitado e de pé, nos membros superiores e inferiores, comparando-se tanto na posição supina quanto na ortostática (Capítulo 4). Pressão sistólica da artéria poplítea maior que 60 mmHg com relação à pressão da artéria braquial é sugestiva de insuficiência da valva aórtica (sinal de Hill); hipotensão postural e taquicardia fixa no diabético sugerem neuropatia autonômica.

A avaliação da febre é de extrema importância na avaliação dos doentes com vasculite e erisipela no pré e no pós-operatório.

A avaliação dos pulsos arteriais é fundamental no exame clínico do sistema circulatório e deve ser precedida por uma avaliação da temperatura e da umidade das extremidades. As artérias devem ser palpadas no plano superficial e no profundo. A ordem de palpação no pescoço e nos membros superiores é: carótida, subclávia, axilar, braquial, radial e ulnar. A sequência de palpação nos membros inferiores é: aorta abdominal, ilíaca (comum e externa), femoral comum e superficial, poplítea e tibiais anterior e posterior ao nível do tornozelo. Quando o ventrículo esquerdo ejeta sangue na aorta, cria-se uma onda de pressão que é transmitida por todas as artérias. O exame dos pulsos arteriais resulta em informações cruciais sobre o sistema cardiovascular. Os pulsos devem ser avaliados com relação às características de amplitude, contorno, regularidade (ou ritmicidade), além da elasticidade e características da parede arterial. A parede arterial pode ter consistência normal ou estar endurecida e tortuosa pela aterosclerose ("traqueia de ave"). A ausculta com o uso de estetoscópio cardiológico deve ser feita rotineiramente. Na ausência de pulso arterial, é imprescindível a utilização do Dopplerfluxômetro de ondas contínuas. A ausência de som é compatível com ausência de fluxo. O fluxo normal nas artérias procede em forma laminar e silenciosa. A turbulência no fluxo resulta em frêmito palpável e sopro à ausculta, que indicam a possibilidade da existência de uma placa de ateroma com estenose. Algumas vezes, pode-se duvidar se o pulso palpado é do examinador ou é do paciente. Nesses casos, a verificação da frequência cardíaca pode dirimir a questão. É importante lembrar que os pulsos e a pressão arterial devem ser pesquisados bilateralmente e avaliados quanto à simetria para uma comparação, exceto em relação ao pulso carotídeo, pelo risco de isquemia cerebral,[7] principalmente em idosos e pacientes com ateroma de carótidas. A intensidade do pulso encontrado à palpação de uma artéria deve ser sempre comparada com a contralateral ou a de outras artérias de calibre semelhante. A comparação entre artérias com grande diferença de calibre não é útil.

Pulso Carotídeo

A artéria carótida comum está localizada na região cervical anterior, entre o músculo esternoclidomastóideo e as vísceras cervicais. É palpada imediatamente anterior e medialmente ao músculo esternocleidomastóideo, abaixo do ângulo da mandíbula, a meia distância entre a mandíbula e a clavícula. O paciente pode estar na posição sentada ou deitada, com elevação e rotação discreta da cabeça para o lado contralateral para relaxamento das estruturas cervicais. O examinador, à direita do paciente deitado, poderá localizar o pulso carotídeo com os dedos polegar ou os dedos indicador e médio da mão direita, palpando-se inicialmente a cartilagem tireoide e deslizando os dedos até a sua borda posterior (Fig. 5-2). A pesquisa de frêmitos também deve ser feita com a borda cubital da mão direita.[7-10] A ausculta deve ser feita desde o ângulo da mandíbula até o nível da clavícula à procura de sopros audíveis. Deve-se lembrar que o local mais comum de estenose por placa de ateroma é a origem da carótida interna, sendo, portanto, o local mais comum de sopro o ponto logo abaixo do ângulo da mandíbula. Geralmente a artéria carótida comum não tem ramos e divide-se em carótidas externa e interna. A carótida externa supre as estruturas da face e couro cabeludo e sua continuação pode ser palpada 1 cm à frente do trágus da orelha. A interna só é palpável na fossa amigdaliana, o que exige a aplicação de um aerossol anestésico na mucosa da orofaringe, pois a palpação pode resultar em bradicardia e parada cardíaca reflexa. Uma das medidas preconizadas para o tratamento de taquiarritmias de QRS estreito é a massagem do seio carotídeo. A palpação afoita e vigorosa pode acarretar deslocamento de placas, ocasionando eventos agudos cerebrais como ataques isquêmicos transitórios e mesmo acidentes vasculares cerebrais definitivos. Por isso, sua palpação é contraindicada em pacientes com acidente vascular encefálico ou acidente isquêmico transitório nos últimos três meses e em pacientes com estenose de carótida.[7,11]

A onda de pulso arterial sofre alterações à medida que se desloca do centro para a periferia. Após a abertura da valva aórtica, a velocidade do fluxo sanguíneo aumenta rapidamente e atinge o pico de pressão máxima. Na onda de pulso aórtico, o ramo descendente da curva de pressão aórtica é interrompido por uma pequena deflexão negativa, a incisura, que corresponde ao fechamento da valva aórtica. Segue-se uma pequena onda dicrótica que é produzida pelo recuo elástico da artéria. A onda arterial de um pulso periférico sofre algumas modificações comparadas a um pulso central, sendo sua configuração com elevação inicial mais íngreme e pico sistólico mais elevado, ou seja, mais arredondada. Essas alterações relacionam-se com o aumento gradual da rigidez das artérias mais periféricas em virtude do aumento da razão entre a espessura da parede e o diâmetro do vaso em relação às artérias centrais, nas quais essa razão é menor. Nas artérias progressivamente mais rígidas, ocorre aumento do declive do ramo ascendente da onda de pulso, aumento do valor do pico da pressão máxima (sistólica) e diminuição da proeminência da onda dicrótica, que se torna mais tardia assim como a diminuição do valor da pressão diastólica.[12-14] A elasticidade da aorta proporciona, durante a sístole, o aumento de diâmetro e a armazenagem de energia potencial na parede da artéria, a ser convertida em energia cinética durante a diástole por meio do recuo elástico. Essa propriedade elástica possibilita que, durante a sístole, o aumento da pressão aórtica seja mais lento e o pico de pressão máxima menor em relação aos vasos mais periféricos, nos quais as capacidades de distensão e retração são mais reduzidas. A maior rigidez nos vasos periféricos é responsável por maior pressão de pulso, ou seja, maior diferença entre os valores das pressões sistólica e diastólica. Os componentes de alta frequência atenuam-se ou desaparecem, assim como a incisura.

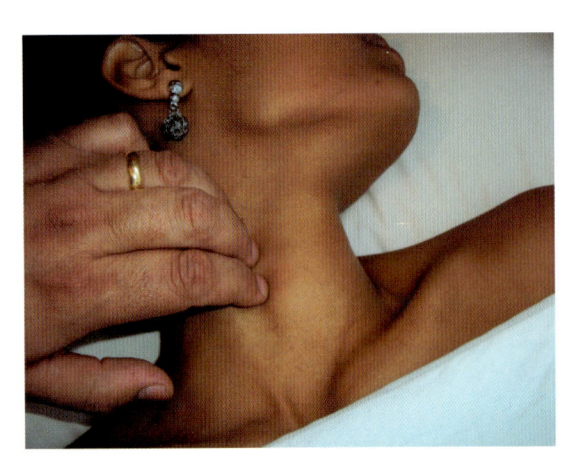

Fig. 5-2. Palpação da artéria carótida comum.

Pulso Carotídeo com Amplitude e Contorno Normais

O pulso carotídeo, por sua proximidade com a aorta, tem um traçado de pressão semelhante ao dessa artéria. A curva arterial é resultante do fluxo de ejeção ventricular. O volume sanguíneo lançado na aorta abruptamente gera uma distensão súbita e rápida chamada onda de percussão, que ocorre durante o pico de velocidade de fluxo na artéria, e é seguida por um pequeno platô ou uma segunda onda chamada de refluxo ou "tidal (maré)", que ocorre durante o pico da pressão arterial sistólica. Com o fim da sístole, o traçado cai rapidamente até o momento do fechamento da valva aórtica, quando ocorre a onda dicrótica. A partir de então, o traçado representa a fase diastólica e desce lentamente até a sístole seguinte. Assim, o traçado do pulso apresenta uma elevação rápida, que ocorre 80 ms após o componente mitral (30 ms após o início do complexo QRS do eletrocardiograma), seguida de um pico em formato de domo, que ocorre 100 ms após o início do pulso, e terminando com um descenso gradual.[9,10,12,14-16]

Pulso Carotídeo Anormal

Alterações do pulso carotídeo podem representar alterações cardiovasculares específicas. Portanto, no pulso carotídeo devem ser avaliados sua amplitude e seu contorno. Estas características são influenciadas pelos seguintes fatores: velocidade de ejeção, volume sistólico, distensibilidade, complacência ou capacitância vascular, e resistência sistêmica.[17] O volume do pulso carotídeo geralmente é reduzido na insuficiência cardíaca e em estenose das valvas aórtica e mitral. A amplitude desse pulso é aumentada em condições relacionadas com aumento do débito cardíaco e/ou diminuição da resistência sistêmica, como febre, anemia, hipertireoidismo, presença de fístula arteriovenosa e ação de medicamentos inotrópicos positivos. Pode haver alteração, também, do contorno do pulso carotídeo com a alteração de sua amplitude. Pulso carotídeo com amplitude diminuída pode apresentar-se em platô e pulso com amplitude aumentada pode apresentar seu contorno apiculado.

Chama-se pulso anacrótico aquele que se eleva em platô, lentamente, e são palpadas duas ondas distintas durante a sístole ventricular. É característico da estenose aórtica valvar. A tradução literal do grego (*ana* + *krotus* = "pulso alto") não tem significado real prático, pois o que de fato ocorre é exatamente o contrário. Entretanto, na estenose aórtica valvar ocorre mais frequentemente o pulso arterial com amplitude diminuída e em platô ou *parvus et tardus*, por prolongamento da ejeção ventricular, resultado em um pico sistólico tardio. Em pacientes idosos, em razão da menor elasticidade vascular, a taxa de ascensão pode ser normal, e em pacientes com insuficiência cardíaca, aquela taxa pode não ser observada.

Chama-se pulso em martelo d'água ou pulso de Corrigan, aquele com ascensão muito rápida e queda também súbita, resultante de um grande volume ventricular, contra uma resistência vascular reduzida, como a que ocorre na insuficiência aórtica e em condições hipercinéticas (anemia e beribéri). Caracteriza-se pela sua amplitude aumentada, em salto, empurrando o dedo do examinador, com contorno apiculado, com ausência do entalhe dicrótico. Na insuficiência aórtica há aumento do volume de ejeção, pelo mecanismo de Frank-Starling (o volume regurgitante pela valva aórtica incompetente associado ao retorno venoso habitual resultam em maior distensão do miocárdio), além da baixa resistência vascular periférica por ação dos barorreceptores (ver Capítulo 1). Essas alterações do pulso podem ser observadas também em artérias periféricas.

O pulso *bisferens* (do latim: *bis*, significa "duas vezes", e *feriens*, "batimentos") é o que apresenta uma onda de ascensão rápida, seguida de uma breve interrupção mesossistólica com nova impulsão, dando uma forma de dupla impulsão. Ocorre de maneira marcante na insuficiência aórtica grave isolada ou associada à estenose aórtica leve, sendo que o entalhe dicrótico também é muito pequeno ou inexistente. Raramente é observado nas artérias braquiais. Pode representar, ainda, a miocardiopatia hipertrófica obstrutiva, mas nessa situação o entalhe dicrótico está preservado, sendo denominado pulso bífido.

O pulso dicrótico (do grego: *di*, significa "duas vezes", e *krotos*, "som forte resultante do batimento em um objeto") é aquele em que a onda de pulso é alta e apiculada, seguida por uma onda dicrótica exacerbada. Ocorre nas falências de bomba da miocardiopatia dilatada (insuficiência cardíaca grave), pós-operatório cardíaco, especialmente nas substituições de valvas, no tamponamento cardíaco, choque hipovolêmico e febre, principalmente em jovens.[9,10,12-18] A Figura 5-3 mostra o pulso carotídeo normal e alterado.

Pulsos Arteriais Periféricos

A avaliação dos pulsos arteriais periféricos compreende a pesquisa de um conjunto de parâmetros como frequência, ritmicidade ou regularidade, amplitude e simetria. A frequência e o ritmo relacionam-se com a atividade elétrica do coração, e devem ser pesquisados preferencialmente pelo pulso radial. A frequência pode ser mensurada durante 15 s, avaliando-se o número de pulsações por meio da palpação digital do pulso radial. Este valor multiplicado por 4 será o número de pulsações por minuto. Nas condições de

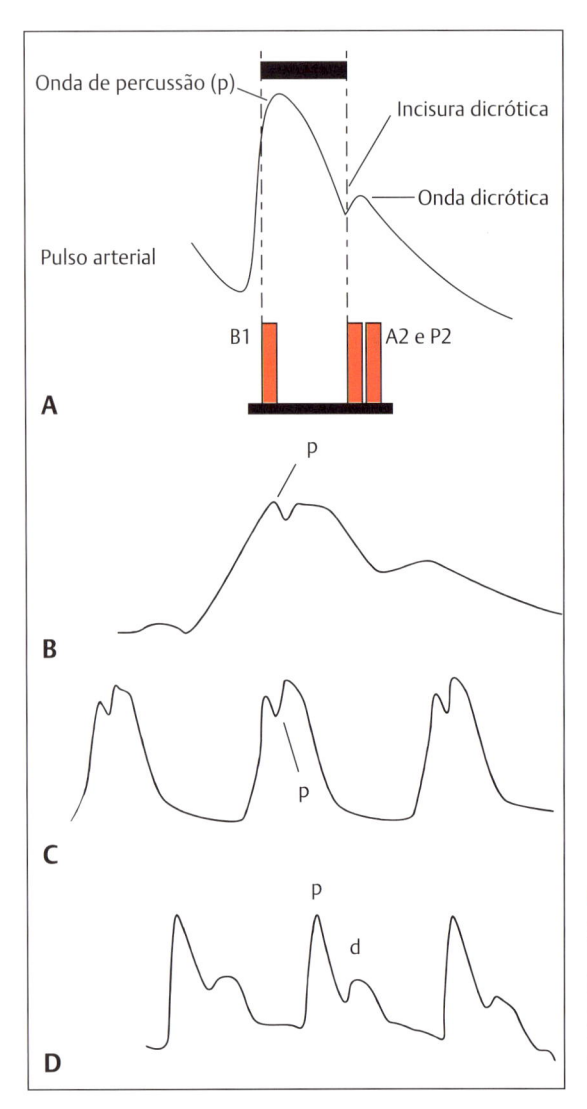

Fig. 5-3. Diagrama esquemático do contorno do pulso carotídeo em diferentes doenças e sua relação com as bulhas cardíacas. (**A**) Pulso normal. (**B**) Pulso anacrótico com pico sistólico tardio, próximo à segunda bulha. (**C**) Pulso *bisferiens*, com duplo pico sistólico. (**D**) Pulso dicrótico, resultante de onda dicrótica aumentada. B1 primeira bulha cardíaca. B2 segunda bulha cardíaca com componentes: aórtico (A2) e pulmonar (P2). d: onda dicrótica.

bradicardia ou pulso irregular, a contagem de pulsações deverá ser feita durante 1 min. A frequência considerada normal é de 50 a 100 pulsações por minuto (ou batimentos por minuto – bpm) em um adulto normal. A simetria deve ser pesquisada comparando-se um pulso arterial com seu contralateral.[17,18]

Há alterações que podem ser observadas nos pulsos periféricos, como no radial.[9,10,12,16-19] O pulso alternante é regular com alternância de amplitude a cada batimento. Está presente na insuficiência ventricular grave e é perceptível, principalmente, se o paciente está sentado e com as pernas pendentes. Seu mecanismo é atribuído a alterações na excitação e contração miocárdica por anormalidades da descarga de cálcio intracelular. Pode ser transitório e palpável nas artérias periféricas se a diferença de pressão entre os batimentos for maior ou igual a 20 mmHg. No pulso paradoxal, há uma diminuição da sua amplitude durante a inspiração. Foi descrito por Adolf Kussmaul em 1873, e é definido por uma queda inspiratória na pressão arterial sistólica maior que 10 mmHg, ou seja, pode ser mensurável como pressão paradoxal. É um exagero de um fenômeno fisiológico normal, uma vez que na inspiração, há algum acúmulo de sangue nos pulmões (a pressão intratorácica fica mais negativa), com resultante declínio do retorno venoso ao ventrículo esquerdo e queda de 6 ± 3 mmHg na pressão arterial sistólica. Condições que comprometem o retorno venoso ao ventrículo esquerdo podem resultar em pulso paradoxal, como embolismo pulmonar grave, asma brônquica, exacerbação de doença pulmonar obstrutiva crônica grave, pneumotórax hipertensivo, derrames pleurais de grande proporção, obstrução da veia cava superior, síndrome de compressão torácica, ascite volumosa, obesidade, hipovolemia. Condições com comprometimento do débito cardíaco também são causas de pulso paradoxal, como tamponamento cardíaco, insuficiência cardíaca grave, infarto agudo do miocárdio (do ventrículo esquerdo ou do direito), atresia tricúspide, arco aórtico interrompido.

A pericardite constritiva é uma causa rara de pulso paradoxal. Outra alteração observada é o déficit de pulso, condição na qual a frequência cardíaca é superior à frequência de pulso, que pode ocorrer por pulso alternante e por arritmias, como extrassístoles. No pulso arterial bigeminado, há batimento prematuro (por extrassístoles, geralmente de origem ventricular), o qual resulta na diminuição da amplitude do pulso (hipocinético), seguido por um batimento em ritmo sinusal, o qual apresenta maior amplitude (ou até hipercinético, pela pausa que se seque à extrassístole).

A amplitude de um pulso periférico pode ser caracterizada em uma escala de 0 a 4:

- *0:* ausente, pulso não palpável.
- *1:* diminuído, pulso pouco palpável.
- *2:* normal.
- *3:* aumentado.
- *4:* muito aumentado.

A amplitude de pulso arterial também pode ser graduada de acordo com o critério de cruzes: normal (4+), diminuída (1 a 3+) ou abolida (0); ou simplesmente classificada como normal, diminuída e ausente. Nos casos de aneurisma, pseudoaneurisma e arteriomegalia, a amplitude está aumentada.[20-24]

O pulso temporal superficial pode ser palpado simultaneamente ou em separado, ao nível da fossa temporoparietal, acima do arco zigomático bilateralmente (Fig. 5-4).

O pulso da artéria facial (ramo da artéria carótida externa) é palpado sobre a margem lateral da mandíbula a 2 ou 3 cm adiante do seu ângulo (Fig. 5-5). Entre a traqueia e o manúbrio do esterno, podem ser palpados o tronco arterial braquicefálico e a crossa da aorta, principalmente quando estão aneurismáticos.

Os pulsos dos membros superiores devem ser examinados com o paciente sentado ou em decúbito dorsal e com os membros desnudos. Sua avaliação compreende a palpação das artérias radial, ulnar, braquial e axilar.[8,16,18] No membro superior, palpam-se os pulsos subclávio na fossa supraclavicular, o axilar no sulco deltopeitoral e no cavo axilar, assim como os pulsos braquial, radial e ulnar. A artéria subclávia pode apresentar dificuldades para ser palpada, particularmente no sexo feminino. Palpa-se a artéria subclávia na fossa supraclavicular e também se deve proceder a sua ausculta. O pulso subclávio é palpável acima do terço médio da clavícula, com o examinador colocado anterior ou posteriormente ao paciente e com os dedos em forma de gancho (Fig. 5-6). A ausência do pulso subclávio e do carotídeo à direita revela obstrução do tronco braquicefálico. À esquerda, geralmente a carótida comum e a subclávia esquerda originam-se separadamente no arco aórtico. Para sentir o pulso axilar, comprime-se com os dedos da mão direita profundamente o cavo axilar. Já o pulso braquial é sentido na borda medial do músculo bíceps, comprimindo o vaso contra o úmero.

O pulso axilar palpa-se no vértice da axila. O pulso axilar direito pesquisa-se com o ombro direito em abdução de 90°, com o membro superior direito apoiado no antebraço direito do examinador. O pulso é palpado com a mão esquerda penetrando no cavo axilar. Para a palpação do pulso axilar esquerdo, procede-se de forma inversa. O pulso axilar também pode ser palpado na fossa infraclavicular. A artéria axilar inicia-se na borda lateral da primeira costela como continuação da artéria subclávia e, após percorrer a borda inferior do músculo redondo maior, passa a ser chamada de artéria braquial (Fig. 5-7).

O pulso braquial pesquisa-se com os dedos na superfície medial do terço médio do braço, entre os compartimentos musculares anterior e posterior, comprimindo-se a artéria contra o úmero (Fig. 5-8). A

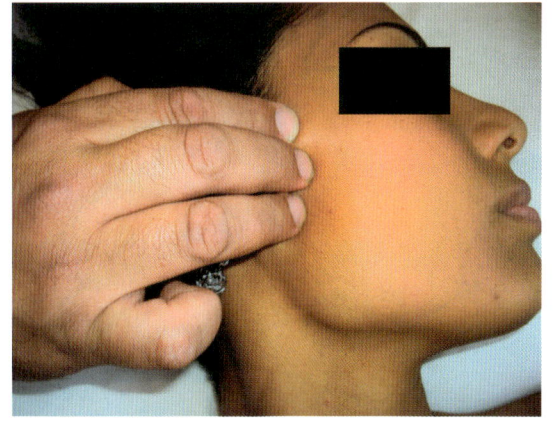

Fig. 5-4. Palpação da artéria temporal superficial.

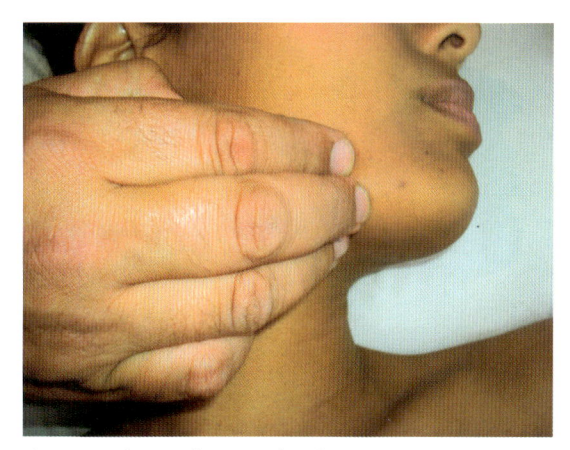

Fig. 5-5. Palpação da artéria facial.

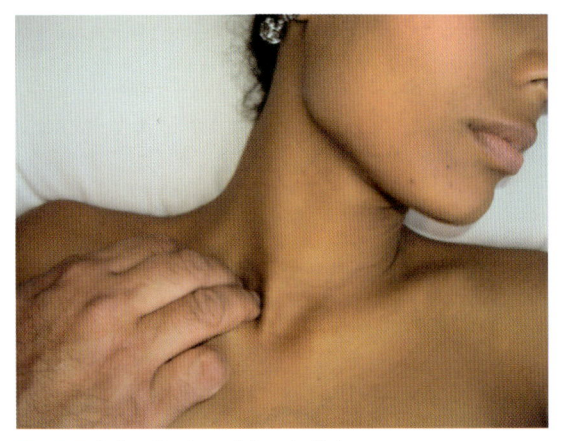

Fig. 5-6. Palpação da artéria subclávia.

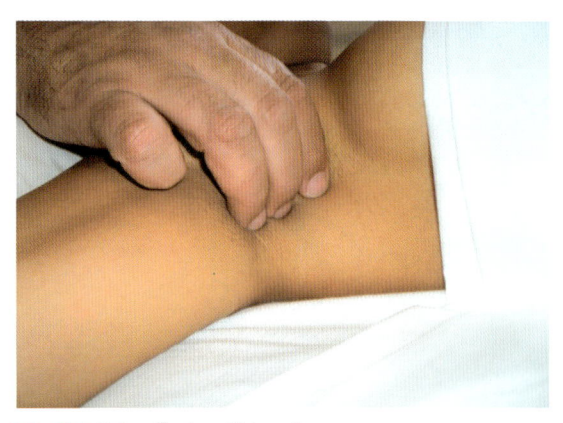

Fig. 5-7. Palpação da artéria axilar.

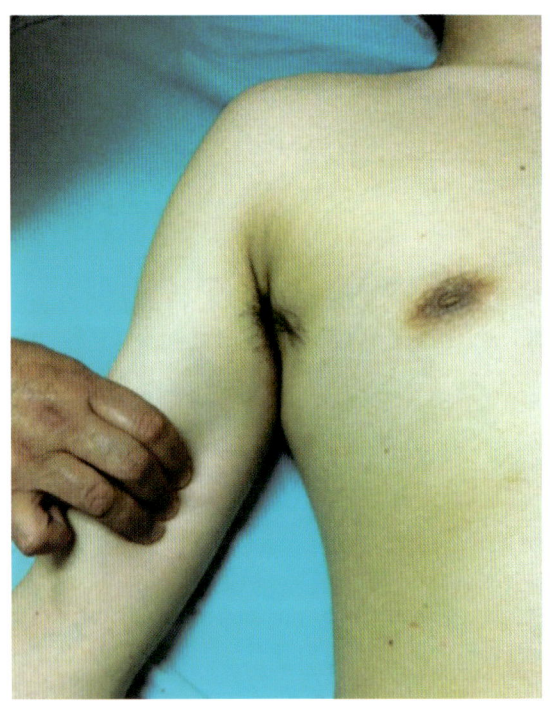

Fig. 5-8. Palpação da artéria braquial.

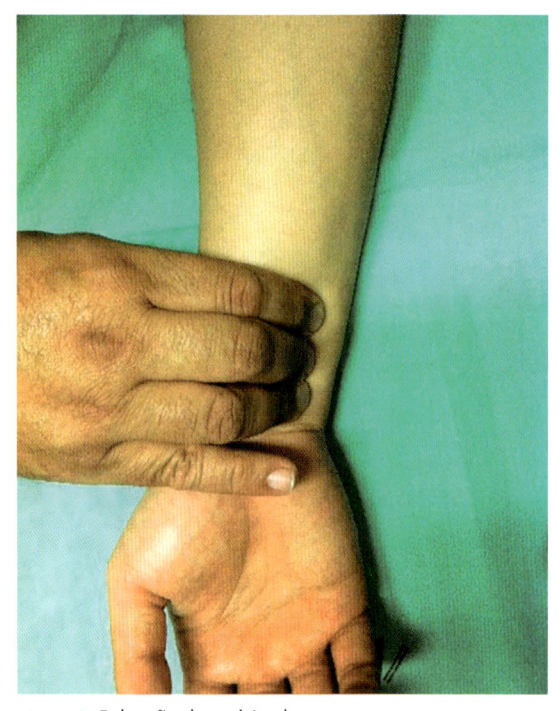

Fig. 5-9. Palpação da artéria ulnar.

artéria braquial é a principal artéria do braço e representa a continuação da artéria axilar após cruzar a borda inferior do músculo redondo maior. Em seu trajeto, emite as artérias profunda do braço, colateral ulnar superior e colateral ulnar inferior, além de diversos ramos musculares e um ramo nutrício para o úmero. Na fossa cubital, no cotovelo, divide-se nas artérias radial e ulnar, que seguem para o antebraço. O pulso da artéria braquial é palpável na face anterior do cotovelo (fossa cubital) ou no terço distal do braço no sulco entre os músculos bíceps (anteriormente) e tríceps (medialmente), que corresponde ao local onde se coloca o estetoscópico para aferição da pressão arterial.

    O pulso radial é superficial e palpável lateralmente ao tendão do músculo palmar longo. O pulso ulnar (Fig. 5-9) é mais profundo que o radial e palpável medialmente ao tendão do flexor superficial dos dedos e medialmente ao tendão do músculo flexor ulnar do carpo. Ocorrendo dúvida quanto a presença desse pulso, indica-se a execução da manobra de Allen, útil para comparar a amplitude de pulso e a dominância ou oclusão e ausência de fluxo nas artérias radial e ulnar. Essa manobra revela o enchimento arterial do arco palmar e dos ramos arteriais profundos palmares e é importante na tomada de decisão para confecção de fístula arteriovenosa para hemodiálise. Trata-se de uma medida obrigatória na instalação invasiva da pressão arterial média ou pressão intra-arterial (PIA) e nos casos de utilização da artéria radial como enxerto autólogo em cirurgias de revascularização miocárdica. O pulso radial é palpado pelos dedos indicador e médio do examinador, em um sistema de pinça, comprimindo fortemente a artéria radial, ocluindo-a por completo (Fig. 5-10). Antes da compressão da artéria, pede-se para o paciente fechar a mão fortemente e liberá-la após a compressão. Se a artéria ulnar estiver ocluída, a palidez da palma da mão permanecerá. Ao liberar a pressão sobre a artéria radial, a cor rósea da palma da mão volta imediatamente.

Os pulsos dos membros inferiores devem ser examinados com o paciente em decúbito dorsal e com os membros desnudos.[8,16] A avaliação das artérias dos membros inferiores compreende a palpação dos pulsos aórtico, femoral, poplíteo, tibiais posterior e anterior e da artéria dorsal do pé (pediosa).

As artérias dos membros inferiores originam-se da aorta. A aorta abdominal inicia-se quando atravessa o hiato aórtico do diafragma e diminui de diâmetro ao distribuir sangue aos grandes vasos do abdome (tronco celíaco, mesentérica superior e artérias renais). Ela deve ser auscultada entre o apêndice xifoide e a cicatriz umbilical. A presença de sopro é mais fácil de ser detectada quando o paciente expira forçadamente e o estetoscópio é comprimido sobre o vaso. Na maioria das vezes, a presença de sopro apenas significa que há turbulência do fluxo sanguíneo causada por placas de ateroma. Pacientes hipertensos, principalmente jovens, podem ter estenose da artéria renal e a presença de sopro sistólico audível sobre a região renal ou do abdome superior, que pode relacionar-se com a doença.

A aorta, externamente, localiza-se à esquerda da linha alba (linha mediana do abdome) e sua palpação é importante quando se está à procura de um aneurisma. A cicatriz umbilical é ponto de referência em anatomia de superfície para a bifurcação da aorta em artérias ilíacas comuns. Para estimar-se o calibre da artéria, aprofundam-se os dedos de ambas as mãos na linha média do abdome e, com o paciente em expiração forçada, mantém-se a aorta entre os dedos. Como regra, o diâmetro da aorta deve ser igual ao diâmetro do polegar do paciente. Detecta-se a presença de um aneurisma quando o seu diâmetro alcança duas vezes o normal. A palpação da aorta deve ser parte da rotina no exame físico (Fig. 5-11), principalmente após os 40 anos de idade. O aneurisma de aorta constitui uma massa pulsátil e expansível, localizando-se à esquerda da linha alba e acima da cicatriz umbilical e sendo visível à ectoscopia quando seu calibre e diâmetro transverso é maior que 5 cm. Quando a massa pulsátil se encontra inferiormente à cicatriz umbilical, o aneurisma provavelmente é de ilíaca. O sinal de DeBakey negativo consiste em colocar a mão espalmada em posição transversal sobre a borda superior do aneurisma de aorta abdominal, separando o mesmo do rebordo costal, denotando que o aneurisma é infrarrenal. Quando essa manobra não pode ser realizada, ou seja, a mão espalmada não consegue separar o aneurisma do rebordo costal, o sinal de DeBakey é positivo, sugerindo acometimento provável das artérias viscerais (esplâncnicas). A dor asso-

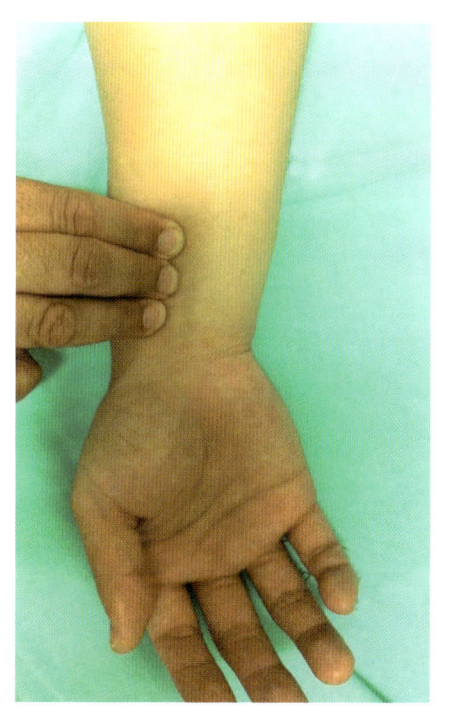

Fig. 5-10. Palpação da artéria radial.

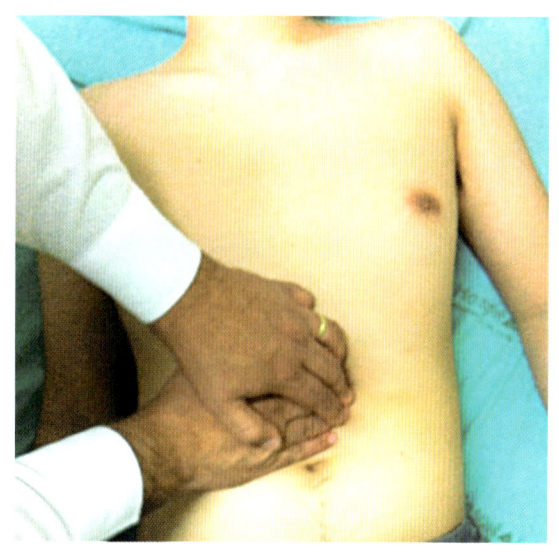

Fig. 5-11. Palpação da artéria aorta abdominal.

ciada à palpação de um aneurisma de aorta pode ser decorrente do estiramento das estruturas adjacentes e indica expansão aguda. Quando associada à hipotensão e à anemia aguda com choque hipovolêmico, a dor à palpação sugere ruptura. O frêmito, quando presente, é sistólico, assim como ocorre com o sopro à ausculta. A dor à palpação do aneurisma da aorta em doente normotenso e sem sinal de expansão ou ruptura pode estar relacionada com a inflamação, caracterizando aneurisma aterosclerótico inflamatório.[25,26]

A impotência erétil resulta na impossibilidade em manter a ereção peniana e pode ser um dos sintomas precoces dos doentes com a arteriopatia obstrutiva no segmento aortoilíaco (síndrome de Leriche – oclusão da aorta terminal por aterosclerose). O paciente apresenta claudicação de nádegas, membros inferiores e disfunção sexual no sexo masculino comumente associada a diabetes melito. A tríade de Leriche é caracterizada pela ausência de pulsos femorais, claudicação intermitente e impotência erétil. À altura da cicatriz umbilical, a aorta divide-se em artérias ilíacas comuns que não são palpáveis em decorrência de sua localização profunda na pelve, principalmente no obeso. No entanto, deve-se tentar palpá-las, pois, não raramente, podem estar aneurismáticas, principalmente em hipertensos. As artérias ilíacas têm um comprimento de aproximadamente 5 cm quando se dividem em externas e internas. Os pulsos das artérias ilíacas internas não são palpáveis. A função erétil preservada indica que pelo menos uma das artérias está pérvia. As duas artérias ilíacas internas são vasos curtos, com cerca de 4 cm de comprimento, e irrigam a musculatura e as vísceras pélvicas.[8,27]

O pulso femoral é palpado ao nível do trígono femoral no ponto médio entre a sínfise púbica e a espinha ilíaca anterossuperior (Fig. 5-12). O trígono femoral é um espaço subfascial, cujo teto é a fáscia lata. Os vasos femorais projetam-se na bissetriz do ângulo inferior relacionado com o ápice do trígono femoral. O limite superior do trígono femoral é o ligamento inguinal; o limite lateral, a margem medial do músculo sartório; e, medialmente, é limitado pela margem medial do músculo adutor longo. O seu assoalho é formado pelos músculos iliopsoas, lateralmente, e pectíneo e adutor longo, medialmente. Tem como conteúdo o nervo femoral, os vasos femorais e os linfonodos inguinais superficiais e profundos. Ao cruzar o ponto médio do ligamento inguinal, a artéria ilíaca externa passa a denominar-se artéria femoral, que emite três ramos superficiais (artérias epigástrica superficial, circunflexa ilíaca superficial e pudenda externa superficial) e três ramos profundos (artérias pudenda externa profunda, profunda da coxa e descendente do joelho). A artéria femoral percorre o canal adutor juntamente com o nervo safeno (canal de Hunter) e o hiato tendíneo e penetra na fossa poplítea passando a denominar-se artéria poplítea.[8]

Algumas artérias necessitam de maior treinamento para avaliação. A artéria poplítea, por exemplo, representa dificuldade para o iniciante. O pulso poplíteo geralmente é de difícil palpação, pois não é superficial. Existem dois métodos de palpação. Uma das maneiras mais práticas de palpação consiste na flexão do joelho a cerca de 90°. Seu pulso pode ser perceptível internamente ao tendão do músculo bíceps femoral com o joelho em ligeira flexão. Os dedos polegares apoiam-se na face medial e lateral da tuberosidade da tíbia e os dedos indicador, médio e anular de ambas as mãos em arco mergulham na fossa poplítea profundamente (Fig. 5-13). Quando o pulso poplíteo é muito proeminente ou facilmente perceptível no sentido transversal, como ocorre nos hipertensos, deve-se atentar para a possibilidade de aneurisma da artéria poplítea. Nesse caso, uma massa pulsátil e expansiva pode ser estar presente. Um volumoso cisto de Baker da articulação do joelho deve fazer parte do diagnóstico diferencial.

A artéria poplítea é a continuação da artéria femoral e emite como ramos as artérias surais e artéria tibial anterior. Após emitir a artéria tibial anterior, continua como tronco tibiofibular e, a seguir, divide-se

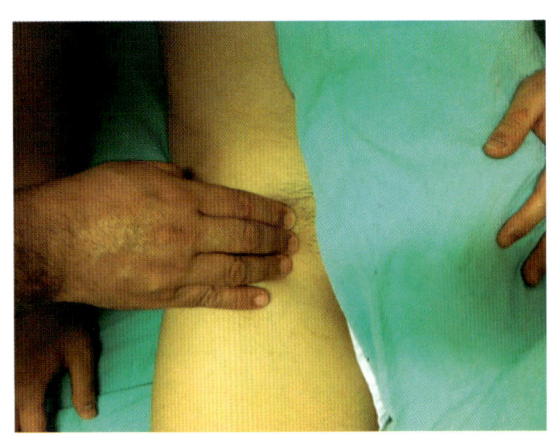

Fig. 5-12. Palpação da artéria femoral.

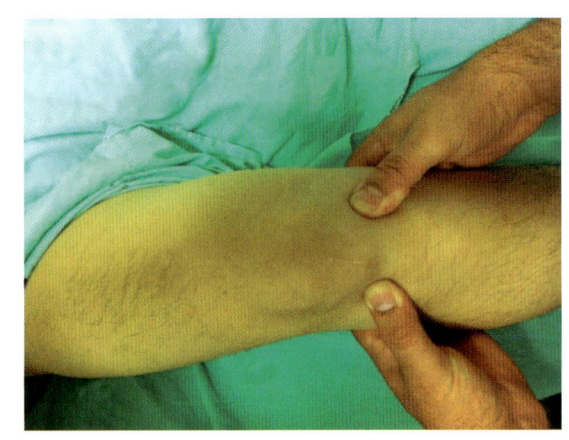

Fig. 5-13. Palpação da artéria poplítea.

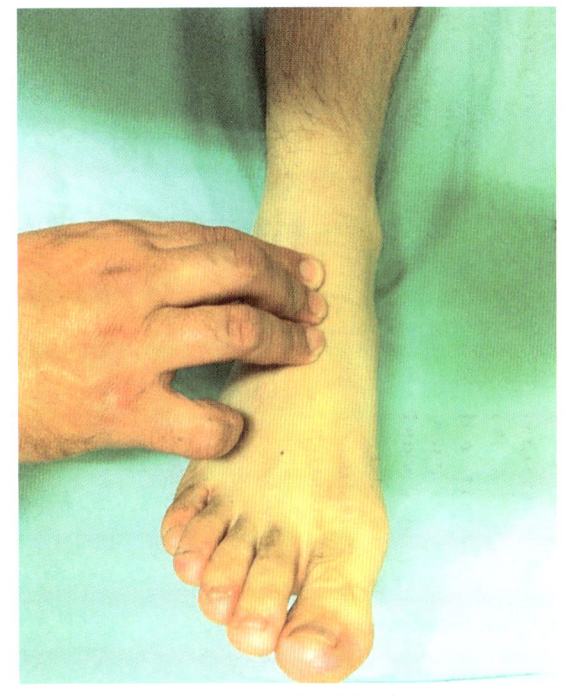

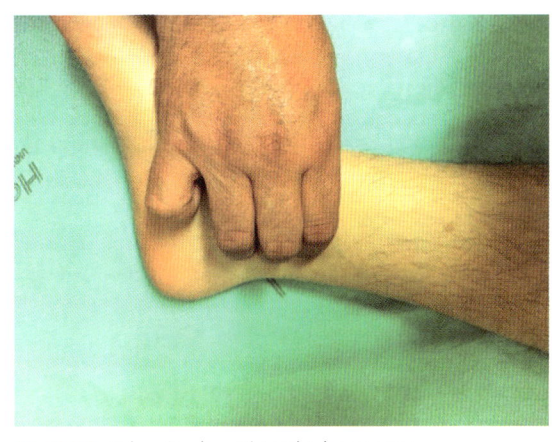

Fig. 5-15. Palpação da artéria tibial posterior.

Fig. 5-14. Palpação da artéria dorsal do pé.

em artérias tibial posterior e fibular. A artéria poplítea segmenta-se em tibial anterior e tronco tibiofibular, que, após alguns centímetros, divide-se em artéria tibial posterior e fibular.[8] A artéria tibial anterior pode ser palpável no terço distal da perna no compartimento muscular anterior. No dorso do pé, a tibial anterior passa a ser chamada de artéria dorsal do pé (pediosa) e pode ser palpada lateralmente ao tendão do extensor longo do hálux (Fig. 5-14). A artéria dorsal do pé (pediosa) tem variação anatômica, podendo não existir em menos de 10% dos casos e apresentar dificuldade na sua palpação. O pulso tibial posterior pode ser encontrado equidistante entre o maléolo interno e o tendão do calcâneo (Fig. 5-15), e pode não ser palpável em menos de 5% dos indivíduos saudáveis.[17]

Ausculta das Artérias

Inicia-se a ausculta sobre o trajeto das artérias de grande e médio calibre no pescoço, no tórax, nos membros superiores, no abdome, na região lombar, na região do trígono femoral e no canal dos músculos adutores (Hunter). Avaliam-se as alterações como a presença de sopros e frêmitos, e é preciso atentar para os sopros irradiados do coração.

Um sopro sistólico pode ocorrer nas estenoses arteriais de qualquer origem, que podem ser de causa intrínseca com estreitamento da luz interna do vaso em função da presença de placas de ateroma e do espessamento da parede como nas arterites e displasias. As causas extrínsecas ao vaso, como compressão (síndrome do desfiladeiro cervicoaxilar, presença de costela cervical, síndrome de hiperabdução ou dos escalenos) podem também produzir o frêmito. Deve-se tomar cuidado para não pressionar com vigor a artéria, pois tal manobra pode simular um sopro. Na oclusão total da artéria não se ouve sopro nem batimento arterial com o estetoscópio comum, sendo indicado o uso do Dopplerfluxômetro de ondas contínuas para verificação da patência do vaso examinado. O som normal audível ao Dopplerfluxômetro geralmente é trifásico e, se obtida a curva da onda do pulso, graficamente o aspecto da inscrição também é trifásico. Sons e gráficos bifásicos associam-se com áreas de fluxo de baixa resistência (carótida interna ou vertebrais) ou estenose não crítica ou proximal. Os sons monofásicos com inscrições gráficas também monofásicas correspondem à obstrução arterial com presença de circulação colateral. A medida da pressão segmentar com esfigmomanômetro com manguito de largura adequada ao segmento possibilita a medida do índice tornozelo-braço (índice isquêmico), que viabiliza a avaliação da presença de circulação colateral, do estado de gravidade da lesão arterial e do prognóstico e evolução do paciente. A pressão sistólica obtida no tornozelo com auxílio de Dopplerfluxômetro de ondas contínuas quando superior a 60 mmHg indica a existência de boa circulação colateral. A relação entre a pressão supramaleolar e a pressão braquial constitui o índice isquêmico ou tornozelo-braço, que não apresenta valor clínico quando superior a 1,3, pois as artérias calcificadas ou de parede espessada/endurecida não possibilitam o colabamento de suas paredes pela pressão exercida pela insuflação do manguito pneumático. O índice com valor maior que 0,9 até 1,3 é considerado normal. Nos pacientes com claudicação intermitente, os valores do índice tornozelo-braço encontram-se entre 0,4 e 0,9. Valores menores que 0,4 sugerem isquemia grave, crítica com possibilidade de perda do membro (úlcera isquêmica, dor de repouso ou claudicação limitante). A doença isquêmica crônica, segundo a classificação de Fontaine, apresenta quatro graus de gravidade:

- *Grau I:* assintomático.
- *Grau IIa:* claudicação não limitante.
- *Grau IIb:* claudicação limitante.
- *Grau III:* dor de repouso.
- *Grau IV:* úlcera isquêmica.

Os graus IIb, III e IV integram o que se considera isquemia crítica com grande risco de perda da extremidade e o tratamento de escolha é a revascularização, se possível. Nos graus I e IIa o tratamento é clínico. Outra classificação muito utilizada é a de Rutherford:

- *Grau 0:* assintomático.
- *Grau 1:* claudicação não limitante.
- *Grau 2:* claudicação limitante.
- *Grau 3:* dor em repouso.
- *Grau 4:* lesão trófica com pequena perda de tecido.
- *Grau 5:* lesão trófica com grande perda tecidual.
- *Grau 6:* gangrena.[28]

ANAMNESE E EXAME FÍSICO DOS PACIENTES COM ANEURISMAS ARTERIAIS[29]

Os aneurismas arteriais caracterizam-se pelo aumento do diâmetro transverso da artéria superior a 50% do esperado em relação à artéria imediatamente proximal. São mais frequentes na aorta, nas artérias ilíacas e poplíteas, e muitas vezes não causam sintomas, sendo achados de exame físico ou de imagem. Quando sintomáticos, normalmente os são em decorrência de complicações como expansão e ruptura na aorta e ilíacas, trombose e embolia nas femorais e poplíteas, ou de compressão de estruturas vizinhas (nervos, veias, vísceras e destruição óssea). Os aneurismas viscerais que acometem tronco celíaco, artérias renais e esplênicas têm risco aumentado de ruptura, principalmente na gravidez. A ruptura na grávida ocorre frequentemente com o aneurisma da artéria esplênica.

É fundamental a verificação do tipo de pulsação na palpação de tumores pulsáteis. Os aneurismas apresentam impulsão característica em todos os sentidos (anteroposterior, lateral e transversal). Quando esse tipo de impulso for bem evidente, é muito provável que se trate de um aneurisma. A presença de coágulos em seu interior pode diminuir a impulsividade. O diagnóstico diferencial é feito com os tumores invadindo as artérias. Nessa situação, sua impulsividade é apenas em um sentido, sem apresentar expansão pulsátil lateral. O frêmito e o sopro são sistólicos. Na palpação de tumores pulsáveis, é importante verificar o tipo de pulso.

ANAMNESE E EXAME FÍSICO DOS PACIENTES COM FÍSTULAS ARTERIOVENOSAS[30]

Fístulas arteriovenosas estão presentes ao nascimento com igual frequência entre os sexos, contudo tornam-se clinicamente evidentes durante a puberdade, gravidez ou após pequenos traumas. A ocorrência de fístula arteriovenosa relaciona-se com a presença de frêmito e aumento do calibre e da tortuosidade das veias do membro, que se tornam mais proeminentes. A associação de hemi-hipertrofia e "manchas de vinho do porto" (hemangiomas planos) caracteriza a presença de angiodisplasias, entre elas a síndrome de Klippel-Trenaunay. Quando a comunicação envolve vasos de grande calibre como a aorta, as veias braquicefálicas ou cava, o sopro sistólico pode ser audível a alguma distância do paciente.

ANAMNESE E EXAME FÍSICO DO PACIENTE COM SÍNDROME ISQUÊMICA AGUDA (OCLUSÃO ARTERIAL AGUDA)

A oclusão súbita de uma artéria é comum e o diagnóstico e o tratamento precoces são fundamentais para se salvar o membro e a vida do paciente. Sua etiologia atrela-se a uma embolia ou uma trombose, podendo resultar também de traumatismo arterial. Alguns aspectos são importantes para a caracterização da etiologia (embolia ou trombose), pois a história natural, o tratamento, a evolução e o prognóstico são diferentes. As embolias ocorrem em 90% dos casos nos pacientes cardiopatas e com arritmia (geralmente com fibrilação atrial persistente ou permanente, necrose e aneurisma de ventrículo esquerdo, mixomas, tumores e valvopatias) e a trombose arterial relaciona-se com uma doença vascular obstrutiva prévia. É clássica a descrição de que as oclusões arteriais agudas se manifestam de maneira súbita, com os cinco "P" – dor (*pain*), paresia, parestesia, paralisia, palidez das extremidades (*palor*) – e ausência de pulsos distalmente às oclusões (*pulseneless*) com resfriamento do membro. A existência de variações na maneira de início do quadro clínico pode confundir o examinador. O quadro clínico da oclusão arterial aguda está associado a dor de forte intensidade, de início súbito e de caráter variável, predominado sobre os demais sintomas. A dor pode, entre 10 e 11% dos casos, iniciar-se de modo insidioso com fraca intensidade. Posteriormente é sobreposta pelos sintomas neurológicos, aumentando gradativamente de intensidade até se constituir, após algumas horas, em sintoma principal.[28,29] Haimovici[31] observou que 81,2% dos pacientes apresentavam quadro inicial agudo, dos quais 59,5% tinham dor e 21,2% apresentavam apenas paralisia e resfriamento. Para o diagnóstico correto é essencial saber se o paciente apresentava anteriormente quadro agudo cardiopatia e arritmia (etiologia embólica) ou uma arteriopatia prévia (etiologia trombótica). Pelos dados da anamnese, os pacientes apresentam dor de forte intensidade, de início súbito com grau e intensidade variáveis. As alterações decorrentes da isquemia dos tecidos dependem do equilíbrio entre o grau de oclusão arterial, o desenvolvimento prévio de circulação colateral e a necessidade metabólica do tecido. A dor surge sempre que a perfusão tecidual é insuficiente para manter o metabolismo normal. O resfriamento do membro ocorre na parte distal à oclusão e relaciona-se com o nível da oclusão arterial. Após determinado período, permanece fixo. Na oclusão aguda da aorta abdominal, ambos os membros inferiores apresentam frialdade desde os pés até a raiz da coxa. Os pacientes também relatam alteração de cor nas extremidades variando de uma simples palidez de um dedo ou de todo o pé com áreas de cianose. Parestesias, hipoestesias, fraquezas e paralisias caracterizam as alterações decorrentes da isquemia arterial. O exame físico cuidadoso, com inspeção e palpação, associado aos elementos da anamnese viabilizam o diagnóstico de oclusão arterial aguda (Fig. 5-16).

Na inspeção, observam-se palidez de um dedo ou até de todo o pé e/ou áreas cianóticas que variam de uma palidez cadavérica a uma cianose intensa.[28,29,32] Essas características devem ser sempre comparadas no mesmo membro ou com o lado contralateral. Na síndrome do dedo azul (*blue toe syndrome*), os quirodáctilos ou pododáctilos podem estar cianóticos em razão de isquemia por embolização decorrente de uma placa aterosclerótica complicada proximal ou provocada pelo ateroembolismo relacionado com a presença de aneurismas proximais como o de aorta ou poplítea. Ocorre o colapso das veias superficiais. As veias estão vazias de sangue quando ocorre a cianose. A cianose que responde à digitopressão caracteriza leito vascular ainda viável, enquanto a cianose fixa demonstra isquemia avançada e relaciona-se com a perda irreversível da extremidade. O mesmo ocorre quando surgem bolhas com serosidade (flictenas) que prenunciam a necrose cutânea.

A síndrome do compartimento ocorre em 15 a 20% de casos de isquemia arterial aguda. O compartimento anterolateral da perna é o mais comprometido. Edema localizado e cianose acompanhada de pé caído (equino) podem ocorrer em decorrência de lesão isquêmica do nervo fibular comum e/ou seus

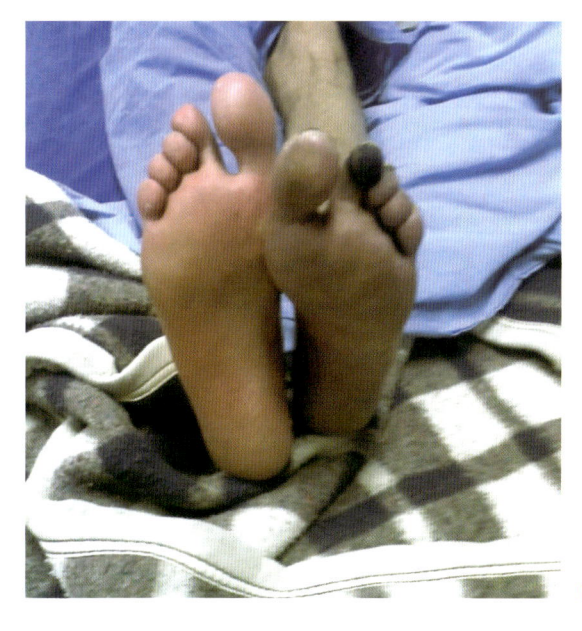

Fig. 5-16. Isquemia aguda de membro inferior esquerdo.

ramos superficial e/ou profundo comprimidos pela musculatura intumescida dentro do compartimento fascial estanque.

Na palpação, deve-se verificar a temperatura em conjunto com os pulsos. A temperatura é verificada, como já descrito, palpando-se com o dorso da mão. A palpação dos dedos do pé, da perna e da coxa é comparada com a do membro contralateral. Dependendo do nível da oclusão, o resfriamento afeta diferentes áreas, podendo atingir apenas o pé, com gradiente na base dos pododáctilos, relacionando-se com a oclusão das artérias distais da perna, ou ocorrer entre o terço médio e o superior da perna com oclusão entre a femoral superficial e a poplítea. O resfriamento com gradiente acima de joelho relaciona-se com a oclusão da femoral comum, o terço superior da coxa com oclusão da artéria ilíaca externa e o resfriamento dos dois membros até a raiz da coxa com a oclusão da aorta abdominal. A palpação sistemática de todos os pulsos arteriais constitui a etapa mais importante do exame físico, possibilitando tanto o diagnóstico como a determinação do nível da oclusão arterial. As provas funcionais podem estar mais acentuadas na oclusão arterial aguda.

A ausculta de um sopro sistólico em um trajeto arterial pode sugerir estenose arterial. A pesquisa dos sinais neurológicos é importante para determinação do prognóstico, da urgência e do tipo de terapêutica a ser empregada. Quanto mais intensas forem as sensibilidades tátil, térmica, dolorosa e as alterações motoras, mais grave é a isquemia. A palpação da massa muscular apresentando alteração de consistência ajuda a qualificar o grau de isquemia. O diagnóstico da síndrome isquêmica aguda é muito simples, baseia-se nos dados de anamnese e em um exame físico preciso. A dificuldade concentra-se na etiologia, pois, em algumas situações, não é muito evidente a fonte emboligênica que caracteriza a embolia arterial assim como os pacientes com arteriopatia prévia.

ALTERAÇÕES DO EXAME FÍSICO GERAL DE IMPORTÂNCIA NAS VASCULOPATIAS[17,28]

Exame Ocular

O exame externo e interno do olho oferece subsídios valiosos para o diagnóstico. Examinam-se as pálpebras, os músculos oculares, o bulbo do olho, as pupilas e o fundo de olho. O fundo de olho é um exame simples, não invasivo e pode fornecer informações importantíssimas nas doenças vasculares em especial nos doentes diabéticos, hipertensos, nas estenoses de carótidas por aterosclerose e vasculites, nas anomalias vasculares congênitas craniofaciais, na coarctação da aorta, nas doenças do colágeno, na doença de Marfan e na síndrome de Ehlers-Danlos. A síndrome de Claude Bernard-Horner (miose, ptose palpebral, enoftalmia, hiperemia da conjuntiva e perda da sudorese facial) é ocasionada pela lesão direta ou indireta da cadeia simpática cervical, e pode ser definitiva, quando causada por ressecção ou coagulação do gânglio estrelado, ou temporária, quando ocasionada por reação inflamatória local.

Exame da Orofaringe

Os dentes podem ser fonte de infecção principalmente nos portadores de prótese sintética vascular e nos que apresentam tonsilite da faringe ou tumores. Lesões da orofaringe, como úlceras, podem decorrer da doença de Behçet, da doença de Crohn (doença inflamatória do intestino delgado), do estreitamento do palato duro na doença de Marfan, do abaulamento lateral da faringe no espaço maxilofaríngeo no caso de aneurisma da artéria carótida interna ou da úvula no caso de insuficiência da valva aórtica. O batimento da úvula acompanhando o ritmo do coração constitui o sinal de Müller.

Exame de Orelha

Pesquisa-se a presença de zumbido, hipoacusia, secreção, dor, labirintopatia e ocorrência de sangramento.

Exame de Nariz

Pesquisa-se epistaxe, coriza, rinorreia, obstrução, sangramento e lesões ulceradas, como as presentes na granulomatose de Wegener.

O sinal de Musset consiste no movimento da cabeça sincronizado com os batimentos cardíacos.

Exame de Tórax

Na inspeção, observa-se a presença de deformidades e de circulação colateral (venosa, arterial, telangiectasia). Tanto nos aneurismas como nos pseudoaneurismas é possível observar uma massa pulsátil (expansiva tanto de maneira anteroposterior como laterolateral) dependendo do diâmetro e localização. Hemoptises podem associar-se a quadros vasculíticos como na granulomatose de Wegener.

Exame de Órgãos Genitais e Região Perianal e Anal

Os órgãos genitais podem ter lesões relacionadas com lesões arteriais a distância como na sífilis e na doença de Behçet. O exame local da região perianal e anal pode revelar a presença de hemorroidas, fístulas, tumores, infecções e infestações. O diabético tem risco maior de abscesso perianal.

ANAMNESE E EXAME FÍSICO NAS DOENÇAS VENOSAS

As doenças venosas apresentam 70 a 80% de prevalência em relação às demais doenças vasculares, manifestam-se de modo agudo ou crônico e o diagnóstico deve abranger os quatro itens: funcional, sindrômico, anatômico e etiológico.

Síndromes Venosas Agudas

Trombose Venosa Aguda ou Tromboflebite[33-36]

Pode acometer os sistemas superficial ou profundo. A trombose venosa aguda superficial é uma doença frequente, em que ocorre inflamação da parede da veia e dos tecidos vizinhos em grau variável. Há uma incidência bastante variável de 0,1 a 51% dos casos em pacientes varicosos. Muitas vezes relaciona-se com punção venosa para venóclise ou coleta de sangue para exames, traumas não perceptíveis, ou está associada à manifestação secundária de outras condições como síndrome paraneoplásica, quimioterapia, terapia hormonal ou oncológica, trombofilias, uso de anticoncepcionais.

O quadro clínico é agudo. Os sintomas e sinais são locais. O diagnóstico é clínico, com base na anamnese e no exame físico. É frequente nos pacientes portadores de varizes dos membros inferiores. O paciente relata dor de intensidade variável e verifica-se ao exame a presença de hiperemia e edema no trajeto de veia superficial. A dor piora com a movimentação do membro ou com a palpação ou digitopressão no trajeto da veia acometida.

Na inspeção, a pele que recobre a veia apresenta-se avermelhada no seu trajeto e, com o decorrer do tempo, pode se tornar hiperpigmentada, com tonalidade cor marrom-acastanhada. Palpa-se um cordão endurecido doloroso com pequeno aumento da temperatura no trajeto venoso. O edema é superficial, atingindo apenas a pele e o tecido celular subcutâneo, e é consequência da reação inflamatória venosa e perivenosa. Pode ocorrer em pequenos segmentos de veia tributárias ou estender-se a veias tronculares como a safena magna, às vezes, em toda sua extensão. A tromboflebite ascendente de veias safenas magna e parva de rápida evolução constitui uma das indicações cirúrgicas de ligadura cirúrgica/crossectomia para evitar a extensão do trombo até a veia femoral ou ilíaca e impedir o tromboembolismo. A evolução geralmente é benigna, melhorando em pouco tempo com tratamento adequado (calor local, anti-inflamatórios e repouso com elevação do membro). Quando o trajeto venoso acometido é extenso, o cordão endurecido pode demorar muito tempo para se desfazer ou mesmo permanecer calcificado com evidente prejuízo estético. A embolia pulmonar resultante da progressão para o sistema venoso profundo pode ocorrer, mas é rara. A linfangite aguda faz parte do diagnóstico diferencial e, quando acometido por ela, o paciente tende a apresentar uma porta de entrada nos pés ou mesmo tinha *pedis* com micoses interdigitais. Um cordão vermelho é visível, mas não palpável ao exame físico. Associa-se, frequentemente, à celulite ou erisipela (linfangites reticulares).

Trombose Venosa Profunda[37-39]

A trombose venosa profunda (TVP) dos membros é uma doença em que um trombo é formado associado à reação inflamatória em uma veia profunda (veias da perna – tibiais anteriores, posteriores, soleares, gastrocnêmicas, poplítea, femoral superficial, comum, profunda, ilíacas ou cava inferior). Pode ocorrer nos membros superiores ou inferiores. As manifestações podem ser locais, regionais ou sistêmicas, e os pacientes acamados, pós-cirúrgicos, pós-parto, politraumatizados, com neoplasias, em quimioterapia ou em terapia hormonal são considerados de risco. O diagnóstico deve ser o mais precoce possível para impedir o aumento e a progressão do trombo. As complicações são gravíssimas, como a embolia pulmonar e a síndrome de insuficiência venosa crônica (síndrome pós-trombótica ou pós-flebítica). O exame clínico isoladamente pode falhar no diagnóstico em torno de 30 a 50% das vezes. Nessa síndrome venosa aguda, o eco-Doppler venoso é fundamental para a confirmação diagnóstica.

A dor é o sintoma mais comum da TVP dos membros inferiores e aparece em mais de 80% dos pacientes. O edema e o empastamento também são encontrados em 80 a 86% dos casos associados à dor. A dor é decorrente da distensão da veia, da inflamação vascular e perivascular e do edema muscular, que expande o volume dos músculos no interior dos compartimentos faciais pouco distensíveis pressionando as terminações nervosas. A dor pode ser espontânea e surgir em repouso ou piorar quando o paciente apoia o pé na fase de estação. A deambulação é claudicante (claudicação venosa) e o paciente geralmente procura o repouso, interrompendo a marcha em função do aumento da dor. A trombose venosa mais frequente é a da panturrilha (trombose de veias do plexo solear) e o edema é mais intenso na musculatura da panturrilha.

Na TVP, o edema apresenta-se como unilateral, aumentando durante o transcorrer do dia, agravando com a posição pendente e acometendo pele, subcutâneo e massa muscular. Alguns pacientes com TVP distal com comprometimento de apenas uma veia da perna podem não apresentar edema, principalmente em repouso. Outros sintomas são relacionados com as manifestações gerais como febre discreta (37,5 ou 37,9º centígrados), taquicardia e mal-estar. A taquicardia com febre baixa é o chamado sinal de Malory-Michaelis, importante como manifestação prodrômica. Quanto aos antecedentes, deve-se pesquisar a ocorrência de outras doenças ou fatores de risco como terapia hormonal, período pós-parto, quimioterapia, neoplasia, trauma local, cirurgia recente abdominal, pélvica, ortopédica, doenças cardiovasculares, infecciosas, hematológicas, vasculites, repouso, politraumatismo e fraturas.[40-42]

O exame físico deve ser realizado rotineiramente no paciente acamado, principalmente no de alto risco, mesmo assintomático.

À inspeção, os trajetos venosos superficiais visíveis na face anterior da perna constituem o sinal de Pratt. O aumento da rede venosa superficial, que se torna vicariante nos casos de obstrução venosa profunda, ocorre entre 40 e 50% dos casos. A cianose não é muito frequente, mas se acentua com o paciente em posição ortostática e está presente no quadro descrito como *flegmasia cerulea dolens*.

À palpação, o edema depressível constitui o sinal de Godet ou cacifo. Aparece quando a pressão intersticial é superior aos valores entre 40 e 45 mmHg. O sinal da Bandeira é compatível com o membro normal e consiste em movimentação passiva lateralizada e oscilante da panturrilha e musculatura da coxa. O sinal de Moses diz respeito ao empastamento muscular, e o de Orlow, à dor no trajeto venoso, estabelecendo relação com a veia acometida. O sinal de Homans é encontrado em 60% dos casos e não é específico de TVP, podendo ocorrer em outras situações como no cisto de Baker volumoso, que comprime o ciático e seus ramos, e na síndrome do aprisionamento da artéria poplítea com compressão concomitante dos nervos tronculares da perna, tendinites dos "pés anserinos" (tendões do semitendinoso, semimembranoso e bíceps) e nas bursites pré-patelares. Consiste em dorsiflexão passiva dolorosa do pé com a mão direita, estando o paciente em posição supina com o joelho levemente fletido. A mão esquerda apoia-se na musculatura da panturrilha levemente. A dorsiflexão passiva do pé provoca dor na panturrilha (Fig. 5-17). O edema subcutâneo pode ser observado na simples inspeção do membro e, comprimindo-se a pele, é depressível, constituindo no já descrito sinal de Godet. O edema muscular é identificado pela palpação da massa muscular com mobilidade menor na panturrilha, que fica empastada e constitui o já descrito sinal de Moses, presente em 80 a 86% dos casos. Deve ser comparado com a panturrilha contralateral geralmente móvel, caracterizando o sinal da Bandeira. Quadros clínicos graves associados à trombose venosa iliofemoral são a *flegmasia alba dolens* e a *flegmasia coerulea dolens*. A *flegmasia alba dolens* é a TVP maciça do membro, com comprometimento praticamente de todo o retorno venoso. Associa-se à obstrução quase total das veias da perna e da coxa, troncular do setor iliofemoral. Forma-se um edema intenso, rápido, com cianose e frio. A dor é relatada como excruciante e muito forte. Um aspecto muito importante é o desaparecimento dos pulsos, podendo-se diagnosticar incorretamente o quadro como oclusão arterial aguda. Os dedos do pé tornam-se escuros e evoluem para gangrena. A dor, quando muito intensa na perna ou na coxa, lancinante, insuportável, associa-se à trombose venosa maciça. A ordem de importância dos sintomas e dos sinais é dor, edema, aumento da consistência

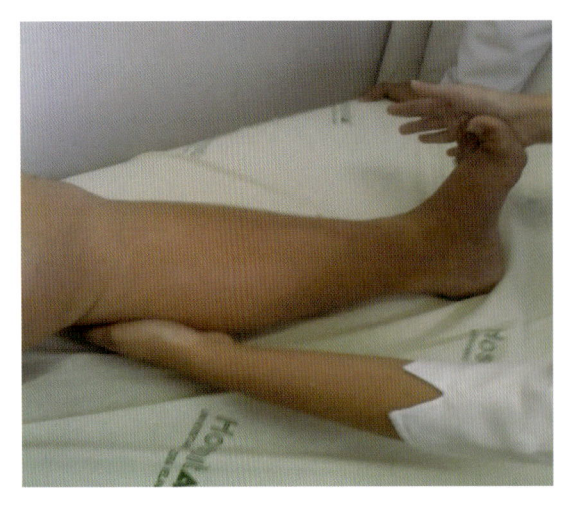

Fig. 5-17. Sinal de Homans.

muscular, dor no trajeto venoso e sinais especiais positivos (Homans, Moses, Orlow etc.) com dilatação das veias superficiais (sinal de Pratt – veias sentinelas de Pratt) associados à cianose, podendo evoluir para gangrena venosa. Sinais específicos são descritos com o membro normal ou com trombose. Em 30 a 40% dos casos, a dor é excruciante e o edema muito grave acomete todo o membro, que assume a coloração cianótica com ausência de pulsos, podendo evoluir o quadro para gangrena venosa e amputação em decorrência da oclusão de todas as veias da extremidade, o que caracteriza o quadro conhecido como *flegmasia coerulea dolens*. A morbimortalidade é alta, sendo descrita entre 30 e 60%.

Na trombose da veia cava inferior, ambos os membros inferiores estão edemaciados. O edema é universalmente associado a manifestações sistêmicas de extrema gravidade.

Varizes dos Membros Inferiores[35-47]

Sua prevalência é estimada entre 5 e 30% na população adulta, com uma relação mulher/homem de 3/1. O próprio paciente procura o médico e na anamnese informa que apresenta varizes. O exame cuidadoso evidencia a presença de veias dilatadas, tortuosas e palpáveis relacionadas com o sistema venoso superficial (safena magna ou parva) ou comunicante. Na anamnese são pesquisadas doenças concomitantes que possam ter alterado sua evolução, como enfisema, doenças infecciosas, cardiopatia, tumores malignos e diabetes melito.

Quando se realiza a anamnese, as angiodisplasias como a síndrome de Klippel-Trenaunay (Fig. 5-18), a agenesia venosa do sistema venoso ou das válvulas profundas devem ser lembradas quando os pacientes mais jovens, com menos de 15 anos de idade, relatam a presença de varizes desde o nascimento. Profissões que exigem o ortostatismo no trabalho predispõem as pessoas ao aparecimento de varizes. As varizes essenciais surgem com mais frequência durante a segunda ou terceira década da vida de modo insidioso e evoluem lenta e progressivamente. Na história pregressa e atual, deve-se pesquisar o número de gestações, a obesidade e os hábitos de vida como o sedentarismo. O diagnóstico etiológico possibilita a diferenciação das varizes em primárias (doença do sistema venoso superficial com refluxo valvular e multifatorial) ou secundárias (doença do sistema venoso profundo). Varizes secundárias podem se desenvolver após um traumatismo com formação de fístula arteriovenosa. Na síndrome pós-trombótica também podem surgir varizes na evolução dessa doença e sua terapêutica é diferente da indicada para as varizes essenciais ou primárias. A história familiar é importante por se tratar de uma doença geneticamente estabelecida, sendo raro o paciente que não tenha algum parente com varizes. A procura pelo tratamento tem três motivos principais: a dor, a preocupação estética e o temor das complicações.

Os sintomas constituem o motivo mais frequente da consulta do paciente. A presença das varizes causa preocupação no paciente e os sintomas podem ser habituais ou ocasionais. Os sintomas habituais são dor, cansaço e peso nas pernas. Os ocasionais são dor, prurido, formigamento e cãibras. As dores determinadas pelas varizes decorrem da estase venosa e se caracterizam por serem difusas e se manifestarem de modo diverso, piorando com o decorrer do dia na posição ortostática, exacerbando-se com o calor, na fase pré-menstrual e durante a gestação e melhorando com a deambulação.

O paciente deve ser examinado em posição ortostática e com boa iluminação. Cada membro deve ser examinado na face ventral, dorsal, lateral e medial desde a planta do pé até a raiz do membro. Observa-se a distribuição dos trajetos varicosos e a natureza das varizes. Pode-se utilizar uma caneta dermográfica para o mapeamento venoso pré-operatório ou mesmo para a execução do eco-Doppler venoso, importante exame que deve ser solicitado antes da cirurgia de varizes. As varizes, varículas ou telangiectasias são relacionadas com o trajeto da veia safena magna ou parva e se esvaziam pela elevação dos membros

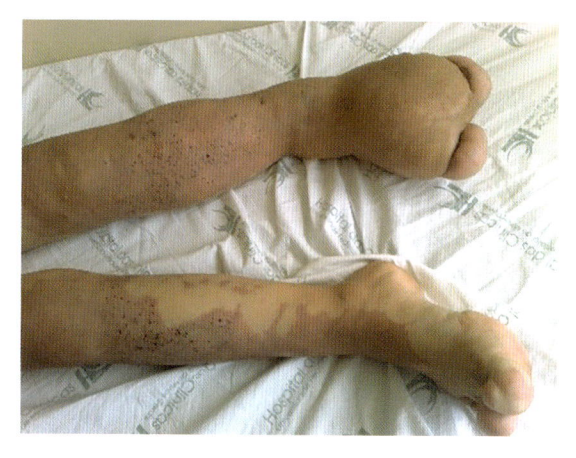

Fig. 5-18. Paciente com síndrome de Klippel-Trenaunay com varizes em membros inferiores.

(manobra de Trendelenburg). As varizes primárias costumam ser bilaterais e, em estágios iniciais, tendem a ser unilaterais com trajeto anárquico. A pele tem de ser observada com atenção para se verificar alterações de cor e aspecto. Manchas ocres (dermatite ocre) ou hipoerpigmentação localizam-se no terço inferior da perna e na face medial. Deve-se observar também se há eczema, edema, varicoflebite e úlcera, que em geral, localizam-se nas proximidades do maléolo medial. Nas varizes essenciais, as úlceras são pequenas, ocorrem tardiamente e, em geral, são indolores. A úlcera tem forma variada, margens irregulares e bordas profundas (Fig. 5-19). Os tecidos vizinhos apresentam outros sinais, como hiperpigmentação, fibrose e fundo róseo. A classificação internacional de insuficiência venosa crônica é a classificação CEAP (Figs. 5-20 e 5-21). O "C" relaciona-se com a classificação, podendo ser:

- *0:* assintomático ou com poucos sintomas.
- *1:* telangiectasias.
- *2:* varizes salientes, palpáveis e tortuosas.
- *3:* presença de edema.
- *4:* alterações tróficas (dermatite ocre, dermatofibrose e eczema).
- *5:* úlcera cicatrizada.
- *6:* úlcera aberta.

O "E" representa etiologia, podendo ser primária (p) ou secundária (s). "A" representa a anatomia (s = sistema superficial; p = profundo; c = comunicante). O "P" representa a fisiopatologia (r = refluxo; o = obstrução; r + o = refluxo + obstrução). Assim, por exemplo, um paciente que apresenta apenas telangiectasias é classificado como C1EsAsPr. O paciente com úlcera aberta e varizes visíveis associadas à insuficiência da veia safena magna ou tributárias é classificado como C6EsAsPr.

À palpação, verificam-se o edema e o estado do tecido celular subcutâneo; palpam-se os linfonodos inguinais, axilares e as varizes. É aconselhável que o paciente permaneça de pé, parado cerca de 10 min antes do início do exame, para que se palpe a tensão venosa e se acompanhe o trajeto a fim de verificar a existência de flebite. A palpação é importante na localização das veias perfurantes, baseando-se nos defeitos da fáscia aponeurótica. No caso de insuficiência de perfurantes, o esvaziamento das veias possibilita a acentuação da depressão (orifício na fáscia muscular). Existem várias manobras especiais para identificação do tronco venoso associado às varizes e veias perfurantes. Na face anteromedial e inferior do terço distal da coxa, há a perfurante de Hunter. No terço superior e medial da perna, há a perfurante de Boyd. No terço inferior da perna, as perfurantes de Cockett 1, 2, 3 e 4 que conectam a veia comunicante posterior da perna às veias tibiais posteriores. Associam-se à base plantar, respectivamente, a 6, 12, 18 e 3 cm. No terço posterior da perna, há, exatamente na parte média, a perfurante de May que conecta a veia safena parva com as veias musculares dos gastrocnêmios ou sóleo (tríceps sural). Com a prova dos garrotes de Brodie, pode-se localizar o refluxo nas perfurantes da coxa, perna e nas crossas das veias safenas magna (interna ou maior) e parva (externa ou menor). Os garrotes são posicionados com o paciente em posição supina na altura da desembocadura da veia safena magna na femoral (nível da crossa), acima e logo abaixo do joelho e acima do tornozelo. O paciente, em seguida, fica em posição ortostática, os garrotes são retirados consecutivamente e as varizes enchem-se conforme a localização do refluxo e o nível das perfurantes insuficientes, marcadas com canetas de tinta dermográfica.

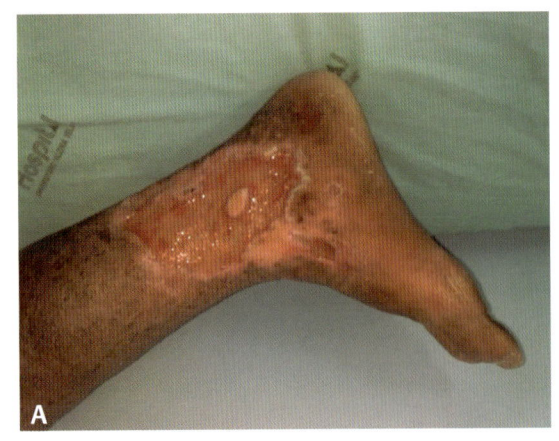

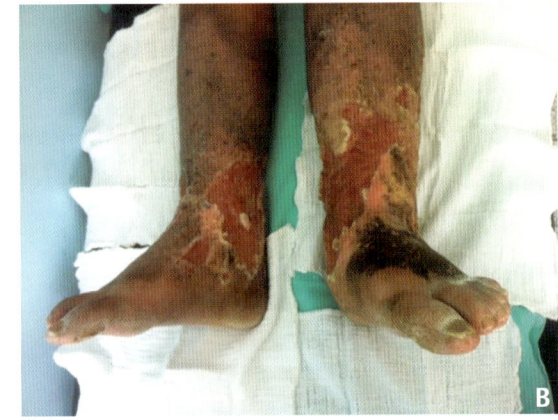

Fig. 5-19. (A e B) Pacientes com membros inferiores com úlceras abertas. Estágio 6 da classificação CEAP.

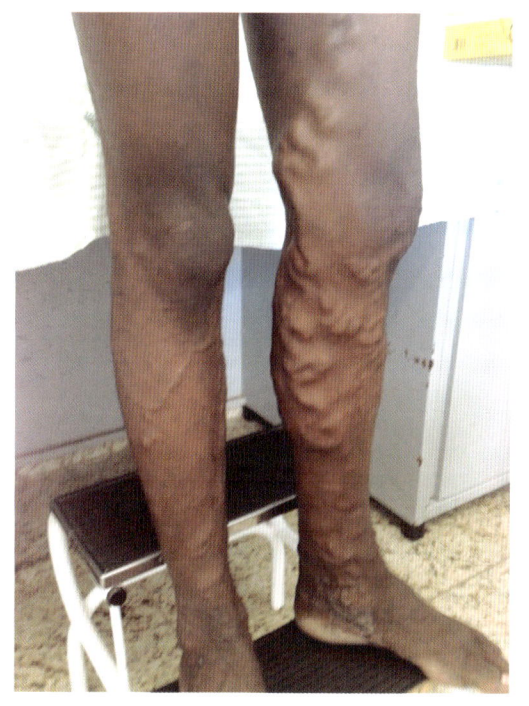

Fig. 5-20. Paciente com varizes bilaterais de membros inferiores CEAP 4.

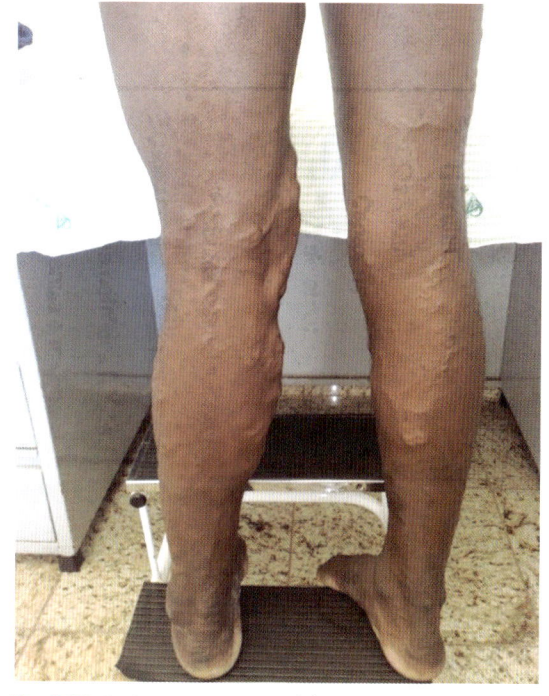

Fig. 5-21. Paciente com varizes bilaterais de membros inferiores CEAP 4, visão posterior dos membros inferiores.

REFERÊNCIAS BIBLIOGRÁFICAS

1. Norman PE, Eikelboom JW, Hankey GG. Peripheral arterial disease: prognostic significance and prevention of atherothrombotic complications. *MJA*. 2004;181:150-4.
2. Murabito JM, D'Agostino RB, Soçvershatz H *et al.* Intermittent claudication. A risk profile from The Framingham Heart Study. *Circulation*. 1997;96:44-9.
3. Hirsch AT, Criqui MH, Treat-Jacobson D. Peripheral arterial disease detection, awareness, and treatment in primary care. *JAMA*. 2001;286:1317-24.
4. Selvin E, Erlinger TP. Prevalence of and risk factors for peripheral arterial disease in the United States: results from the National Health and Nutrition Examination Survey, 1999-2000. *Circulation*. 2004;110:738-43.
5. Wattnaki K, Folsom AR, Selvin E. Risk factors for peripheral arterial disease incidence in persons with diabetes: the Atherosclerosis Risk in Communities (ARIC) Study. *Atherosclerosis*. 2005;180:389-97.
6. Bartholomew JR, Olin JW. Pathophysiology of peripheral arterial disease and risk factors for its development. *Cleve Clin J Med*. 2006;73(Suppl 4):S8-14.
7. Kurtz KJ. Bruits and Hums of the Head and Neck. In: Walker HK, Hall WD, Hurst JW (Eds). *Clinical methods: the history, physical, and laboratory examinations*, 3rd ed. Boston: Butterworths; 1990.
8. Aumüller G, Aust G, Doll A *et al.* (Eds). *Anatomia*. Rio de Janeiro: Guanabara Koogan, 2009.
9. Marx HJ, Yu PN. Clinical examination of the arterial pulse. *Prog Cardiovasc Dis*. 1967;10:207-35.
10. Lopez M. Pulso arterial. In: Lopez M, Laurentys-Medeiros J. *Semiologia médica: as bases do diagnóstico clínico*, 5.ed. Rio de Janeiro: Revinter, 2004. p. 311-22.
11. Brignole M, Moya A, de Lange FJ *et al.* 2018 ESC Guidelines for the diagnosis and management of syncope. *Eur Heart J*. 2018;39:1883-1948.
12. O'Rourke MF. The arterial pulse in health and disease. *Am Heart J*. 1971;82:687-702.
13. Vlachopoulos C, O'Rourke MF. Genesis of the normal and abnormal arterial pulse. *Curr Probl Cardiol*. 2000;25:298-367.
14. Korpas D, Hálek J, Dolezal L. Parameters describing the pulse wave. *Physiol Res*. 2009;58:473-9.
15. Morris DC. Chapter 20 The Carotid Pulse. In: Walker HK, Hall WD, Hurst JW (Eds.). *Clinical methods: the history, physical, and laboratory examinations*, 3rd ed. Boston: Butterworths, 1990.
16. Swartz MH. Coração. In: *Tratado de Semiologia Médica*, 7.ed. Rio de Janeiro: Elsevier, 2015. cap. 11. p. 343-89.
17. Fang JC, O'Gara PT. History and physical examination: an evidence-based approach. In: Zipes DL, Libby P, Bonow RO *et al.* (Eds.). *Braunwald's Heart Disease*, 11th ed. Philadelphia: Saunders Elsevier, 2019. p. 83-101.
18. Maia MMCS. Pulso arterial. In: Silva RMFL (Ed). *Tratado de Semiologia Médica*. Rio de Janeiro: Guanabara Koogan, 2014, p. 174-181.
19. Sarkar M, Bhardwaj R, Madabhavi I *et al.* Pulsus paradoxus. *Clin Respir J*. 2018;12(8):2321-31.

20. McDermott MM, Liu K, Criqui MH. Ankle-brachial index and subclinical cardiac and carotid disease: the multi-ethnic study of atherosclerosis. *Am J Epidemiol.* 2005;162:33-41.
21. Smith SC Jr, Milani RV, Arnett DK. Atherosclerosis Vascular Disease Conference: Writing Group II: risk factors. *Circulation.* 2004;109:2613-6.
22. American Diabetes Association. Peripheral arterial disease in people with diabetes. *Diabetes Care.* 2003;26:3333-41.
23. Newman AB, Siscovick DS, Manolio TA. Ankle-arm index as a marker of atherosclerosis in the Cardiovascular Health Study. Cardiovascular Heart Study (CHS) Collaborative Research Group. *Circulation.* 1993;88:837-45.
24. Newman AB, Tyrrell KS, Kuller LH. Mortality over four years in SHEP participants with low ankle-arm index. *J Am Geriatr Soc.* 1997;45:1472-8.
25. Cheng SW, Ting AC, Lau H et al. Epidemiology of atherosclerotic peripheral arterial occlusive disease in Hong Kong. *World J Surg.* 1999;23:202-6.
26. Norgren L, Hiatt WR, Dormandy JA et al. on behalf of the Tasc II Working Group. Inter Society Consensus for the management of peripheral arterial disease. *J Vasc Surg.* 2007;45(Suppl 1):S5A-67A.
27. Liao SL, Luthra M, Rogers KM. Leriche syndrome. *J Am Coll Cardiol.* 2009;54(19):e11.
28. Hirsch AT, Haskal ZJ, Hertzer NR et al. ACC/AHA 2005 Practice Guidelines for the management of patients with peripheral arterial disease. *Circulation.* 2006;113(11):e463-654.
29. Thompson MM, Bell PR. ABC of arterial and venous disease. Arterial aneurysms. *BMJ.* 2000;320(7243):1193-6.
30. Babu SC. Arteriovenous fistulas. https://emedicine.medscape.com/article/459842-overview. Acesso em 26 de dezembro de 2018.
31. Haimovici H. Myopathic-nephrotic-metabolic syndrome associated with massive acute arterial occlusions. *J Cardiovas Surg.* 1973;14:589-600.
32. Conejero AM, García AG, Ducajú GM et al. Acute arterial ischaemia. *Medicine.* 2017;12:2433-9.
33. Brand FN, Dannenberg AL, Abbott RD. The epidemiology of varicose veins: the Framingham Study. *Am J Prev Med.* 1988;4:96-101.
34. Elder DM, Greer KE. Venous disease: how to heal and prevent chronic leg ulcers. *Geriatrics.* 1995;50:30-6.
35. Ibrahim S, MacPherson DR, Goldhaber SZ. Chronic venous insufficiency: mechanisms and management. *Am Heart J.* 1996;132:856-60.
36. Weiss VJ, Surowiec SM, Lumsden AB. Surgical management of chronic venous insufficiency. *Ann Vasc Surg.* 1998;12:504-8.
37. Benigni JP, Cazaubon M, Kasiborski F et al. Chronic venous disease in the male. An epidemiological survey. *Int Angiol.* 2004;23:147-53.
38. Nunnelee JD. Nurse practitioner knowledge of chronic venous disease: a randomized survey of nurse practitioners in Missouri. *J Vasc Nurs.* 2004;22:93-6.
39. Ricci MA, Emmerich J, Callas PW et al. Evaluating chronic venous disease with a new venous severity scoring system. *J Vasc Surg.* 2003;38:909-15.
40. Neglen P, Thrasher TL, Raju S. Venous outflow obstruction: an underestimated contributor to chronic venous disease. *J Vasc Surg.* 2003;38:879-85.
41. Labropoulos N, Tiongson J, Pryor L et al. Definition of venous reflux in lower-extremity veins. *J Vasc Surg.* 2003;38:793-8.
42. van Korlaar I, Vossen C, Rosendaal F et al. Quality of life in venous disease. *Thromb Haemost.* 2003;90:27-35.
43. Perrin M. Terminology and chronic venous disease. *J Mal Vasc.* 2003;28:92-4.
44. Schainfeld RM. Chronic venous insufficiency. *Curr Treat Options Cardiovasc Med.* 2003;5:109-19.
45. Ricotta JJ, Dalsing MC, Ouriel K et al. Research and clinical issues in chronic venous disease. *Cardiovasc Surg.* 1997;5:343-9.
46. Tran NT, Meissner MH. The epidemiology, pathophysiology, and natural history of chronic venous disease. *Semin Vasc Surg.* 2002;15:5-12.
47. Eberhardt RT, Raffetto JD. Chronic venous insufficiency. *Circulation.* 2014;130(4):333-46.

6
PULSO VENOSO JUGULAR

Rose Mary Ferreira Lisboa da Silva

INTRODUÇÃO
A primeira menção a pulsações venosas cervicais foi feita por Lancisi em 1728, após observá-las em um paciente com insuficiência tricúspide. Ou seja, o estudo do pulso venoso jugular (PVJ) e sua associação à cardiopatia foram descritos há praticamente três séculos, mas a avaliação desse tipo de pulso ganhou maior aplicação clínica a partir do século 20. Isto se deveu à medida invasiva da pressão venosa central e sua relação com o débito cardíaco.[1] Apesar do avanço tecnológico dos exames complementares, essa avaliação é importante para a abordagem e condução clínica de pacientes, em especial aqueles com insuficiência cardíaca, não devendo ser negligenciados, e sim estimulados sua prática e seu ensino.[2]

ANATOMIA
Para entender o pulso venoso, é preciso relembrar a anatomia do sistema venoso do pescoço por meio de uma anatomia sucinta. A veia jugular interna se localiza na parte anterolateral da artéria carótida interna, sob o músculo esternocleidomastóideo, na sua porção proximal, e sob o triângulo formado pela clavícula e pelas porções clavicular e esternal daquele músculo, em sua porção distal. É responsável pela drenagem do encéfalo, e pela parte superficial da face e do pescoço. Sai do seio sigmoide, fazendo anastomose com a veia subclávia, uma continuação da veia axilar. A junção dessas veias, jugular interna e subclávia, forma a veia braquicefálica ou inominada, na metade inferior do manúbrio esternal. A confluência das veias braquicefálicas direita e esquerda no mediastino superior forma a veia cava superior, a qual se encontra à direita da artéria aorta ascendente. Por sua vez, a veia cava superior drena o sangue venoso para o átrio direito. Assim, a veia jugular interna direita tem uma via direta para veia cava superior, enquanto todas as outras tributárias apresentam um trajeto diferente. Além disso, não há valvas entre a veia jugular interna e o átrio direito. Por outro lado, a veia jugular interna esquerda é geralmente menor que a direita, drenando para a veia braquicefálica esquerda, a qual não apresenta o mesmo trajeto retilíneo da direita, sendo suscetível a compressões ao longo dele, por artérias tortuosas, ateroscleróticas ou por aneurisma da aorta. Dessa maneira, é recomendada a inspeção do PVJ à direita. Já a veia jugular externa tem sua origem na união do ramo posterior da veia retromandibular com a veia auricular posterior. É responsável pela drenagem das partes profundas da face e da região exterior do crânio. Essa veia se estende do ângulo da mandíbula, cruzando sobre o esternocleidomastóideo, na região do terço médio da clavícula, desembocando na junção da veia subclávia com a veia jugular interna, quase em ângulo reto (Fig. 6-1).[3,4]

ESTIMATIVA DA PRESSÃO VENOSA JUGULAR
A pressão venosa central reflete a média da pressão na veia cava superior ou no átrio direito, a qual é equivalente à pressão diastólica final do ventrículo direito, se não houver valvopatia tricúspide. Seu valor é considerado normal entre 2 e 10 mmHg, considerando a linha axilar média como referência, lembrando que 1 mmHg equivale a 1,36 cm H_2O.[5,6] Em média, a pressão venosa jugular é 1 cm mais alta que a do átrio direito em relação à veia jugular interna direita e 2 cm mais alta em relação à veia jugular interna esquerda.[1] Como a pressão venosa jugular externa reflete a pressão média do átrio direito e a interna reflete a pressão e o contorno daquela pressão, são utilizados métodos qualitativos para estimar a pressão venosa central por meio do exame físico.[7]

Assim, por intermédio da inspeção do PVJ é possível estimar a pressão no átrio direito, visto não haver valvas entre essas duas estruturas. Como já explicado anteriormente sobre o trajeto venoso jugular, as semiotécnicas para estimativa qualitativa da pressão venosa jugular devem ser realizadas pelas veias jugulares à direita (Fig. 6-2). Em 1930, Thomas Lewis propôs um método à beira do leito para essa avaliação, observando que, em indivíduos saudáveis, o limite superior das pulsações venosas jugulares ficava no mesmo nível, abaixo ou, mais raramente, 1 a 2 cm acima do esterno. Então, aplicou uma punção venosa por meio da veia basílica mediana e um sistema de manômetro. Pesquisando o limite superior dessas pulsações venosas com o indivíduo em decúbito dorsal e a cabeça sobre o travesseiro, observou que o limite se situava abaixo da linha do manúbrio nos indivíduos saudáveis e se localizava acima, indo até a mandíbula, naqueles com pressão venosa elevada, com influência da inclinação do corpo.[8] Foram realizadas modificações dessa técnica, nas quais o paciente fica em decúbito dorsal com a cabeceira elevada entre 30 e 45°, utilizando sempre como ponto de referência externo o ângulo esternal ou de Louis, que se situa na junção entre o corpo e o manúbrio do esterno, na região da segunda articulação condroesternal.[1,7,9-11]

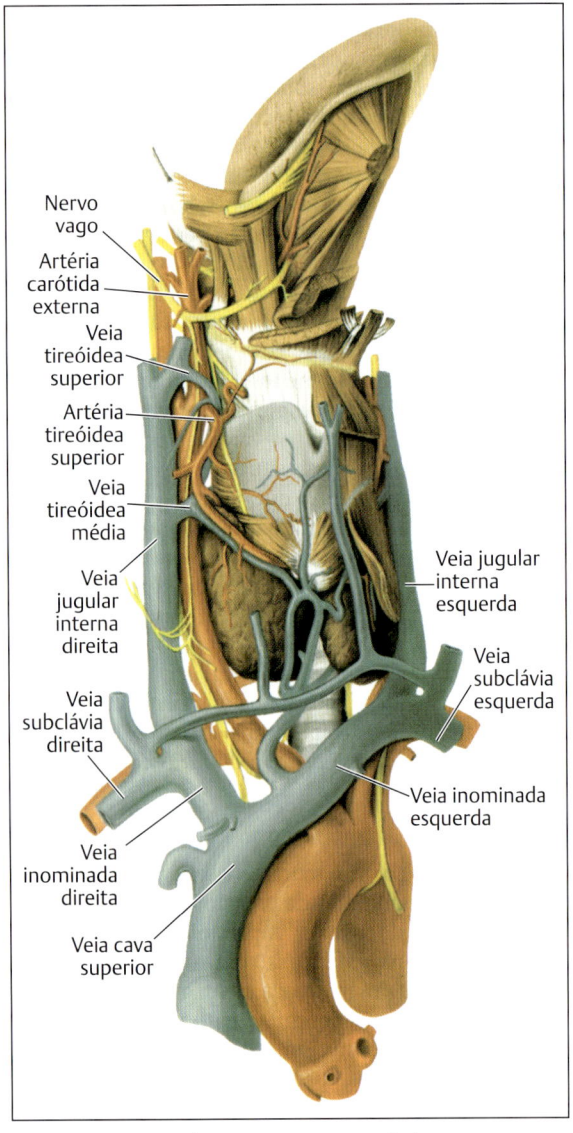

Fig. 6-1. Anatomia do sistema venoso cervical.

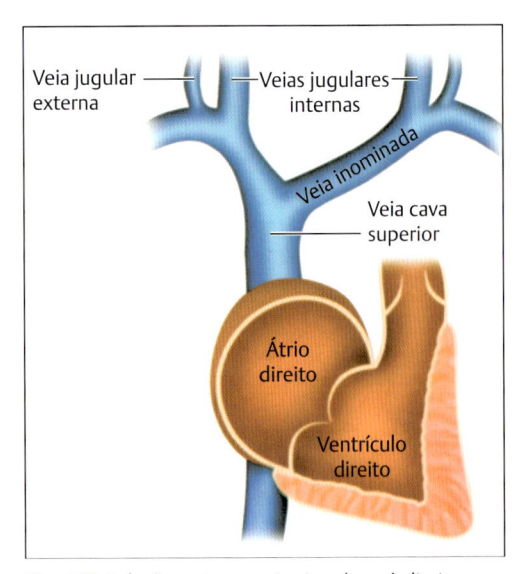

Fig. 6-2. Relação entre as veias jugulares à direita, a veia cava superior e o átrio direito, demonstrando o trajeto retilíneo da veia jugular interna direita.

Técnicas para Estimativa Qualitativa da Pressão Venosa Jugular
Distância Vertical do Limite Superior do Pulso Venoso Jugular em Relação ao Ângulo Esternal

Para que esta técnica possa ser realizada, o paciente deve estar posicionado em decúbito dorsal com a cabeceira elevada a 45°, em iluminação adequada e a cabeça levemente rotacionada para a esquerda. O examinador, como sempre, deve estar posicionado à direita do paciente. Em indivíduos que não têm hipertensão venosa, o PVJ não apresentará ingurgitamento ou esse estará localizado a uma distância vertical de 1 a 2 cm do ângulo esternal.[1,8] Para medir, deve haver uma régua posicionada na posição vertical sobre o ângulo esternal e outra horizontalmente, entre o limite superior do ingurgitamento jugular presente e perpendicularmente à primeira régua, como demonstrado na Figura 6-3. A distância vertical em centímetros, verificada na primeira régua, da interseção entre as duas réguas, é considerada a estimativa do PVJ. Essa será considerada anormal, ou seja, com sinais de hipertensão venosa, quando essa medida estiver acima de 3 a 5 cm.[1,7,9] O diâmetro da veia não é referência para uma estimativa da pressão venosa, visto que processos degenerativos podem aumentar o calibre, principalmente da veia jugular externa. López considera saudável quando medida é inferior a 4,5 cm.[10] O ingurgitamento com o paciente a 90°, ou seja, em posição sentada ou em ortostatismo, inclusive com as pernas pendentes, indica que a pressão venosa está muito elevada e o nível superior se encontra na base do crânio.[8,10]

O ingurgitamento do PVJ maior que 3 cm acima do ângulo esternal apresentou razão de verossimilhança positiva de 10,4 e negativa de 0,1 para a pressão venosa jugular superior a 12 cm H_2O. E o ingurgitamento do PVJ inferior a 3 cm em relação ao ângulo esternal apresentou razão de verossimilhança positiva de 8,4 e negativa de 0,1 para pressão venosa jugular abaixo de 5 cm H_2O.[12] Portanto, esse sinal deve ser avaliado conforme o contexto clínico, considerando-se a história clínica e os demais sinais ao exame físico, inclusive de outros sistemas, para interpretação mais adequada e baseada em evidências.

Essa técnica é aplicada tanto para verificar o ingurgitamento da veia jugular interna ou externa, sendo possível a identificação dessas veias em 72 a 94% dos pacientes.[1,13] Há uma concordância moderada interobservador e a sensibilidade dessa técnica varia entre 65 e 92% e a especificidade entre 85 e 100%, conforme a inclinação e a referência de normal adotadas.[1,9,14] Para pacientes em choque hemorrágico ou outra causa de depleção de volume intravascular, em estado grave em unidade de terapia intensiva e sob ventilação mecânica, essa técnica apresenta baixa acurácia pelos efeitos dessas condições sobre o volume intravascular e a pressão intratorácica.[1,15]

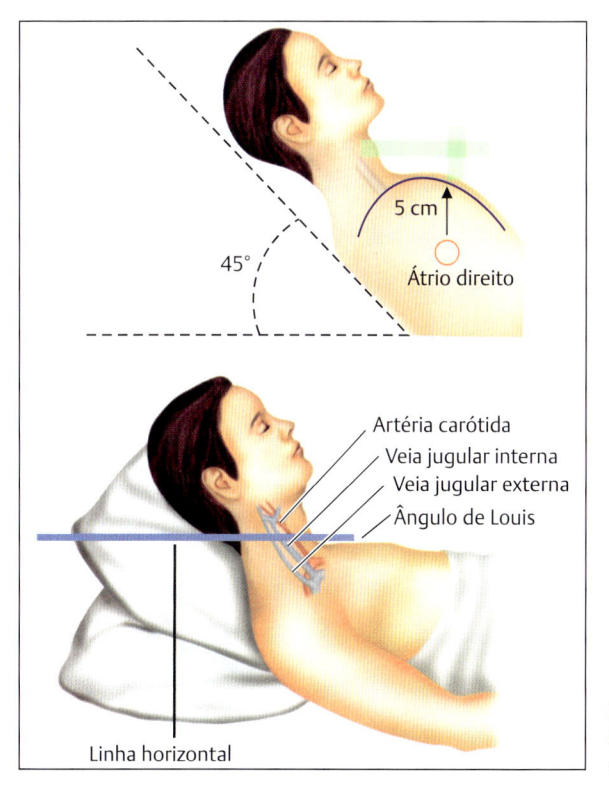

Fig. 6-3. Técnica para estimativa da pressão venosa por intermédio da medida da distância vertical do limite superior do PVJ em relação ao ângulo esternal.

Refluxo Hepatojugular

Esta técnica pode ser utilizada em pacientes nos quais não se evidenciou ingurgitamento jugular ao repouso e há suspeita clínica de insuficiência ventricular direita. O termo refluxo hepatojugular foi introduzido por Rondot, em 1898.[7] Porém, o termo mais apropriado para essa técnica é sinal de refluxo abdominojugular, visto que a compressão não é realizada sobre a região do fígado e sim sobre a região do mesogástrio ou periumbilical.[5,7,16] Para que a técnica seja realizada, o paciente deve estar em decúbito dorsal, a cabeceira inclinada entre 30 e 45º, com respiração normal e sem dor, como na região do hipocôndrio direito, em decorrência de hepatomegalia congestiva. O examinador deve comprimir a região periumbilical durante 10 a 30 segundos, que terá sua pressão intra-abdominal elevada, com aumento do retorno venoso. Será considerado anormal um aumento do ingurgitamento jugular durante a compressão igual ou superior a 3 cm, com retorno gradual do PVJ ao basal, permanecendo pelo menos 15 segundos aquele grau de ingurgitamento.[7,16-22] Essa resposta anormal pode ocorrer na disfunção ventricular direita, na valvopatia tricúspide, na pericardite constritiva e em outras situações de aumento da pressão venosa central. Em pacientes que apresentem dor durante a execução dessa técnica, a manobra de Valsalva pode ser desencadeada, resultando em uma resposta falso-positiva. Em pacientes com doença pulmonar obstrutiva crônica, a resposta é falso-positiva em razão do padrão respiratório. Em condições com ativação simpática, mesmo sem insuficiência cardíaca congestiva, a resposta pode ser positiva, como nos quadros de anemia, hipertireoidismo e hipoxemia.[18] Assim, essa técnica apresenta especificidade diminuída, calculada em 68% quando foi aplicada a compressão abdominal durante 10 segundos e foi feita a comparação com a pressão do átrio direito pelo cateterismo.[14]

Outras Técnicas

Há técnicas de menor acurácia como o refluxo pedojugular e a estimativa qualitativa da pressão venosa pela observação das veias do dorso da mão.[10,23] A primeira consiste na elevação passiva dos membros inferiores com o paciente em decúbito dorsal, com a cabeceira inclinada como durante a técnica anterior, sendo observado o ingurgitamento jugular de pelo menos 3 cm durante a manobra. Em recém-nascidos, crianças com idade inferior a 12 anos,[9] pacientes obesos e/ou com pescoço curto, pode ser utilizada a estimativa da pressão venosa pela observação das veias do dorso da mão, em decorrência da dificuldade de visualização do PVJ. Essa técnica é um sinal de hipertensão venosa quando as veias não se apresentam colabadas ao ser elevado o membro superior passiva e gradualmente acima do ângulo esternal, encontrando-se o paciente na mesma posição descrita anteriormente.

SIGNIFICADO DO AUMENTO DA PRESSÃO VENOSA JUGULAR

Os sinais de hipertensão venosa jugular são evidências iniciais de congestão venosa sistêmica, que precedem os sinais de edema de membros inferiores, hepatomegalia congestiva e de ascite.[16] Entretanto, esses sinais podem estar presentes em condições que resultem em aumento do volume intravascular, da pressão intratorácica e intra-abdominal.[10,16,18]

As causas de hipertensão venosa jugular são:

- Causas cardíacas: insuficiência cardíaca congestiva, valvopatia tricúspide, disfunção sistólica ou diastólica do ventrículo direito, pericardite constritiva, tamponamento cardíaco.
- Aumento da pressão intratorácica: pneumopatias crônicas, asma brônquica, derrame pleural, pneumotórax.
- Aumento da pressão intra-abdominal: síndrome do compartimento abdominal (por deslocar o diafragma em direção cranial), obesidade, gravidez.
- Obstrução parcial da veia cava superior.
- Estados circulatórios hiperdinâmicos.
- Hipervolemia.

Em pacientes com insuficiência cardíaca, o aumento do PVJ é um preditor independente de evolução desfavorável, com internação e morte por insuficiência cardíaca, associando-se à pressão capilar pulmonar elevada (Fig. 6-4).[24,25] Sua utilidade na prática clínica é de suma importância, ao nortear as medidas de tratamento desses pacientes, com avaliação sequencial, fazendo parte do exame físico adequado.[2,15]

SINAL DE KUSSMAUL

Este sinal foi descoberto por Greisinger em 1854, porém foi descrito por Adolf Kussmaul em 1873. É definido como a visualização do aumento da pressão venosa jugular ou do limite superior do PVJ à inspiração. Em condições fisiológicas, há diminuição da pressão intratorácica com a inspiração, ocorrendo um

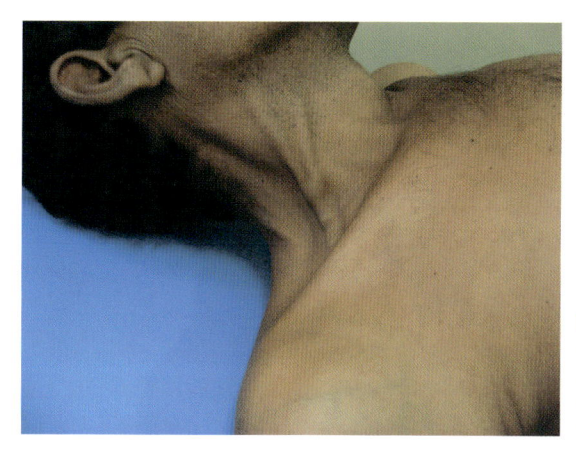

Fig. 6-4. Paciente em decúbito dorsal, com cabeceira a 45°, com ingurgitamento jugular (da veia jugular externa) até o ângulo da mandíbula, indicando hipertensão venosa. Nota-se, também, a presença de ingurgitamento de tributária.

gradiente de pressão entre a pressão abdominal positiva e a intratorácica negativa, com deslocamento de sangue para o ventrículo direito e diminuição da pressão do átrio direito. Os mecanismos fisiopatológicos responsáveis pelo sinal de Kussmaul são a diminuição da complacência ventricular direita, ou sua disfunção sistólica, e a venoconstrição, impedindo o deslocamento de sangue e seu manejo adequado pelo ventrículo direito durante a inspiração, com aumento da pressão do átrio direito, refletindo em aumento do PVJ.[2,26,27]

As causas do sinal de Kussmaul são:

- Diminuição da complacência ventricular direita: cardiopatia restritiva, pericardite constritiva.
- Disfunção sistólica do ventrículo direito: infarto do ventrículo direito, insuficiência cardíaca esquerda e direita grave, embolia pulmonar maciça.
- Estenose tricúspide.

No quadro de tamponamento cardíaco, há sinais de hipertensão venosa, e o sinal de Kussmaul não é frequente.[27,28]

O sinal de Kussmaul também apresenta valor prognóstico com base em evidências clínicas e laboratoriais. Em pacientes com insuficiência cardíaca encaminhados para o transplante cardíaco, esse sinal está associado a maiores pressões arteriais pulmonares, maiores volumes ventriculares, menor fração de ejeção, níveis mais elevados do fragmento N-terminal do peptídeo natriurético tipo B (NT-ProBNP), com prognóstico reservado, inclusive após o transplante cardíaco, ocorrendo insuficiência ventricular direita e maior mortalidade.[29]

AVALIAÇÃO DO CONTORNO DO PULSO VENOSO JUGULAR

O registro simultâneo dos pulsos carotídeo e jugular foi feito em 1867 por Potain, porém, Mackenzie, no início do século 20, publicou os detalhes do contorno do PVJ, as origens de suas oscilações, sua terminologia e o emprego da palpação do pulso carotídeo como referência temporal no estudo do PVJ.[7,18,30] E com o advento do cateterismo cardíaco, com o registro das pressões, houve um melhor entendimento do contorno do PVJ.

Assim, é essencial a distinção entre as pulsações na metade inferior do pescoço, região supraclavicular ou na fúrcula esternal, de origem do pulso arterial carotídeo e do PVJ. O pulso carotídeo é palpável, apresentando subida e descida, sendo mais vigoroso, sem se alterar com a posição do paciente ou com a inspiração. Já as pulsações originárias do PVJ são oscilações de pequena amplitude, que podem ser compostas por duas elevações e duas descidas por ciclo cardíaco, sendo eliminadas por pressão leve sobre a veia logo acima da clavícula, e alteradas com a posição do paciente, apresentando diminuição discreta, porém, tornando-se mais evidentes com a inspiração em condições normais, e aumentando, quando há refluxo abdominojugular.[7,16,19,26]

As pulsações venosas jugulares apresentam as seguintes ondas e descensos (Fig. 6-5):[7,18,19,22,30,31]

- *Onda a:* distensão venosa causada pela contração do átrio direito. Ocorre imediatamente antes da primeira bulha cardíaca, precedendo o pulso carotídeo.
- *Descenso x:* descida em decorrência do relaxamento do átrio direito (diástole atrial). Ocorre antes da sístole ventricular, ou seja, antes da primeira bulha cardíaca.

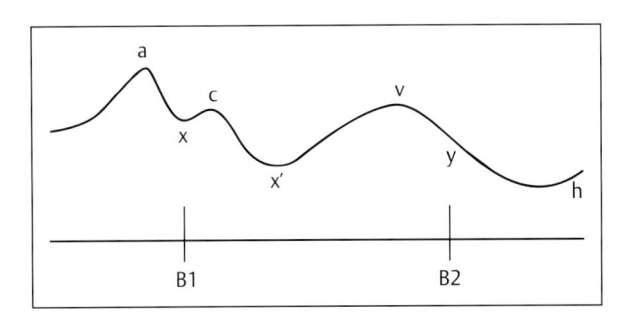

Fig. 6-5. Representação didática do registro das pulsações venosas jugulares e sua relação com as bulhas cardíacas.

- *Onda c:* aumento da pressão no átrio direito em razão da fase de contração isovolumétrica do ventrículo direito, com protrusão do assoalho atrial; a expansão do pulso carotídeo ao mesmo tempo em que ocorre essa onda produz um artefato no traçado do PVJ, invisível a olho nu.
- *Descenso x':* chamado também colapso sistólico do pulso venoso, é a redução da pressão atrial direita pela descida de sua base, durante o esvaziamento do ventrículo direito em virtude de sua ejeção. Ocorre entre a primeira e a segunda bulhas cardíacas.
- *Onda v:* enchimento venoso passivo do átrio direito, por conta do retorno venoso enquanto a valva tricúspide está fechada. Ocorre próximo à segunda bulha cardíaca.
- *Descenso y:* retração após a onda v, em decorrência da abertura da valva tricúspide, ocorrendo logo após a segunda bulha cardíaca.
- *Onda h*: discreta elevação causada pelo retorno venoso enquanto a valva tricúspide está aberta, com enchimento do ventrículo direito.

Essas ondas e descensos não são observados sempre, mas em condições normais o descenso *x'* pode ser identificado. Para isto, o examinador deve fazer a palpação do pulso carotídeo, como proposto por Mackenzie, e observar as oscilações transmitidas à região da metade inferior do pescoço, da região supraclavicular ou da fúrcula esternal, com iluminação tangencial. O paciente deve estar em decúbito dorsal com a cabeceira elevada entre 30 e 45°. O descenso *x'* ocorre logo após o pulso carotídeo, sendo mais vigoroso e nítido que o descenso *y*, em pacientes com coração saudável.[7,22] Essa análise do contorno do PVJ demanda conhecimento do ciclo cardíaco, treinamento adequado e condições de inspeção daquelas regiões.

Contorno Anormal do PVJ

O contorno do PVJ é considerado anormal quando as ondas *a* e *v* estão proeminentes, e quando os descensos *x'* e *y* estão ausentes ou mais profundos que o normal.[7,10,16,18,19,30,32] Quando as pulsações da veia jugular interna são maiores à esquerda, a causa comum é a persistência da veia cava superior esquerda.[7]

A onda *a* de amplitude aumentada ou gigante, sincrônica à sístole do átrio direito, ou seja, pré-sistólica, ocorre em condições de diminuição da complacência do ventrículo direito, com resistência à contração atrial (Fig. 6-6). Como exemplos citam-se a hipertrofia do ventrículo direito, a hipertensão pulmonar, a estenose tricúspide e a estenose pulmonar grave. No quadro de miocardiopatia dilatada com insuficiência cardíaca congestiva, pode ocorrer essa onda em decorrência do tempo diminuído para o enchimento ventricular direito.

Em ritmos nos quais há dissociação atrioventricular, como no bloqueio atrioventricular total, na taquicardia ventricular sem condução retrógrada por meio do nó atrioventricular, durante batimentos ventriculares prematuros, a contração atrial ocorre ao mesmo tempo da ventricular, com a valva tricúspide fechada, resultando em aumento da pressão do átrio direito, com fluxo retrógrado sistólico. À inspeção do contorno do PVJ, será vista a onda *a* "em canhão", a qual é intermitente, ocorrendo somente quando há coincidência das contrações atrial e ventricular (Fig. 6-7).

Em pacientes com fibrilação atrial ou quando o átrio direito ou o ventrículo direito estão com a contratilidade diminuída, o descenso *x'* está ausente ou diminuído, assim como a onda *a*, sendo proeminentes a onda *v* e o descenso *y*. Isso acontece em razão do menor enchimento do ventrículo direito, já que a contração atrial contribui com 20 a 30% do débito cardíaco, resultando em ejeção menos eficiente do ventrículo, ou pela disfunção sistólica do ventrículo direito. Uma causa rara de diminuição ou ausência do descenso *x'* é a insuficiência mitral grave, levando ao efeito Bernheim, ou seja, ao deslocamento do septo interatrial contra o átrio direito, impedindo a descida adequada de sua base.

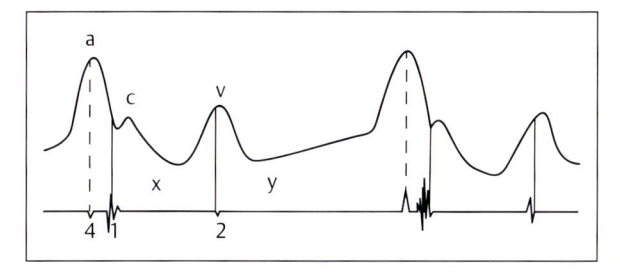

Fig. 6-6. Representação do registro do PVJ com onda a gigante. 1: primeira bulha; 2: segunda bulha; 4: quarta bulha.

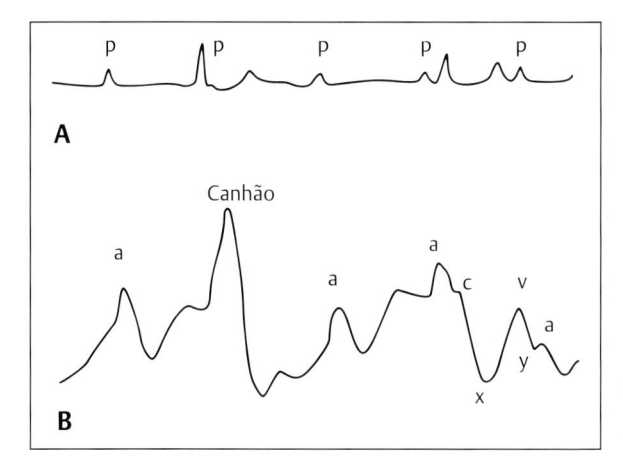

Fig. 6-7. (A) Traçado eletrocardiográfico com bloqueio atrioventricular total. (B) Representação do registro do PVJ com onda *a* "em canhão".

O descenso *x*' é mais proeminente em casos de sobrecarga de volume (defeitos septais) e de pressão do ventrículo direito (hipertensão ou estenose pulmonar sem comprometimento da função ventricular direita), que resultem no mecanismo de Frank-Starling. Esse descenso também pode estar proeminente nos quadros de tamponamento cardíaco e de pericardite constritiva, se a contração ventricular direita está mais intensa.

Outra anormalidade do contorno do PVJ é a onda *v* proeminente, que resulta na onda *cv*. Isso ocorre nos quadros de insuficiência tricúspide, havendo o desaparecimento do descenso *x*' (Fig. 6-8). A onda *cv* na insuficiência tricúspide grave pode ser seguida pelo descenso *y* mais profundo (pelo gradiente de pressão aumentado entre o átrio e o ventrículo direitos), o que constitui o sinal de Lancisi.[33] Outras condições de aumento da amplitude da onda *v* são aquelas nas quais há aumento do tônus simpático, como em crianças, durante a gravidez ou em casos de anemia, hipertireoidismo ou hipervolemia. No quadro de insuficiência cardíaca, tanto a regurgitação tricúspide pela dilatação de câmaras direitas, como a hipervolemia e a ativação simpática podem resultar na onda *v*. Ocasionalmente, no quadro de defeito septal atrial, por conta do retorno venoso extra proveniente do átrio esquerdo, essa onda também pode ser visível, assim como a onda *a*.

Quanto ao descenso *y*, este é gradual e pouco visível na estenose tricúspide, quadro que é raro. E é profundo nos quadros de onda *v* evidente e se não há restrição ao enchimento ventricular rápido. No quadro de pericardite constritiva, o descenso *y* é rápido e profundo, sendo às vezes descrito também como pulso em M ou W, se o descenso *x*' está proeminente, e aparecendo nos traçados intracavitários como sinal da raiz quadrada (Fig. 6-9). Isso acontece em razão do enchimento diastólico intenso e precoce no ventrículo, quando há abertura da valva tricúspide, seguido de restrição do enchimento ventricular, em razão da limitação pelo pericárdio espessado e com fibrose, como uma capa rígida, com elevação da pressão diastólica até o final da diástole, resultando no platô, quando da ocorrência da onda *h*. O descenso *y* também pode ser proeminente no quadro de derrame pericárdico sem tamponamento cardíaco e nos quadros de aumento da pressão diastólica do ventrículo direito.

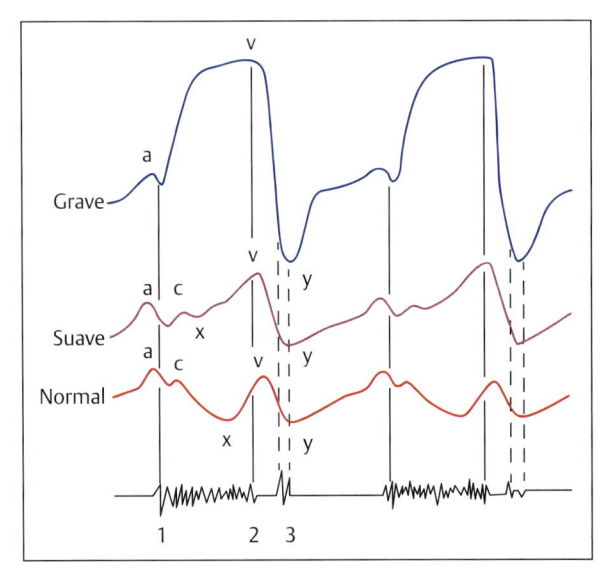

Fig. 6-8. Representação do registro do PVJ com onda v ou cv, conforme o grau de insuficiência tricúspide.

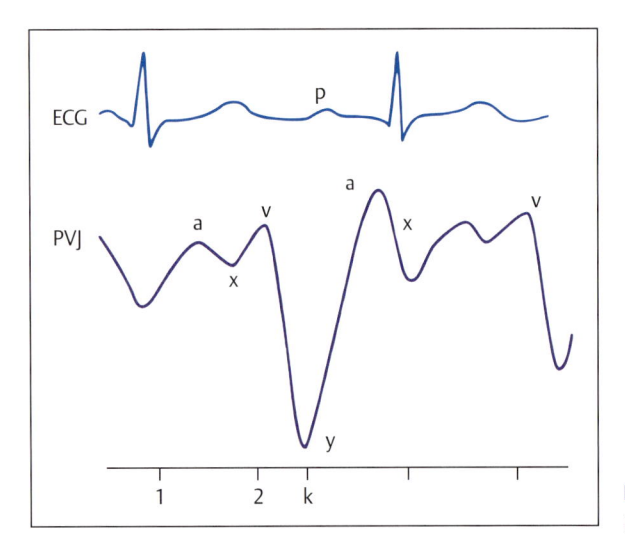

Fig. 6-9. Representação do registro do PVJ no quadro de pericardite constritiva.

REFERÊNCIAS BIBLIOGRÁFICAS

1. McGee SR. Physical examination of venous pressure: a critical review. *Am Heart J.* 1998;136:10-18.
2. Cohn JN. Jugular venous pressure monitoring: A lost art? *J Cardiac Failure.* 1997;3:71-3.
3. Gray H. *Anatomy of the human body.* In: Lewis WH (Ed). 10 ed. Philadelphia: Lea &Febiger, 1918; Bartleby.com, 2000. www.bartleby.com/107/. (acessado em 02 de setembro de 2010). 1396 p.
4. Schmitz F. Coração e pericárdio. In: Aumüller G, Aust G, Doll A *et al.* (Eds). *Anatomia.* Rio de Janeiro: Guanabara Koogan, 2009. p. 562-607.
5. Karnath B, Thornton W, Beach R. Inspection of neck veins. *Hospital Physician.* 2002;43-7.
6. Magder S. Central venous pressure monitoring. *Curr Opin Crit Care.* 2006;12:219-27.
7. Perloff JK. The jugular and peripheral veins. In: Perloff JK (Ed). *Physical examination of the heart and circulation,* 4th ed. USA: People's Medical Publishing House, 2009. p. 93-126.
8. Lewis T. Early signs of cardiac failure of the congestive type. *BMJ.* 1930;1:849-52.
9. Bickley LS, Szilagyi PG. The cardiovascular system. In: Bickley LS. *Bates's guide to physical examination and history taking,* 10th ed. Wolters Kluwer Heath/Lippincott Williams & Wilkins, 2009. p. 329-87.
10. López M. Pressão e pulso venosos. In: López M, Laurentys-Medeiros J. *Semiologia médica: as bases do diagnóstico clínico,* 4.ed. Rio de Janeiro: Revinter, 1999. p. 363-75.
11. Porto CC, Rassi S, Silva EP *et al. * Exame clínico: sistema cardiovascular. In: Porto CC, Porto AL (Eds). *Semiologia médica,* 6.ed. Rio de Janeiro: Guanabara Koogan, 2009. p. 398-442.
12. Elder A, Japp A, Verghese A. How valuable is physical examination of the cardiovascular system? *BMJ.* 2016;354:i3309.

13. Borst JCC, Molhuysen JA. Exact determination of the central venous pressure by a simple clinical method. *Lancet.* 1952;2:304-9.
14. Sinisalo J, Rapola J, Rossinen J et al. Simplifying the estimation of jugular venous pressure. *Am J Cardiol.* 2007;100:1779-81.
15. Economides E, Stevenson LW. The jugular veins: knowing enough to look. *Am Heart J* 1998;136:6-9.
16. Short DS. The jugular venous pulse. *Postgrad Med J.* 1957;389-94.
17. Crawford M, Flinn RS. Inspection and palpation of venous and arterial pulses. *American Heart Association,* 1990. p. 1-19.
18. Ranganathan N, Sivaciyan V, Saksena FB. *The art and science of cardiac physical examination: jugular venous pulse.* Totowa, New Jersey: Humana Press, 2006. p. 67-112.
19. Braunwald E, Perloff J. Physical examination of the heart and circulation. In: Zipes DP, Fuller JK, Libby P *et al* (Eds). *Braunwald's heart disease: a textbook of cardiovascular medicine,* 7th ed. Philadelphia: Elsevier, 2004. p. 77-106.
20. Ducas J, Magder S, McGregor M. Validity of the hepatojugular reflux as a clinical test for congestive heart failure. *Am J Cardiol.* 1983;52:1299-303.
21. Wiese J. The abdominojugular reflux sign. *Am J Med.* 2000;109:59-61.
22. Conn RD, O'Keefe JH. Cardiac physical diagnosis in the digital age: an important but increasingly neglected skill (from stethoscopes to microchips). *Am J Cardiol.* 2009;104:590-5.
23. Hultgren HH. The effect of increased venous return on the venous pressure in patients with congestive heart failure. *Am Heart J.* 1950;39:592-603.
24. Drazner MH, Rame JE, Stevenson LW et al. Prognostic importance of elevated jugular venous pressure and a third heart sound in patients with heart failure. *N Engl J Med.* 2001;345:574-81.
25. Drazner MH, Hellkamp AS, Leier CV et al. Value of clinician assessment of hemodynamics in advanced heart failure: the ESCAPE trial. *Circ Heart Fail.* 2008;1:170-77.
26. Cook DJ, SimelDL.The Rational Clinical Examination. Does this patient have abnormal central venous pressure? *JAMA.* 1996;275:630-4.
27. Johnson SK, Naidu RK, Ostopowicz RC *et al.* Adolf Kussmaul: distinguished clinician and medical pioneer. *Clin Med Res.* 2009;7:107-12.
28. Bilchick KC, Wise RA. Paradoxical physical findings described by Kussmaul: pulsusparadoxus and Kussmaul's sign. *Lancet.* 2002;359:1940-2.
29. Nadir AM, Beadle R, Lim HS. Kussmaul physiology in patients with heart failure. *Circ Heart Fail.* 2014;7(3):440-7.
30. Constant J. Jugular wave recognition breakthrough: x' descent *vs* the x descent and trough. *Chest.* 2000;118:1788-91.
31. Lewis T. The normal venous pulse. *BMJ.* 1908;1482-6.
32. Lee CH, Xiao HB, Gibson DG. Jugular venous 'a' wave in dilated cardiomyopathy: sign of abbreviated right ventricular filling time. *Br Heart J.* 1991;65:342-45.
33. Mansoor AM, Mansoor SE. Images in Clinical Medicine. Lancisi's Sign. *N Engl J Med.* 2016;374:e2.

7 INSPEÇÃO E PALPAÇÃO DO TÓRAX ANTERIOR

Rose Mary Ferreira Lisboa da Silva

INTRODUÇÃO

Antes do século 19, o exame cardíaco limitava-se à inspeção e palpação do tórax, sem ser realizada a ausculta cardíaca. Apesar de a técnica de percussão cardíaca ter sido introduzida por Auenbrugger em 1761, apenas em 1808 Jean-Nicolas Corvisart deu maior atenção a ela.[1] Vários outros também contribuíram para o estudo das impulsões precordiais, dentre eles, Harvey, Laennec, Mackenzie e Dressler.[2] A percussão apresenta valor limitado, por sua baixa especificidade, e não costuma ser utilizada na prática clínica atualmente. Assim, os métodos usados para o exame da região precordial, que também devem incluir as regiões paraesternal esquerda e direita, epigástrio, ou melhor, todo o tórax anterior, são a inspeção e palpação. Para revisão de anatomia cardíaca, consulte o Capítulo 1.

INSPEÇÃO

Para que a técnica seja realizada, o paciente deve estar em decúbito dorsal, a cabeceira deve estar a 0° ou a 30°, e o examinador deve se posicionar à direita do paciente, em ambiente com iluminação adequada tangencial à superfície do tórax anterior. Sempre deve ser explicado previamente ao paciente o que será feito durante o exame. A área a ser examinada deve ser exposta, respeitando-se o pudor do paciente. À inspeção, devem ser observados: o padrão respiratório, presença de cicatrizes cirúrgicas, deformidades, abaulamentos, circulação colateral e impulsões. As cicatrizes cirúrgicas devem ser descritas quanto à sua localização, extensão e aspecto. Podem ser de esternotomia (em razão de cirurgia de implante de prótese valvar, revascularização cirúrgica, transplante), de toracotomia direita (para correção de defeitos septais, cirurgia de valva mitral) e de toracotomia esquerda (para correção de coarctação de aorta, por exemplo). Algumas deformidades podem significar acometimento cardiovascular. O tórax em peito de pombo (*Pectus carinatum*) apresenta uma proeminência anormal anterior do esterno e pode ocorrer nos quadros de defeitos septais, síndrome de Marfan, e após esternotomia para cirurgia cardíaca. O tórax em peito escavado (*Pectus excavatum*) ou em peito de sapateiro caracteriza-se pela depressão ou deslocamento posterior do esterno, resultando em deslocamento do coração para esquerda e causando falsa impressão de cardiomegalia, quando o impulso cardíaco apical é palpado. Crianças com cardiomegalia podem apresentar abaulamento precordial por não terem completado ainda o processo fisiológico de calcificação das costelas. Outros abaulamentos podem ser decorrentes de aneurismas da aorta proximal quando estão localizados na região acima da terceira costela.[3-5] É possível visualizar abaulamento nas regiões infraclaviculares, direita ou esquerda, pela presença de gerador de marca-passo, cardioversor desfibrilador implantável ou de ressincronizador (terapia de ressincronização cardíaca). E nas regiões supraclaviculares ou na fúrcula esternal podem ser observadas impulsões de origem arterial. Deve ser também observado se há cifoescoliose ou dorso reto quando for feita a inspeção no exame geral, com o paciente em ortostatismo.

PALPAÇÃO

Há relato da aplicação da técnica de palpação de impulsões precordiais no ano de 1550 a.C. por Ebers Papyrus, porém, as discussões de cunho científico foram feitas por Willian Harvey com importantes contribuições de Laennec, Mackenzie e outros.[1,6] Estudos realizados por registros dos movimentos da parede anterior do tórax (cinetocardiografia), inclusive por galvanômetro, associados aos registros de eletrocardiograma, fonocardiograma e alguns com registros manométricos da pressão arterial sistêmica e do ventrículo direito, permitiram identificar movimentos na região apical e paraesternal esquerda.[2,7-10] Esses estudos foram realizados em indivíduos saudáveis e com cardiopatia e com correlação com a radiografia do tórax. Para melhor detecção dos movimentos, a palpação foi realizada concomitantemente com a medida de um transdutor de frequência.[11] Depois, outros estudos fizeram a correlação entre movimentos apicais e os volumes e massas do ventrículo esquerdo, medidos por meio de cateterismo cardíaco e métodos de imagem, inclusive por meio da tomografia computadorizada.[12,13] Todo esse histórico traduz a importância dessa parte do exame cardiovascular para o diagnóstico clínico.

Para se proceder ao exame, paciente e examinador devem estar nas mesmas posições descritas anteriormente na seção *Inspeção*. Recomenda-se iniciar a palpação pela região apical, seguida das regiões paraesternal esquerda e direita, e epigástrio. Deve ser realizada com a mão direita espalmada sobre a região, concomitantemente à palpação do pulso arterial com os dedos da mão esquerda. Movimentos que coincidem com o pulso arterial fazem parte da sístole ventricular do ciclo cardíaco e aqueles que não coincidem com o pulso arterial são diastólicos.

Região Apical

Impulso Cardíaco Apical

Na região apical pode ser visível ou palpável o impulso cardíaco apical (ICA) ou *ictus cordis*, que é a impulsão localizada mais inferolateralmente e que ocorre durante a contração isovolumétrica do ventrículo esquerdo e parte de sua ejeção rápida. O termo *ponto de impulso máximo* não é apropriado, pois pode haver uma impulsão em razão de outro movimento. Nessa fase do ciclo cardíaco, com a contração do ventrículo esquerdo, há um impacto do seu ápice contra a parede anterior do tórax, resultando no ICA, movimento este que se faz a princípio na parte exterior da parede torácica, seguido de sua retração, no fim da sístole ventricular. O mecanismo mais frequente para explicar esse impulso é o movimento de rotação e translação do coração ao longo de seu eixo longitudinal, para baixo e em sentido anti-horário. Apesar de o ventrículo esquerdo apresentar seu volume máximo no fim da diástole, a pressão diastólica final em um coração normal é relativamente baixa, não ocorrendo movimento palpável. Já durante a fase de contração isovolumétrica, há aumento de sua pressão, que alcança o pico imediatamente antes da abertura da valva aórtica. E, mesmo sendo o ventrículo direito uma estrutura em posição anatômica anterior, durante sua contração há uma diminuição de seu tamanho e há um deslocamento do mesmo para a região posterior, em razão de contração septal. Por isso, o ICA é um movimento atribuído ao ventrículo esquerdo.[3,4,7,14,15] Ao se fazer a cinetocardiografia, o ICA inicia-se cerca de 80 milissegundos após o início do complexo QRS do eletrocardiograma e aproximadamente 10 ou 20 ms antes do pico do pulso carotídeo, fazendo com que a palpação do pulso arterial baste para sua identificação, já que o ICA precede de imediato o pulso arterial.[14]

Para palpação do ICA, além da metodologia descrita, é possível utilizar a fase expiratória do ciclo respiratório, na qual há mais volume no ventrículo esquerdo, assim facilitando a palpação. Outra manobra é realizada mantendo-se a posição do paciente em decúbito semilateral esquerdo, aproximando o ápice do ventrículo esquerdo da parede anterior do tórax. O ICA pode não ser palpável entre 18 e 46% dos indivíduos saudáveis.[10] Na posição de decúbito semilateral esquerdo, a probabilidade de palpação do ICA duplica em relação à posição de decúbito dorsal, principalmente em pacientes com mais de 30 anos de idade.[16] Nessa posição, há um deslocamento para esquerda de 2 a 3 cm do ICA.[3] Entretanto, a transmissão do ICA pode ser afetada por características da parede torácica e/ou condições que interfiram na mesma. Assim, esse impulso pode não ser palpável em obesos, e naqueles com musculatura muito desenvolvida, aumento do tecido mamário, deformidades do tórax, pacientes com doença pulmonar crônica, derrame pleural importante à esquerda, derrame pericárdico, anasarca etc.[10,14,17]

Após a palpação com a mão espalmada, localiza-se o ICA com a ponta de um ou dois dedos (Fig. 7-1). Nas mulheres, recomenda-se o deslocamento da mama para cima, para palpação adequada da região inframamária do precórdio e localização do ICA. As características a serem avaliadas são: localização com relação ao espaço intercostal e à linha hemiclavicular, extensão, amplitude e duração. Como referência anatômica de localização, utiliza-se o ângulo esternal ou de Louis, o qual está localizado na junção entre o manúbrio e o corpo do esterno, sendo uma crista transversa saliente, que marca o ponto da segunda articulação esternocondral, identificando o segundo espaço intercostal. As características do ICA normal estão relacionadas no Quadro 7-1.[3–6,9,14,15]

O biotipo do indivíduo também influencia na localização do ICA. Nos pacientes longilíneos, em decorrência de seu tipo morfológico constitucional, o ICA normal pode ser palpável no 6º espaço intercostal esquerdo, medial à linha hemiclavicular. Nos brevilíneos, nos quais o tronco é cilíndrico, com o ângulo infraesternal mais obtuso, espaços intercostais curtos e disposição horizontal das costelas, o ICA normal pode estar no 4º espaço intercostal esquerdo e lateral à linha hemiclavicular. Nas crianças, o ICA geralmente se localiza no 4º espaço intercostal esquerdo. Condições extracardíacas também a influenciam, deslocando o ICA em direção cranial, como nos pacientes com ascite, e deslocando-o lateral ou medialmente,

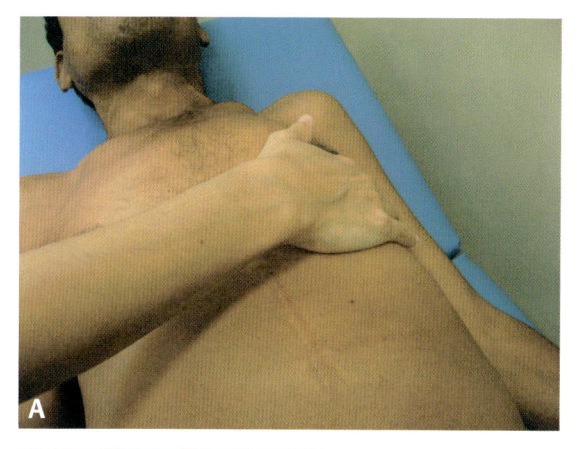

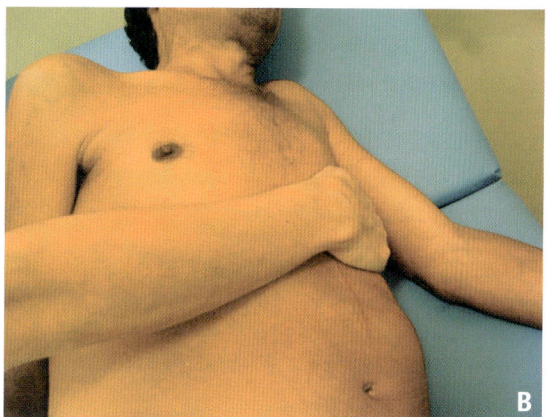

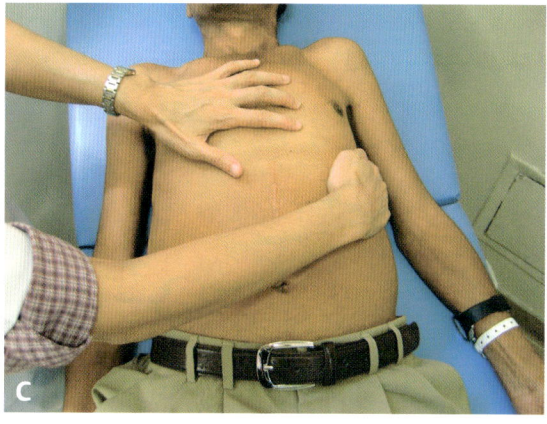

Fig. 7-1. Palpação do ICA em decúbito dorsal (**A**) e em decúbito semilateral esquerdo (**B**). Semiotécnica para localização do ICA em decúbito dorsal (**C**).

Quadro 7-1. Características do ICA Normal com o Paciente em Decúbito Dorsal

Características	Parâmetros normais
Localização	4º ou 5º espaço intercostal esquerdo (ocupa somente um espaço intercostal)
	Na linha hemiclavicular esquerda ou a 10 cm da linha medioesternal
Extensão	2 a 2,5 cm
Amplitude	Pequena
Duração	1/3 da sístole (< 2/3 da sístole)

como nos pacientes com desvio do mediastino, ou nos quadros de atelectasia pulmonar, derrame pleural, pneumotórax, tumor etc. Nesses casos, deve-se palpar a traqueia, que estará desviada para o lado oposto nos casos de derrame pleural e pneumotórax, ou para o lado comprometido, como nos casos de retração de volume do tórax.[3,10,14]

O ICA é considerado anormal quando não apresenta as características descritas no Quadro 7-1, considerando-se o biotipo e as condições extracardíacas. Quando o ICA está localizado mais inferiormente (abaixo do 5º espaço intercostal esquerdo), mais lateralmente em relação à linha hemiclavicular e/ou com sua extensão aumentada, ou ocupando mais de um espaço intercostal, considera-se que há sinais indicativos de dilatação do ventrículo esquerdo. Quando sua duração está prolongada, o ICA é denominado sustentado, um sinal mais sensível e específico de hipertrofia do ventrículo esquerdo, como nos quadros de hipertensão arterial sistêmica e estenose aórtica, com aumento da massa ventricular esquerda. A extensão aumentada também é um indicativo de hipertrofia.[3,4,9,12,14,15,18,19] Por meio da palpação e comparando com tomografia computadorizada do coração, o achado do ICA deslocado para baixo e mais lateral apresenta uma sensibilidade de 94% e uma especificidade de 67% para detecção de cardiomegalia. Quando sua extensão é superior a 3 cm em decúbito lateral esquerdo, há uma sensibilidade de 100% para detecção de aumento do volume diastólico final ou da massa ventricular esquerda e uma especificidade de 40%.[13]

A amplitude do ICA é avaliada pela aposição de um ou dois dedos sobre o mesmo, observando-se uma deflexão entre 3 e 6 mm, ou seja, de pequena amplitude, sem elevar a polpa digital.[2] Esse ICA é chamado de valvar ou choque valvar. Pode ser normal ou apresentar-se nos casos em que há cardiomegalia, porém, há também condições extracardíacas que impedem a transmissão adequada do impulso, já descritas neste capítulo. Se o ICA, quando da aposição da mão ou dos dedos, resulta em sua elevação, o movimento é considerado hiperdinâmico ou propulsivo. Esse movimento é encontrado em condições de aumento do débito cardíaco, como anemia, tireotoxicose, beribéri, fístula arteriovenosa, febre, e condições de hiperdinamismo fisiológico, como na gravidez, durante ou logo após exercícios, em crianças, jovens magros etc. O ICA propulsivo também pode estar presente em condições cardíacas de sobrecarga de volume, desencadeando o mecanismo de Frank-Starling, como nos quadros de insuficiência mitral, insuficiência aórtica, defeitos septais, persistência do canal arterial. Nos casos de cardiomegalia, o ICA pode apresentar-se propulsivo no quadro com insuficiência cardíaca descompensada, em virtude da ativação do sistema nervoso simpático, pela queda do débito cardíaco e ação dos barorreceptores, parte da fisiopatologia neuro-humoral daquele quadro.[9,12,14,15,20] Outra alteração do ICA é o chamado duplo movimento, que pode ser detectada nos pacientes com miocardiopatia hipertrófica.[14,20,21] Há o movimento do ICA, seguido de outro movimento sistólico tardio, por conta da ejeção que sucede ao aumento da pressão intraventricular causada pela obstrução na via de saída do ventrículo esquerdo. Veja na Figura 7-2 os principais tipos de ICA, incluindo outros movimentos da região apical.

Outros Movimentos da Região Apical

Nessa região, podem ser palpáveis movimentos sistólicos anormais em razão da isquemia aguda do miocárdio ou do aneurisma de ventrículo esquerdo.[6,15,20-23] Outra impulsão anormal em adultos, mais facilmente palpável com uma firme pressão na região do mesocárdio, é a primeira bulha (B1). Esse movimento coincide com a ausculta da B1, que pode ser palpável em cerca de 50% dos pacientes com estenose mitral.[14,24] Nos pacientes com pericardite constritiva, pode ser palpável um movimento de retração sistólica, principalmente na axila esquerda, chamado de sinal de Broadbent.[4,14,20,21] E nos pacientes com insuficiência aórtica, pode ser palpável um movimento diastólico de expansão do ápice em razão do volume regurgitante por meio da valva aórtica incompetente e que, associado ao ICA propulsivo, presente em virtude da sobrecarga de volume do ventrículo esquerdo, constitui o movimento de báscula da insuficiência aórtica.[3,9,14,21]

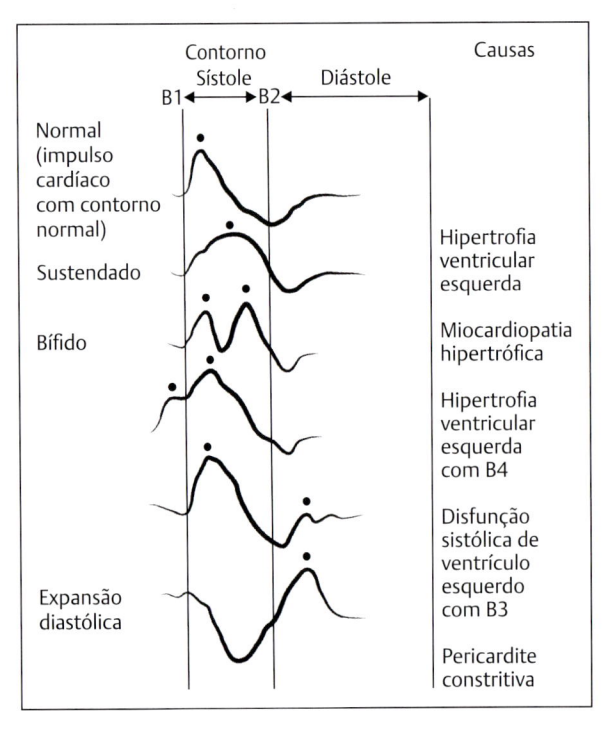

Fig. 7-2. Principais impulsões na região apical.

Região Paraesternal Esquerda

Na região paraesternal esquerda inferior podem ser palpáveis impulsões sistólicas de pequena amplitude, atribuídas ao ventrículo direito, que podem ser normais, como as que ocorrem em crianças e jovens magros.[3,6,25] Quando essas impulsões sistólicas são anormais, apresentam-se com amplitude e extensão maiores, devendo-se à dilatação e/ou hipertrofia do ventrículo direito, como nos quadros de hipertensão pulmonar, defeitos septais atriais e insuficiência mitral.[2-4,15,21]

Na região paraesternal esquerda inferior ou na região apical impulsões diastólicas podem ser palpáveis, procedimento que deve ser realizado com uma pressão menor, diferentemente dos efetuados na primeira e na segunda bulhas. Essas impulsões diastólicas são anormais, indicando cardiopatia. Podem ser meso-diastólicas e telediastólicas ou pré-sistólicas. Esses movimentos são sincrônicos com a ausculta da terceira e quarta bulhas cardíacas, respectivamente.[3,4,14,21,26,27] O movimento pré-sistólico pode associar-se ao ICA sustentado[9] e constituir o impulso apical triplo na miocardiopatia hipertrófica.[14,15] A origem, os mecanismos e os significados clínicos desses movimentos anormais e dessas bulhas são discutidos no Capítulo 8.

Na região paraesternal média ou médio-inferior, pode ser palpável uma impulsão sistólica tardia. Essa impulsão ocorre pela expansão do átrio esquerdo por conta do volume regurgitante pela valva mitral com insuficiência. A palpação simultânea do ICA propulsivo e dessa impulsão forma o movimento de báscula da insuficiência mitral.[3,4,20,21,28-30]

Prosseguindo o exame de palpação, deve-se palpar a região paraesternal superior. Pulsações sistólicas no segundo espaço intercostal esquerdo são normais em crianças e jovens. Em adultos essas impulsões ocorrem nos quadros de dilatação ou aumento do fluxo da artéria pulmonar. Se as impulsões nessa região foram diastólicas, sincrônicas com a ausculta da segunda bulha, elas se devem ao fechamento da valva pulmonar e podem significar hipertensão pulmonar.[3,4,14,15,30]

Região Paraesternal Direita

No segundo espaço intercostal direito pode ser palpável uma impulsão sistólica, indicando dilatação ou aneurisma da aorta proximal. Pulsações sistólicas supraclaviculares também indicam uma dilatação anormal do arco aórtico. Se há impulsão diastólica palpável no segundo espaço intercostal direito e coincidente com a ausculta da segunda bulha, essa bulha palpável sugere hipertensão arterial sistêmica. Já na borda esternal direita inferior, as impulsões sistólicas palpáveis indicam dilatação ou hipertrofia do ventrículo direito, sendo também anormais.[3,4,14,30,31]

Do exposto sobre inspeção e palpação do tórax anterior, observa-se que, durante o exame, é feita uma correlação com a anatomia, de acordo com a localização topográfica das câmaras cardíacas e dos vasos da base.

Epigástrio

Outra região que deve ser pesquisada é a região subxifóidea ou do epigástrio (Fig. 7-3). Nessa região podem ser palpáveis impulsões sistólicas no sentido posteroanterior, em posição anatômica. Essas impulsões podem ser normais em jovens e em indivíduos magros e podem ocorrer em virtude da circulação hiperdinâmica e em quadros de aneurisma da aorta abdominal, de maneira anormal. Essa palpação é importante, visto que a maioria dos pacientes com aneurisma de aorta abdominal é assintomática. O exame físico permite

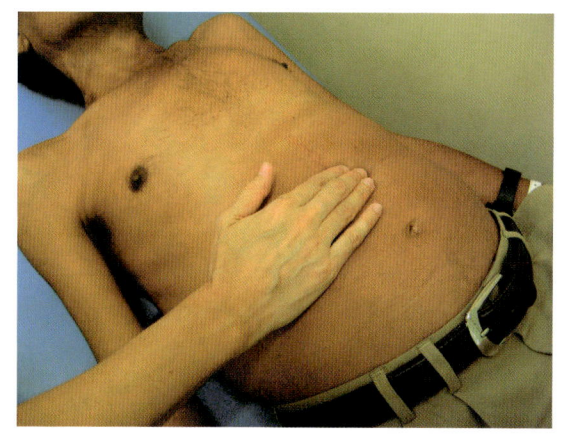

Fig. 7-3. Palpação da região epigástrica para identificação de impulsões sistólicas no sentido posteroanterior.

identificar o aneurisma com uma sensibilidade de até 98% e uma especificidade de 64%, norteando a indicação de exame complementar de imagem para o diagnóstico definitivo e caracterização do mesmo.[32]

Na região subxifóidea, aplicando-se uma pressão suave com as polpas digitais, pode ser palpada uma impulsão sistólica no sentido craniocaudal, principalmente durante a inspiração. Essa impulsão indica sobrecarga de volume ou pressão do ventrículo direito, sendo anormal. Em pacientes com enfisema pulmonar, a palpação do ventrículo direito, quando presente, é mais bem realizada nessa região, não sendo possível sua palpação na borda esternal direita inferior.[3,4,14,31] A impulsão referente ao ventrículo direito deve ser diferenciada da pulsão da borda do fígado,[30] que pode ocorrer em decorrência de hepatomegalia congestiva.

Frêmitos

Frêmito é a sensação de vibrações produzidas pelos sopros de intensidade igual ou superior a IV na classificação à ausculta cardíaca obtidas por meio da palpação (Capítulo 9). Essas vibrações são mais bem percebidas pela face palmar, na região do metacarpo. Devem ser classificadas quanto à sua localização na região precordial ou adjacências e posição no ciclo cardíaco (se sistólicos, diastólicos, contínuos), com a palpação concomitante do pulso arterial. Estão associadas quase sempre aos sopros orgânicos.[3,4,30]

No Quadro 7-2 estão descritas as impulsões anormais que podem ser palpadas no tórax anterior e seus significados.

Quadro 7-2. Anormalidades Encontradas na Palpação do Tórax Anterior

Tipo de impulsão anormal	Significado clínico
ICA deslocado inferior e lateralmente, de extensão aumentada e propulsiva	Dilatação do ventrículo esquerdo
ICA sustentado	Hipertrofia do ventrículo esquerdo
B1 palpável	Estenose mitral
Impulsões diastólicas no ápice ou borda esternal esquerda inferior	Terceira ou quarta bulhas
Impulsão sistólica tardia na borda esternal esquerda média	Expansão do átrio esquerdo no quadro de insuficiência mitral
Impulsão sistólica na borda esternal esquerda superior	Dilatação ou aumento do fluxo da artéria pulmonar
B2 palpável	Hipertensão pulmonar ou sistêmica
Impulsão sistólica na borda esternal direita inferior ou na região subxifóidea no sentido craniocaudal	Sobrecarga de volume ou pressão do ventrículo direito
Impulsão sistólica em região epigástrica de amplitude aumentada	Dilatação da aorta abdominal

REFERÊNCIAS BIBLIOGRÁFICAS

1. Hanna IR, Silverman ME. A history of cardiac auscultation and some of its contributors. *Am J Cardiol.* 2002;90:259-67.
2. Gillam PMS, Deliyannis AA, Mounsey JPD. The left parasternal impulse. *Br Heart J.* 1964;26:726-36.
3. López M. Inspeção e palpação da região precordial. In: López M, Laurentys-Medeiros J (Eds). *Semiologia médica: as bases do diagnóstico clínico,* 4. ed. Rio de Janeiro: Revinter, 1999. p. 376-89.
4. Braunwald E, Perloff J. Physical examination of the heart and circulation. In: Zipes DP, Fuller JK, Libby P*et al* (Eds). *Braunwald'sheart disease: a textbook of cardiovascular medicine,* 7th ed. Philadelphia: Elsevier, 2004. p. 77-106.
5. Hall R, Simpson I. The cardiovascular history and physical examination. In: Camm AJ, Lüscher TF, Serruys PW (Eds). *The ESC Textbook of Cardiovascular Medicine,* 2th ed. Oxford: Oxford University Press, 2009. p. 1-29.
6. Mangione S. Cardiovascular physical exam:precordial movement and impulse. In: Mangione S (Ed). *Physical diagnosis secrets.* Philadelphia: Hanley & Belfus, 2000. p. 175-204.
7. Eddleman Jr EE, Willis K. The kinetocardiogram: the distribution of forces over the anterior chest. *Circulation.* 1953;8:596-77.
8. Mounsey P. Praecordial pulsations in relation to cardiac movement and sounds. *Br Heart J.* 1959;21:457-69.
9. Deliyannis AA, Gillan PMS, Mounsey JPD *et al.* The cardiac impulse and the motion of the heart. *Br Heart J.* 1964;26:396-411.
10. Sutton GC, Graige E. Quantitation of precordial movement: I. Normal subjects. *Circulation.* 1967;35:476-82.
11. Smith D, Graige E. Enhancement of tactile perception in palpation. *Circulation.* 1980;62:114-18.
12. Sutton GC, Prewitt TA, Craige E. Relationship between quantitated precordial movement and left ventricular function. *Circulation.* 1970;41:179-90.
13. Heckerling PS, Wiener SL, Wolfkiel CJ *et al.* Accuracy and reproducibility of precordial percussion and palpation for detecting increased left ventricular end-diastolic volume and mass: a comparison of physical findings and ultrafast computed tomography of the heart. *JAMA.* 1993;270:1943-8.
14. Ranganathan N, Sivaciyan V, Saksena FB. *The art and science of cardiac physical examination: precordial pulsations.* Totowa, New Jersey: Humana Press, 2006. p. 113-39.
15. Rosman HS. Precordial impulses. In: Walker HK, Hall WD, Hurst JW (eds). *The history, physical, and laboratory examination*, 3th ed. Boston: Butterworths, 1990. p. 114-6.
16. Mills RM, Kastor JA. Quantitative grading of cardiac palpation: comparison supine and left lateral decubitus positions. *Arch Intern Med.* 1973;132:831-34.
17. Maitre B, Similowski T, Derenne J-P. Physical examination of the adult patient with respiratory disease: inspection and palpation. *Eur Respir J.* 1995;8:1584-93.
18. Conn RD, Cole JS. The cardiac apex impulse:clinical and angiographic correlations. *Ann Intern Med.* 1971;75:185-91.
19. Eilen SD, Crawford MH, O'Rourke RA. Accuracy of precordial palpation for detecting increased left ventricular volume. *Ann Intern Med.* 1983;99:628-30.
20. Basta LL, Bettiger JJ. The cardiac impulse: a new look at an old art. *Am Heart J.* 1979;97:96-111.
21. Stapleton JF, Groves BM. Precordial palpation. *Am Heart J.* 1971;81:409-27.
22. Eddleman Jr EE. Kinetocardiographic changes in ischemic heart disease. *Circulation.* 1965;32:650-55.
23. Benchimol A, Fishenfeld J,Desser KB. Contraction in their genesis late systolic apical impulses: the role of atrial. *Chest.* 1974;65;198-99.
24. Floyd J, Willis PW IV, Craige E. The apex impulse in mitral stenosis: graphic explanation of the palpable movements at the cardiac apex. *Am J Cardiol.* 1983;51:311-4.
25. Craige E, Schmidt R. Precordial movements over the right ventricle in normal children. *Circulation.* 1965;32:232-40.
26. Schmidt RE, Craige E. Precordial movements over the right ventricle in children with pulmonary stenosis. *Circulation.* 1965;32:241-50.
27. Mounsey P. The value of praecordial pulsations in the diagnosis of heart disease. *Postgrad Med J.* 1968;44:81-5.
28. Sutton GE, Carige E, Grizzle JE. Quantitation of precordial movement: II. mitral regurgitation. *Circulation.* 1967;35:483-591.
29. Basta LL, Wolfson P, Eckberg D*et al.* The value of left parasternal impulse recordings in the assessment of mitral regurgitation. *Circulation.* 1973;48:1055-65.
30. Chizner MA. The diagnosis of heart disease by clinical assessment alone. *Curr Probl Cardiol.* 2001;26:285-379.
31. Fang JC, O'Gara PT. History and physical examination: an evidence-based approach. In: Zipes DP, Libby P, Bonow RO *et al.* (Eds.). *Braunwald's Heart Disease,* 11th. ed. Philadelphia: Saunders Elsevier, 2019. p. 83-101.
32. Venkatasubramaniam AK, Mehta T, Chetter IC *et al.* The value of abdominal examination in the diagnosis of abdominal aortic aneurysm. *Eur J Vasc Endovasc Surg.* 2004;27:56-60.

8

SONS CARDÍACOS DE CURTA DURAÇÃO: BULHAS CARDÍACAS E OUTROS RUÍDOS

Rose Mary Ferreira Lisboa da Silva

PRIMEIRA E SEGUNDA BULHAS CARDÍACAS

A primeira descrição dos sons cardíacos é atribuída a William Harvey, em 1628, mas sem detalhá-los e classificá-los. Houve referências aos sons cardíacos com a aposição direta da orelha sobre o tórax por Robert Hooke e vários outros contribuíram para o entendimento das bulhas cardíacas após a invenção do estetoscópio por Laennec, inclusive com o uso do eletrocardiograma e do fonocardiograma.[1] A compreensão da origem da primeira bulha deveu-se aos experimentos em cães realizados por Dock.[2] Dados sobre características da primeira e da segunda bulhas, com importantes contribuições sobre seus componentes, foram publicados por Leatham.[1,3] A identificação da primeira e da segunda bulhas cardíacas é uma etapa fundamental da ausculta cardíaca, permitindo discernir a sístole e a diástole, e para interpretação dos demais sons cardíacos. Para o entendimento do ciclo cardíaco, o leitor deve consultar o Capítulo 1.

Primeira Bulha Cardíaca

Origem

A primeira bulha cardíaca (B1) é resultante das vibrações geradas pelo fechamento das valvas mitral (M1) e tricúspide (T1), nesta sequência, e com um intervalo entre 20 e 30 ms, em indivíduos saudáveis.[3,4] O estímulo elétrico alcança mais rapidamente o ramo esquerdo do feixe de His, resultando na despolarização mais precoce do ventrículo esquerdo (Capítulo 1). Sua origem não se explica somente pela justaposição dos folhetos durante o fechamento das valvas. Estas vibrações ocorrem pela súbita alteração do fluxo sanguíneo dentro dos ventrículos associada ao tensionamento de todo o aparelho valvar atrioventricular.[4,5]

Características

A B1 é uma bulha de alta frequência, portanto mais bem audível com o diafragma, no ápice cardíaco, e precede de imediato a curva ascendente do pulso carotídeo, correspondendo ao início da sístole ventricular (Fig. 8-1). O componente M1 pode ser audível em todo o ápice e o componente T1, o qual é mais suave, é mais bem audível no foco tricúspide, estando o paciente na posição supina. Em pacientes com o diâmetro anteroposterior do tórax aumentado, B1 pode ser mais bem audível no epigástrio, em decúbito dorsal, ou no ápice, na posição sentada.[3-7] No mesocárdio ou na borda esternal esquerda, os dois componentes separados podem ser audíveis nos jovens. Contudo, isso é raro, apesar de a audição humana ter a

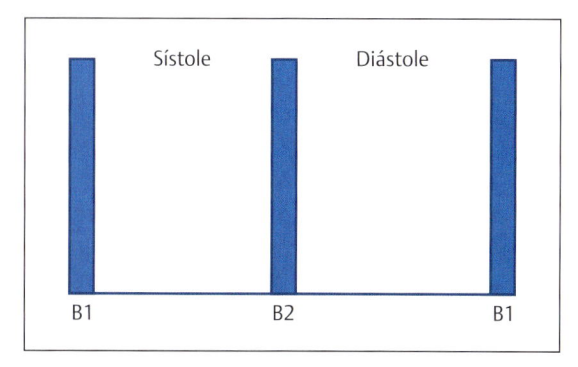

Fig. 8-1. Representação gráfica de um ciclo cardíaco com as bulhas cardíacas (B1: primeira bulha; B2: segunda bulha).

capacidade de detectar sons com intervalo de 20 ms.[5,8] Em condições que ocorram alterações no tempo de fechamento das valvas atrioventriculares (AV), o desdobramento de B1 poderá ser audível, como será discutido mais adiante.

Avaliação da Fonese

Por meio do fonocardiograma, B1 apresenta quatro componentes, sendo dois audíveis: 1) vibrações geralmente inaudíveis, de baixa frequência, de origem muscular geradas pelo início da contração do ventrículo esquerdo; 2) componente M1; 3) componente T1; 4) vibrações de baixa frequência geradas pela aceleração do fluxo sanguíneo.[7] Para ausculta dos sons audíveis, a transmissão dos mesmos é influenciada pelas características da parede torácica e outras estruturas interpostas entre a origem dos sons e o local de ausculta na superfície torácica. Há vários fatores que interferem na fonese de B1, extracardíacos e cardíacos (Quadro 8-1). Entre os fatores extracardíacos, há hipofonese em condições com diminuição da transmissão dos sons, como nos quadros de obesidade, aumento do diâmetro anteroposterior do tórax, pneumotórax, derrame pleural, derrame pericárdico. Por outro lado, há hiperfonese em condições nas quais o coração está mais próximo da superfície do tórax, como dorso reto, indivíduos magros.[6]

As condições cardíacas que interferem em sua fonese são a contratilidade ventricular, a posição dos folhetos da valva no final da diástole (e sua velocidade de fechamento) e a estrutura anatômica valvar.[2,5-7] Em consequência de estados inotrópicos positivos (ação de fármacos, anemia, hipertireoidismo, febre, exercício físico), há aumento mais rápido da pressão ventricular, resultando em fechamento com mais vibração das valvas AV e, portanto, com hiperfonese de B1. Em contrapartida, condições de inotropismo negativo apresentam menor contração ventricular e hipofonese de B1, como insuficiência cardíaca, ação de betabloqueadores. Em pacientes com bloqueio de ramo esquerdo, tanto a menor contratilidade ventricular como o atraso no início da contração do ventrículo esquerdo são responsáveis pela hipofonese de B1.

A posição das AV também influencia a fonese de B1. Em condições em que as valvas AV estão mais abertas ao final da diástole, a excursão (ou deslocamento) de seus folhetos é maior, resultando em hiperfonese de B1. Essas condições incluem encurtamento do intervalo PR, com a intensidade máxima de B1 quando o intervalo no eletrocardiograma de superfície entre a onda *P* e a *Q* for de 80 a 120 ms. Isto pode ocorrer na presença de via acessória ou anômala como na síndrome de Wolff-Parkinson-White, porém, a maior parte da contração ventricular ocorre posterior à ocorrência da onda delta registrada no eletrocardiograma. Seguindo o mesmo raciocínio, sendo o intervalo PR prolongado, como no bloqueio AV de primeiro grau (intervalo PR superior a 200 ms nos adultos), há mais tempo para o esvaziamento atrial e as valvas AV estão menos separadas, pois já iniciam seu fechamento com o relaxamento atrial, ocorrendo menor excursão das valvas e menor intensidade de B1.[5-7,9-11] Contudo, essa relação entre a intensidade de B1 e o intervalo PR pode ser influenciada por outras variáveis. Por exemplo, quando o ventrículo apresentar complacência diminuída, como na hipertensão arterial sistêmica, sua pressão diastólica final supera a pressão atrial, pois há o relaxamento atrial neste período, e as valvas AV já iniciam seu fechamento. As-

Quadro 8-1. Exemplos de Causas de Hiperfonese e Hipofonese de B1 e B2

Bulha		Hiperfonese	Hipofonese
B1	Fatores extracardíacos	Dorso reto, indivíduos magros, hiperdinamismo	Aumento do diâmetro anteroposterior, obesidade, indivíduos musculosos, derrame pleural e pneumotórax à esquerda de grande volume, anasarca
	Fatores cardíacos	Ação de fármacos inotrópicos positivos, estenose mitral, síndromes de pré-excitação (intervalo PR curto), mixoma atrial	Derrame pericárdico, tamponamento cardíaco, insuficiência cardíaca, bloqueio de ramo esquerdo, bloqueio atrioventricular de primeiro grau, insuficiência mitral
B2	Fatores extracardíacos	Os mesmos fatores listados para B1	Os mesmos fatores listados para B1
	Fatores cardíacos	Hipertensão arterial sistêmica, hipertensão pulmonar, dilatação, aumento do fluxo ou proximidade da aorta ou da artéria pulmonar da parede torácica anterior	Derrame pericárdico, tamponamento cardíaco, insuficiência cardíaca, estenose aórtica valvar, insuficiência aórtica, estenose pulmonar

sim, independente do intervalo PR, a excursão das valvas é menor e a fonese de B1 diminuída.[7] Nas condições com diferentes intervalos entre a onda P e o complexo QRS, a fonese de B1 pode variar batimento a batimento, como no bloqueio AV de segundo grau tipo Wenckebach, extrassístoles ventriculares, e em ritmos de dissociação AV (no bloqueio AV total, taquicardia ventricular). Em ritmo de fibrilação atrial, há diferentes pressões intraventriculares e abertura das valvas AV conforme a duração da diástole, visto a irregularidade entre os complexos QRS, resultando, também, em variação da fonese de B1.[3,5-7]

A estrutura anatômica valvar é outro mecanismo que influencia a fonese de B1. No quadro de estenose mitral grave, porém com a valva ainda móvel, há hiperfonese de B1. Isto se deve à maior pressão do átrio esquerdo em relação ao ventrículo esquerdo no final da diástole pela obstrução significativa do fluxo sanguíneo em razão valva mitral estenótica. Por conseguinte, há uma taxa de aumento de pressão no ventrículo esquerdo no momento do fechamento valvar mitral maior que em condições sem estenose mitral, e a pressão ventricular esquerda aumenta 10 a 25 mmHg antes de exceder a pressão atrial esquerda e ocorrer o fechamento da mitral. Além disso, há um gradiente pré-sistólico entre aquelas câmaras, mantendo os folhetos da valva mitral relativamente afastados, que também estão rígidos, resultando em alta velocidade de fechamento da mitral com grande excursão, com hiperfonese da bulha.[6,7] Esses fatores também explicam a hiperfonese em pacientes com mixoma atrial (ver item sobre Ruídos não relacionados com a ejeção). Nas condições de insuficiência mitral e defeito do septo interventricular, pode haver hipofonese de B1 ou a bulha está mascarada pelo sopro. A hipofonese é atribuída à menor taxa de elevação da pressão intraventricular, ausência da fase de contração isovolumétrica e, no caso da insuficiência mitral, também há menor excursão valvar.[6]

Desdobramento da Primeira Bulha

Como já discutido anteriormente, o desdobramento de B1 pode ocorrer em jovens, mas é raro. Assim, quando presente (também denominado desdobramento anormal ou amplo de B1), há fatores que alteram o tempo de fechamento das valvas AV. Se há atraso no fechamento da tricúspide, o intervalo entre M1 e T1 aumenta para 60 ms, sendo audível o desdobramento, como ocorre em pacientes com bloqueio de ramo direito (principalmente se associado à hipertensão pulmonar) e naqueles com anomalia de Ebstein. Se há adiantamento do fechamento da mitral, como na estimulação artificial por terapia de ressincronização cardíaca (o estímulo artificial é programado para despolarizar a parede lateral do ventrículo esquerdo), presença de extrassístoles ou ritmos (taquicardia ventricular, ritmo idioventricular) com origem no ventrículo esquerdo, também pode estar presente o desdobramento de B1.[5-7] Ao longo deste capítulo, os sons que devem ser diferenciados do desdobramento de B1 serão discutidos.

Segunda Bulha Cardíaca

Origem

A segunda bulha cardíaca (B2) é um som de curta duração cuja gênese são as vibrações, após o fechamento das valvas aórtica e pulmonar, das paredes vasculares e de seus respectivos ventrículos, em razão da desaceleração súbita do fluxo sanguíneo na aorta e na artéria pulmonar proximais. Estudos de fonocardiografia e ecocardiografia demonstraram que a coaptação das cúspides da valva aórtica precede em milissegundos o som de B2, ou seja, o fechamento das valvas semilunares é silencioso, porém, há vibrações daquelas estruturas após seu fechamento, resultando em B2.[7,12,13] A sequência de fechamento das valvas semilunares é a aórtica (A2) seguida da pulmonar (P2), como explicado na parte de ciclo cardíaco, no Capítulo 1.

Características

B2 é uma bulha de alta frequência, mais bem audível com o diafragma do estetoscópio, nos focos da base (o componente P2 mais audível no foco pulmonar e o componente A2 no foco aórtico). Essa bulha corresponde ao início da diástole ventricular (Fig. 8-1), não havendo correspondência com o pulso carotídeo.[6,7] Durante a expiração, B2 apresenta um som único, uma vez que o intervalo entre A2 e P2 é de 20 a 30 ms. Na fase da inspiração, há adiantamento do componente A2, pela diminuição concomitante da ejeção do ventrículo esquerdo (por menor retorno venoso para esse ventrículo) e atraso do componente P2, pelo prolongamento da sístole do ventrículo direito. A sístole do ventrículo direito é prolongada, principalmente, pela menor resistência arterial pulmonar (maior capacitância), e há contribuição, também, do aumento do retorno venoso (aumento da pré-carga) para as câmaras direitas durante a inspiração (ver Capítulo 1 sobre Fisiologia). O intervalo entre P2 e o pico do gradiente entre o ventrículo direito e a pressão da artéria pulmonar é entre 30 e 120 ms, enquanto o intervalo entre A2 e o gradiente aorta-ventrículo esquerdo é de 5 ms. Na expiração, há o aumento do retorno venoso para o ventrículo esquerdo, resultando em B2 única. Este é o desdobramento fisiológico de B2 (Fig. 8-2), mais bem audível no segundo espaço intercostal esquerdo, em indivíduos jovens e na posição supina, o qual não se mantém na posição sentada ou em ortostatismo.[3,6,7,13-15] Esse desdobramento também pode ser audível em idosos.[7]

Avaliação da Fonese

De maneira semelhante ao descrito para a fonese de B1, quanto aos fatores extracardíacos, há influência da espessura e do formato da parede torácica e de outras estruturas interpostas entre a origem de B2 e o local de ausculta na superfície torácica (Quadro 8-1).

Quanto aos fatores cardíacos, a sua intensidade depende do tamanho dos grandes vasos da base, do gradiente transvalvar de pressão e de fatores inerentes às valvas. Assim, se há dilatação da aorta proximal ou do tronco da artéria pulmonar, ou sua proximidade com a parede torácica (por alguma malformação) pode se audível a hiperfonese de B2. A fonese de B2 é diretamente proporcional ao gradiente de pressão, o qual é resultado do nível da pressão diastólica na aorta e na artéria pulmonar e da taxa de declínio da pressão no ventrículo. Por isso, na hipertensão arterial sistêmica e pulmonar, há hiperfonese de B2 pelo aumento da intensidade de A2 e de P2, respectivamente. Quanto à excursão das valvas, sendo esse movimento de pequena amplitude, há hipofonese de B2, como na estenose aórtica valvar e insuficiência aórtica, assim como pelo acometimento da valva pulmonar.[6,12,13,16]

No Quadro 8-1, estão sumariadas as causas de alteração da fonese de B1 e de B2.

Desdobramento Paradoxal de B2

Há desdobramentos anormais de B2, como o desdobramento paradoxal, o qual é audível durante a expiração. Isto ocorre pelo atraso do componente A2, pelo aumento do retorno venoso para o ventrículo esquerdo durante a expiração (o que resulta em sobreposição dos componentes de B2 em condições normais) associado a uma das condições que retardam a sístole ou a ejeção do ventrículo esquerdo (Quadro 8-2), como distúrbios de condução e alterações hemodinâmicas, decorrendo maior atraso do componente A2, o qual sucede o componente P2 (Fig. 8-2). O intervalo entre P2-A2 é superior a 40 ms na expiração e há sobreposição dos dois componentes na inspiração, visto que não há maior volume no ventrículo esquerdo (e sim no direito), com atraso do P2, mantendo aquela condição sobre a ocorrência de A2, com B2 única. Esse desdobramento também é denominado reverso ou invertido.[3,6,7,12,13,16]

Desdobramento Amplo de B2

Esse desdobramento ocorre tanto na inspiração, tanto na expiração, sendo maior na primeira fase do ciclo respiratório. Além das condições fisiológicas já explicadas durante a inspiração, há condições anormais que retardam o componente P2, em razão do atraso ou prolongamento da sístole do ventrículo direito. Por outro lado, durante a expiração, há mais volume para o ventrículo esquerdo, com atraso do A2, mantendo-se a mesma condição de atraso do componente P2, sendo o intervalo A2-P2 menor na expiração que na inspiração, entretanto presente o desdobramento nas duas fases do ciclo respiratório (Fig. 8-2). O adiantamento do componente A2 é menos frequente e resulta de menor volume de manejo pelo ventrículo esquerdo, com fechamento mais precoce de A2, principalmente na inspiração.[3,12,13,16] Veja no Quadro 8-2 os mecanismos e os exemplos de desdobramento amplo de B2, também chamado de desdobramento amplo e variável de B2.

Desdobramento Fixo de B2

O desdobramento fixo de B2 é também denominado persistente, pois o intervalo A2-P2 é alargado e constante durante o ciclo respiratório, sendo audível durante a inspiração e a expiração, sem variação. É um achado característico do defeito do septo atrial, no qual os volumes ventriculares não sofrem variações com a respiração, uma vez que as alterações no retorno venoso são compartilhadas pelos átrios por meio daquela comunicação e contribuem para o enchimento dos ventrículos.[6,7,13,16] O defeito do septo atrial ou comunicação interatrial apresenta uma incidência de 56/100.000 nascidos, correspondendo a até 10% das cardiopatias congênitas. Pode ser classificada em *ostium secundum* (75% dos casos), pela localização do defeito na fossa oval; *ostium primum* (15 a 20%), localizado na parte inferior do septo; do seio venoso (5 a 10%), próximo à veia cava superior ou inferior; e defeito septal coronariano (< 1%).[17,18] Esse desdobramento também pode ser audível na insuficiência ventricular direita grave, não sendo desencadeado o mecanismo de Frank-Starling pelo aumento do retorno venoso com a inspiração.[13]

No Quadro 8-2 estão dispostos os mecanismos e condições clínicas dos desdobramentos de B2.

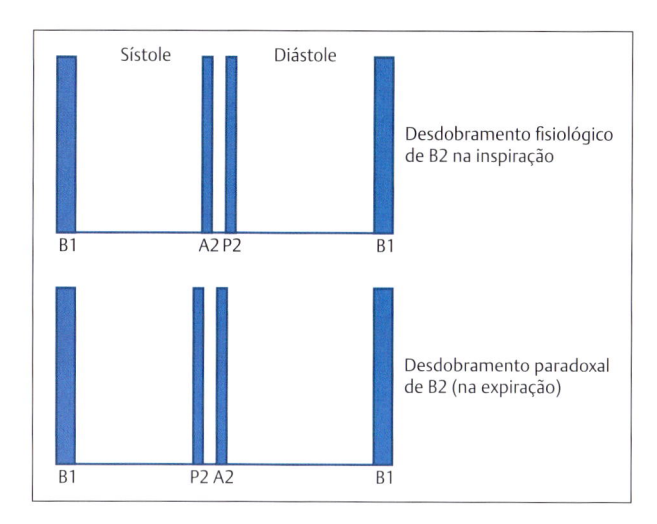

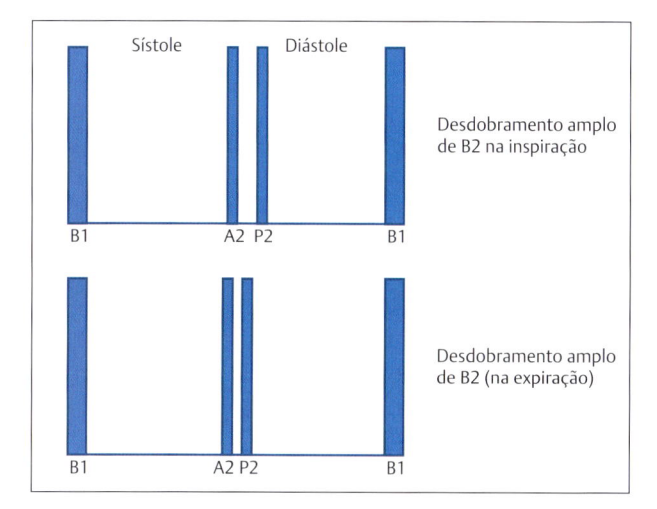

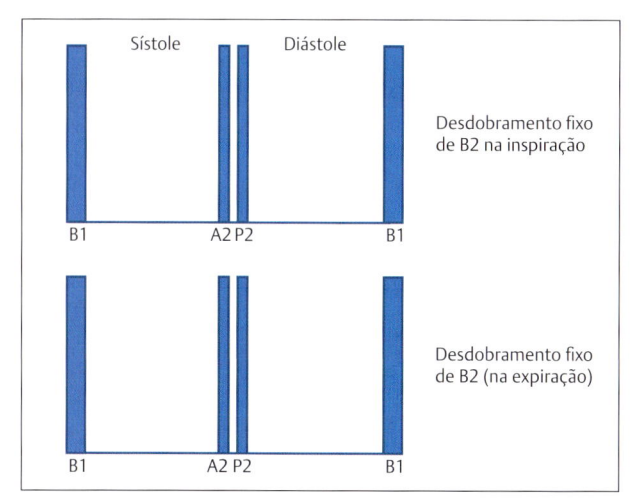

Fig. 8-2. Representação gráfica de um ciclo cardíaco com as bulhas cardíacas (B1: primeira bulha; B2: segunda bulha) e os desdobramentos de B2.

Quadro 8-2. Mecanismos e Exemplos dos Desdobramentos Anormais de B2

Desdobramentos anormais de B2/Mecanismos	Exemplos de condições clínicas
Desdobramento paradoxal de B2	
• Distúrbios de condução	BRE, marca-passo em VD, extrassístoles de origem em VD, pré-excitação com via acessória à direita
• Alterações hemodinâmicas com retardo na ejeção do ventrículo esquerdo	Estenose aórtica valvar grave, insuficiência cardíaca, miocardiopatia hipertrófica, IAM com disfunção sistólica esquerda importante
Desdobramento amplo de B2 (variável)	
• Atraso elétrico na ativação do VD	BRD, marca-passo em VE
• Sobrecarga de pressão do VD	HP com insuficiência do VD, EP moderada a grave, TEP maciço
• Diminuição da impedância do leito vascular pulmonar	Dilatação idiopática da artéria pulmonar
• Adiantamento do componente A2	Insuficiência mitral, pericardite constritiva, defeito do septo ventricular (ou comunicação interventricular) com *shunt* esquerda-direita
Desdobramento fixo de B2	Defeito do septo atrial

BRE: bloqueio de ramo esquerdo; VD: ventrículo direito; IAM: infarto agudo do miocárdio; BRD: bloqueio de ramo direito; VE: ventrículo esquerdo; HP: hipertensão pulmonar; EP: estenose pulmonar; TEP: tromboembolismo pulmonar.

BULHAS EXTRAS

Os sons cardíacos de curta duração, chamados de ritmo de galope durante a diástole, foram descritos por Potain, com contribuições prévias de Charcellay e Bouillaud no século 19. O mecanismo de origem dessas bulhas foi estudado por Crevasse por meio do registro simultâneo do fonocardiograma e das pressões intracardíacas em corações de cães em experiência com este fim e, também, em pacientes submetidos à cirurgia cardíaca.[1,19] A identificação dessas bulhas é importante em virtude de seus significados clínico e prognóstico, como será descrito a seguir.

Terceira Bulha Cardíaca

Origem

Para explicar a gênese dessa bulha surgiram três teorias a respeito de sua formação: origem valvar (pelo fechamento parcial da valva mitral durante a parte inicial da diástole), a teoria do impacto do coração contra a parede torácica e a origem ventricular.[20] Por meio de estudos fonocardiográficos, ecocardiográficos e estudos invasivos de ventriculografia, a origem ventricular foi demonstrada, sendo a aceita.[19-26] Dessa maneira, a terceira bulha (B3) é um som cardíaco de curta duração resultante das vibrações das paredes ventriculares durante a fase de enchimento ventricular rápido, após a abertura das valvas atrioventriculares, fase essa responsável por 80% do enchimento ventricular, e seguida pela desaceleração do fluxo sanguíneo através dos orifícios atrioventriculares. Nesse período, há uma expansão da parede ventricular, a qual não é passiva, ocorrendo a conversão de energia cinética em energia sonora.

Características

A B3 é uma bulha de baixa frequência, mais bem audível com a campânula do estetoscópio na região do ápice e ocorre entre 120 e 130 ms e 160 e 180 ms após a segunda bulha cardíaca (B2) (Figs. 8-3 e 8-4). Já foi descrita como galope ventricular. Pode ser mais bem auscultada em decúbito semilateral esquerdo ou durante a expiração, se for de origem do ventrículo esquerdo, e durante a inspiração, se sua origem for do ventrículo direito. Ocasionalmente, pode ser audível na região supraclavicular. As dificuldades de ausculta dessa bulha se devem à interferência de sons do ambiente externo, à conformação do tórax (como obesidade, aumento do diâmetro anteroposterior, enfisema pulmonar) e à inabilidade do examinador. Em pacientes com enfisema pulmonar, a B3 pode ser mais bem auscultada na região do xifoide e do epigástrio. O aumento relativo da frequência cardíaca e o aumento do retorno venoso por meio da elevação dos membros inferiores também são manobras que facilitam sua ausculta.[27-30] A concordância interobservador é baixa, principalmente, quando a história clínica do paciente não é conhecida.[30] A B3 deve ser diferenciada da ausculta de desdobramento da B2, além de outros sons que serão descritos neste capítulo. A B2 é mais bem audível na base, sendo um ruído de alta frequência, ou seja, mais audível com o diafragma, composta de dois componentes (A2, componente aórtico, e P2, componente pulmonar), que podem ser variáveis com o ciclo respiratório. Além disso, o intervalo B2-B3 é maior que o intervalo A2-P2.

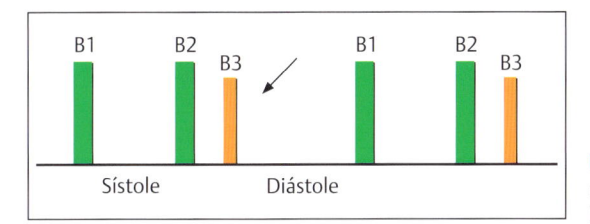

Fig. 8-3. Representação gráfica de um ciclo cardíaco em relação às bulhas cardíacas (B1: primeira bulha; B2: segunda bulha; B3: terceira bulha).

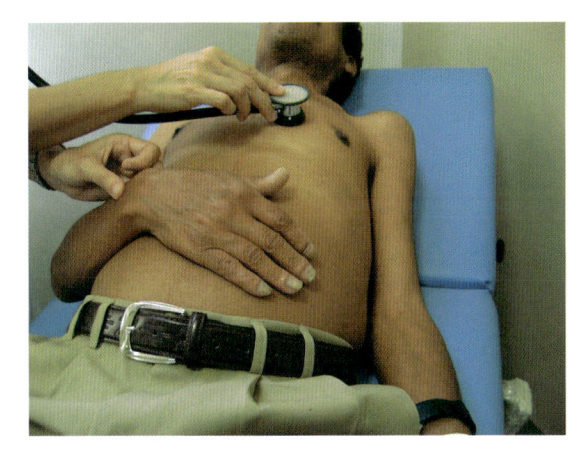

Fig. 8-4. Exame de ausculta da região da borda esternal esquerda do paciente, realizado pelo examinador com a campânula do estetoscópio e palpação simultânea do pulso arterial radial.

Mecanismos e Significados

Os mecanismos hemodinâmicos da B3 responsáveis por seus significados fisiológico e patológico são o aumento da velocidade e do volume de enchimento ventricular rápido e do volume residual ou volume sistólico final, que é o volume mínimo ventricular no final da ejeção. Há evidências de aumento da rigidez ventricular como mecanismo hemodinâmico de B3, com elevação das pressões de enchimento.[22-26,31,32]

A terceira bulha fisiológica é um achado benigno que pode ocorrer em crianças, adolescentes e adultos até os 40 anos de idade, principalmente em mulheres. Sua incidência varia de 10 a 93%, sendo audível em cerca de 80% das gestantes saudáveis, em razão de suas alterações volêmicas.[20,28,31-34] Os preditores independentes de B3 fisiológica são o baixo índice de massa corporal e o maior pico de fluxo através da valva mitral durante a fase de enchimento ventricular rápido.[33] Pacientes que apresentam B3 fisiológica não têm sintomas ou sinais de cardiopatia; essa bulha não é palpável e sua intensidade diminui ou desaparece com o ortostatismo, o que a diferencia da B3 patológica.[30,35] O mecanismo responsável pela B3 fisiológica é o aumento da velocidade ou do volume de enchimento ventricular.

A B3 patológica ocorre em situações de hiperdinamismo não fisiológicas, como hipertireoidismo, anemia, febre e valvopatias com sobrecarga de volume (como insuficiência mitral, insuficiência aórtica), e na disfunção ventricular.[23,28-30,32,36,37] Nos pacientes com insuficiência mitral ou aórtica, a B3 pode ocorrer sem que haja disfunção ventricular.[27,28] Em pacientes com disfunção ventricular sistólica, a B3 pode ocorrer nas fases iniciais da descompensação cardíaca, antes de outros sinais, apresentando uma sensibilidade de 51 a 78% e uma especificidade de 87 a 88%, dependendo da fração de ejeção.[28,37] Sua prevalência nesse quadro é de 46%, e, entre os pacientes em classe funcional III ou IV, é de 55%.[32] Assim, a ausência de B3 não indica função ventricular preservada.

Além do significado, a B3 patológica apresenta valor prognóstico.[20] Em pacientes que apresentam insuficiência cardíaca, a persistência de B3 é um preditor independente de evolução desfavorável, com internação e morte, associando-se à pressão capilar pulmonar elevada.[38-40] Nesses pacientes, a detecção de B3, por meio da cardiografia acústica, é uma ferramenta diagnóstica e prognóstica, inclusive em pacientes obesos, norteando o tratamento, quando associada a outros sinais e exames complementares.[41,42] Entre candidatos a transplante cardíaco, a B3 também é considerada um fator prognóstico de menor sobrevida.[43] Considerando-se a importância clínica de B3, sua pesquisa, apesar das limitações de sua acurácia e concordância interobservador, deve fazer parte do exame físico realizado com proficiência e do raciocínio clínico, possibilitando uma abordagem mais racional dos pacientes.

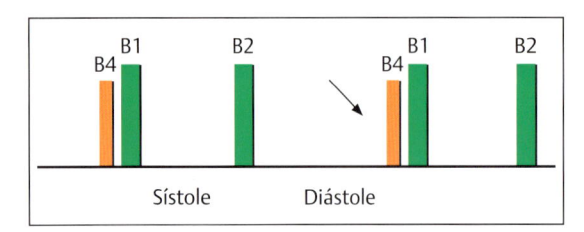

Fig. 8-5. Representação gráfica de um ciclo cardíaco em relação às bulhas cardíacas (B1: primeira bulha; B2: segunda bulha; B4: quarta bulha).

Quarta Bulha Cardíaca
Origem e Características
A quarta bulha cardíaca (B4) é uma bulha de baixa frequência, que tem sua origem na expansão e nas vibrações ventriculares secundárias à contração atrial vigorosa, por isso, ocorrendo no final da diástole ventricular, imediatamente antes da B1 (Fig. 8-5).[19,27,30,36,44,45] Já foi designada de galope atrial e de bulha pré-sistólica. Deve ser pesquisada também no ápice com a campânula do estetoscópio, sendo de mais fácil palpação que a B3. Os métodos de exame e manobras descritos para B3 também se aplicam à B4. Quando a frequência cardíaca está próxima ou acima de 100 bpm, é praticamente impossível distinguir B3 de B4, em razão da redução do tempo de diástole ventricular, podendo ocorrer o ritmo triplo ou galope de soma, com B3 e B4.[28] A B4 deve ser diferenciada do desdobramento da B1, a qual é de alta frequência, mais audível com o diafragma do estetoscópio e na região do mesocárdio.

Mecanismos e Significados
Os mecanismos hemodinâmicos de B4 são o aumento do enchimento ventricular e a diminuição da complacência ventricular. A B4 fisiológica é rara, diferente da B3. Já a B4 patológica pode ocorrer em quadros de hipertensão arterial sistêmica, miocardiopatia hipertrófica, estenose aórtica e isquemia miocárdica, condições em que há aumento da pressão diastólica final do ventrículo associada à disfunção diastólica, ou seja, condições em que há diminuição da complacência ventricular.[29,30,44,46,47] Há um aumento da prevalência de B4 com a idade, com extremos de 11 a 75%,[29] porém em indivíduos assintomáticos a prevalência é de 15,6% e, se associada a B3, de 3,5%.[34] Isso ocorre porque, em indivíduos saudáveis, geralmente a contração atrial contribui com 15% do enchimento ventricular e, com o avançar da idade, pela fibrose e consequente disfunção diastólica, o enchimento ventricular durante a contração atrial pode alcançar 35 a 40%.[23] Como deve haver contração atrial para a ocorrência de B4, mesmo em condições de diminuição da complacência ventricular, porém com átrio com a contratilidade diminuída ou em ritmo de fibrilação atrial, não há B4. Ao exame, a sensibilidade de B4 para detectar aumento da pressão diastólica final ventricular é de 39 a 46%.[48,49] Essa bulha pode ser audível nas fases iniciais do infarto agudo do miocárdio e da angina instável, mas é um sinal de prognóstico adverso nos pacientes em que é audível a B4 após 1 mês do infarto.[36,50] Dessa maneira, no contexto clínico, B4 também tem significado prognóstico.

Bulha Atrial
Esta bulha ocorre durante a sístole ventricular, quando as valvas atrioventriculares estão fechadas, em condições de ritmo com dissociação atrioventricular, coincidindo em determinado tempo as contrações do átrio e do ventrículo, com vibrações intensas (Quadro 8-3). Como ocorre junto com a primeira bulha, há aumento da intensidade desse ruído de maneira intermitente, ao coincidir ambas as sístoles, atrial e ventricular. Associada a essa bulha, há a onda *a* "em canhão" no contorno do pulso venoso jugular (Capítulo 6). Exemplos de ritmos nos quais ocorre esse ruído é o ritmo de bloqueio atrioventricular total (Fig. 8-6), ritmo juncional, taquicardia ventricular e ritmo de marca-passo artificial em modo assíncrono (modo de comando em que o marca-passo não detecta os fenômenos elétricos gerados na câmara de estimulação).[30,50,51]

OUTROS RUÍDOS CARDÍACOS
Além dos sons cardíacos de curta duração já abordados, há outros também de curta duração, anormais ou iatrogênicos, que ocorrem durante a sístole ou a diástole. Bouillaud descreveu esses sons em 1835, no que dizia respeito à abertura da válvula mitral. O assunto voltou à tona em meados da década de 1960, após os implantes de próteses e marca-passos artificiais.[52,53]

Quadro 8-3. Bulhas Extras: Mecanismos, Significados e Exemplos de Condições Clínicas nas Quais Podem Ocorrer

Bulha extra	Mecanismos	Significados	Condições clínicas de ocorrência
B3	Aumento da velocidade e do volume de enchimento ventricular rápido e do volume residual ou volume sistólico final	Fisiológica e patológica	Até 40 anos de idade, gestante (fisiológica), sobrecarga de volume, como na insuficiência valvar, e disfunção sistólica, como nos quadros de insuficiência cardíaca (patológica)
B4	Aumento do enchimento ventricular e diminuição da complacência ventricular	Fisiológica (mais rara) e patológica	Hipertensão arterial sistêmica, estenose aórtica, isquemia miocárdica
Bulha atrial	Coincidência das sístoles atrial e ventricular	Ritmos com dissociação atrioventricular	Bloqueio atrioventricular total, taquicardia ventricular

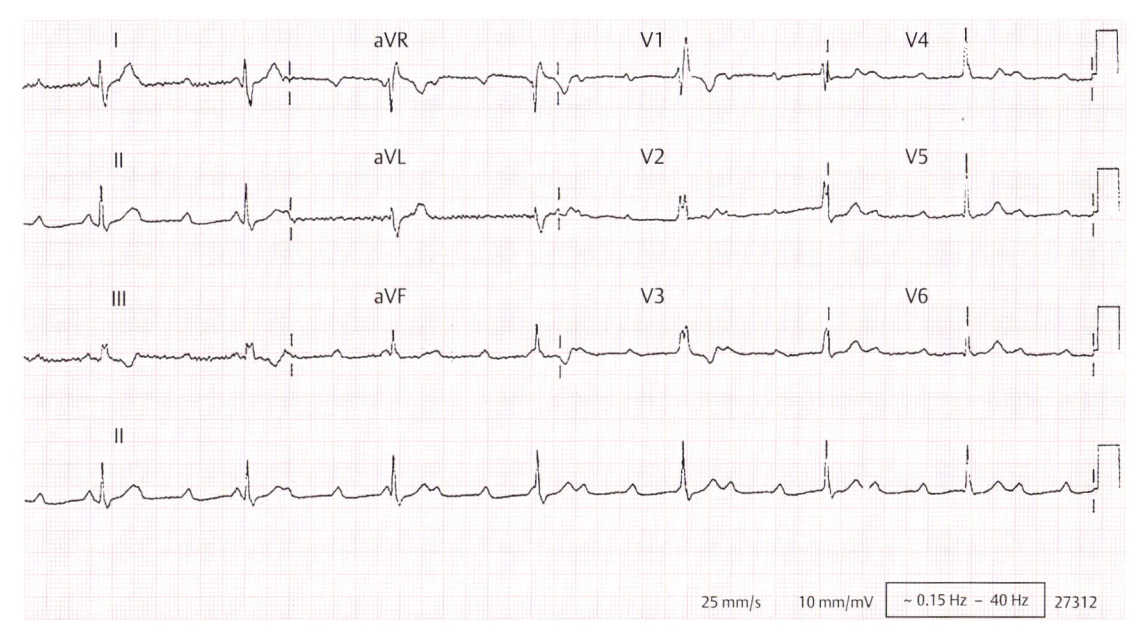

Fig. 8-6. Traçado eletrocardiográfico de bloqueio atrioventricular total, demonstrando dissociação atrioventricular com frequência atrial superior à ventricular. Observa-se, no terceiro complexo QRS da derivação DII longa (na parte inferior do traçado), coincidência das sístoles atrial e ventricular (onda P sobreposta ao complexo QRS). Nesse momento há a bulha atrial à ausculta e a onda *a* "em canhão" no contorno do pulso venoso jugular.

Ruídos Sistólicos

Ruídos ou cliques sistólicos são sons cardíacos extras de alta frequência – por isso audíveis com o diafragma aplicado com firme pressão, que são classificados em dois grupos: relacionados com a ejeção e não relacionados com a ejeção.[54,55]

Ruídos Sistólicos Relacionados com a Ejeção

Chamados de ruídos de ejeção, os quais são produzidos no final da contração isovolumétrica e durante a ejeção ventricular no momento de abertura máxima das valvas aórtica ou pulmonar, imediatamente antes ou concomitantemente à fase ascendente do pulso carotídeo. Ocorrem em casos de estenose valvar semilunar com a valva ainda móvel (origem valvar), ou por dilatação dos vasos (origem vascular).

Os ruídos de origem valvar são causados por aceleração do fluxo de sangue durante a ejeção com movimento de cúpula ou em domo da valva para dentro do vaso. Podem ocorrer na estenose aórtica valvar congênita, como nos quadros de valva aórtica bicúspide, e em alguns casos de etiologia reumática. É mais bem audível no 2º espaço intercostal direito, estendendo-se para a região apical, sem influência da respiração. Por mecanismo similar, nos quadros de estenose pulmonar valvar, esse ruído também pode ser audível no 2º ou 3º espaço intercostal esquerdo, durante a expiração, pois na inspiração, a valva pulmonar tem abertura mais precoce, com aproximação do som da primeira bulha com o ruído de ejeção de origem pulmonar, sendo difícil sua audição.[4,54-57]

Os ruídos de origem vascular ocorrem nos quadros de dilatação da aorta proximal ou da artéria pulmonar. Esta dilatação ocorre em virtude de hipertensão, do aumento do fluxo naqueles vasos, e a dilatação também pode ser idiopática ou por envelhecimento. A origem desses ruídos é atribuída às alterações do movimento das cúspides ou à sua tensão durante a abertura das valvas para dentro dos vasos dilatados. Assim, podem ocorrer na hipertensão arterial sistêmica, na hipertensão pulmonar, nos defeitos septais atriais e ventriculares, na ectasia daqueles vasos por diversas causas, na insuficiência aórtica, nos estados hiperdinâmicos com aumento do fluxo sanguíneo etc.[54,56]

Esses ruídos, sejam os de origem valvar ou vascular, ocorrem na protossístole, de 100 a 120 ms após a onda Q do eletrocardiograma, sendo mais tardios nos casos de comprometimento do ventrículo direito.[58]

O diagnóstico diferencial desses ruídos de ejeção é feito com o desdobramento da primeira bulha. Além dos dados da história clínica e de outros sinais ao exame físico (p. ex., hiperfonese da segunda bulha, no quadro de hipertensão arterial sistêmica ou pulmonar, e sopros sistólicos, no caso de estenose das valvas semilunares), e apesar dos dois sons apresentarem alta frequência, o desdobramento de B1 é mais audível no mesocárdio ou na borda esternal inferior, e o ruído de ejeção é mais audível nos focos da base. Outros ruídos que devem ser diferenciados do ruído de ejeção são aqueles produzidos pelo fechamento tardio da valva tricúspide na doença de Ebstein e por aneurisma na porção membranosa do septo ventricular, e o ruído sistólico do prolapso de valva mitral.[59]

Ruídos Sistólicos Não Relacionados com a Ejeção

Apesar de também serem ruídos de alta frequência, apresentam-se com o timbre de estalido e ocorrem na mesossístole ou na telessístole. São atribuídos ao prolapso da valva mitral, em decorrência do clique originado pela súbita tensão das cordas tendíneas ou de uma ou duas cúspides da valva mitral redundantes no momento de sua máxima excursão, com prolapso para dentro do átrio, durante a sístole ventricular. Podem ser causados pelo acometimento primário do aparelho valvar mitral ou por sequência de contração anormal do ventrículo esquerdo e dos músculos papilares que sustentam as cúspides. São audíveis perto do foco mitral com o diafragma do estetoscópio. Esses ruídos acontecem próximos ao da primeira bulha, ou seja, na protossístole, com manobras como inspiração, manobra de Valsalva, inalação de nitrito de amilo e com o ortostatismo.[59-61] Essas manobras resultam na redução do enchimento ventricular, tendo sido comprovadas com o fonocardiograma e a ventriculografia.[61]

A manobra mais exequível durante o exame físico é a ausculta com o paciente na posição supina (ou até de cócoras) e logo depois em ortostatismo. Durante essa mudança de postura, há uma diminuição do retorno venoso, da pressão diastólica final ventricular e do débito cardíaco, com redução do volume ventricular, promovendo a ocorrência mais precoce do prolapso, aproximando-o da primeira bulha. Associado ao clique mesossistólico, pode não haver o fechamento adequado das cúspides, resultando em regurgitação mitral. Nesse caso, há um sopro telessistólico de configuração crescente, o qual, com a mudança da postura relatada, apresenta-se com duração aumentada, sendo mesotelessistólico (Fig. 8-7).

Barlow descreveu o quadro de prolapso de valva mitral por meio de estudo angiográfico em 1963, e demonstrou a retroversão da cúspide posterior em 1966. Antes, em 1961, Reid já havia proposto o termo ruptura de corda para o ruído cardíaco extra na mesossístole.[62-64] Esse quadro apresenta uma prevalência entre 1 e 2,5% na população geral, sendo primário ou secundário. O primário pode ter caráter familial, com transmissão autossômica dominante, ou não familial. O achado microscópico é de degeneração mixomatosa de uma ou ambas as cúspides. Ocorre em doenças do tecido conjuntivo (síndrome de Marfan, de Erhers-Danlos, osteogênese imperfeita, lúpus eritematoso sistêmico), doenças musculares (distrofia muscular de Duchenne, mucopolissacaridoses), cardiopatias congênitas (defeito atrial septal, doença de Ebstein), coagulopatias como doença de Von Willebrand e outras. Pode ocorrer o envolvimento concomitante de outras valvas, com o prolapso da tricúspide em 40% dos casos e da aórtica e da pulmonar, entre 2 e 10% dos casos. O prolapso secundário ocorre em virtude de anormalidades de contração do ventrículo esquerdo, por miocardite ou isquemia, resultando em disfunção do músculo papilar, por trauma cardíaco e no pós-operatório de cirurgia de valva mitral. O prognóstico de pacientes com prolapso de valva mitral geralmente é benigno, porém a progressão da insuficiência mitral pode resultar em complicações, como dilatação das câmaras esquerdas, necessidade de implante de prótese valvar, fibrilação atrial e outras decorrentes de insuficiência do ventrículo esquerdo.[64,65]

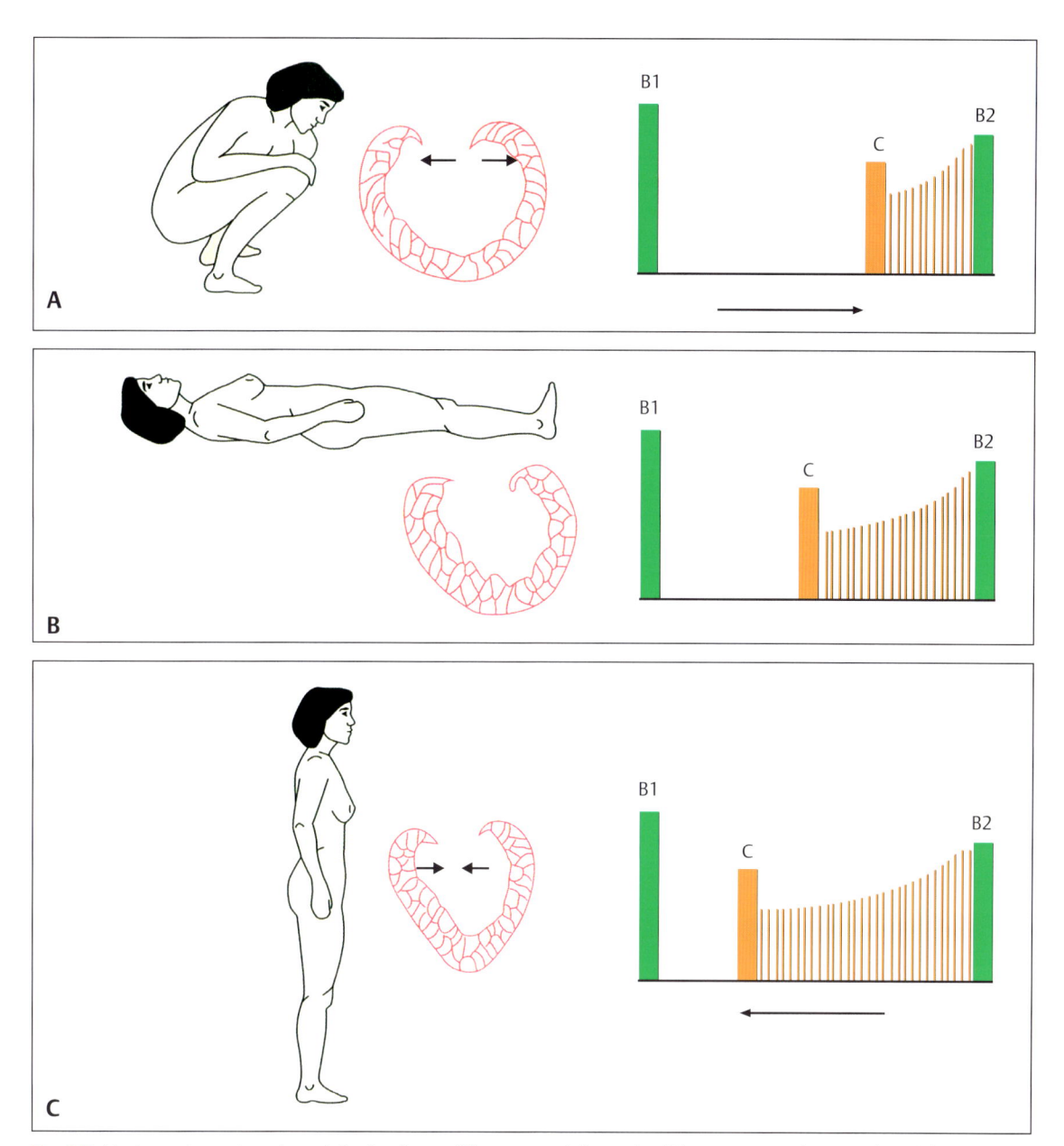

Fig. 8-7. Mudança de postura da posição de cócoras (**A**) para a posição supina (**B**) e para a posição ortostática (**C**), com aproximação do clique da primeira bulha e com prolongamento do sopro sistólico.

Ruídos Diastólicos
Estalido de Abertura da Valva Mitral
A abertura de valvas atrioventriculares não resulta em sons, exceto quando há estenose valvar, com alguma mobilidade. A descrição do ruído de abertura da valva mitral na estenose mitral, chamado de duplicação da segunda bulha, foi feita em 1835 por Bouillaud, 16 anos depois de Laennec descrever o sopro da estenose mitral. O termo **estalido de abertura da valva mitral** (EAM) foi introduzido por Rouchès em 1888, e seu mecanismo foi confirmado por Margolies e Wolferth, por meio de estudos clínicos e fonocardiográficos.[52]

Esse estalido é causado por tensão súbita das cúspides pela abertura incompleta da valva mitral com estenose, no início da diástole, associada a uma pressão aumentada no átrio esquerdo. Esse som significa que a valva, apesar da estenose, ainda está móvel, ou pelo menos sua cúspide anterior, que realiza um movimento em domo, enquanto a cúspide posterior permanece imóvel. Há uma correlação negativa entre a amplitude do estalido e a área valvar e também entre a intensidade da primeira bulha e a área valvar.

Assim, a intensidade do estalido é atribuída à mobilidade valvar, à complacência do átrio esquerdo, ao gradiente de pressão entre as câmaras esquerdas e ao fluxo valvar. É um som de alta frequência audível próximo do foco mitral, na borda esternal esquerda inferior ou mesmo na axila esquerda, em decúbito dorsal ou semilateral esquerdo.[52,55,56,65-67] O intervalo de tempo entre a segunda bulha (B2) e o EAM (Fig. 8-8), que fica entre 30 e 140 ms, é um sinal de gravidade da estenose mitral, apresentando uma relação inversa com a pressão atrial esquerda. Quando o tempo é inferior a 80 ms, há estenose mitral grave. Durante o ritmo de fibrilação atrial, em razão da variação do tempo de diástole, esse intervalo apresenta relação inversa com o tempo do ciclo cardíaco, relacionando-se, também, com a pressão do átrio esquerdo. Já em pacientes idosos com hipertensão arterial sistêmica, esse intervalo B2-EAM não guarda relação precisa com a gravidade da estenose mitral, uma vez que o gradiente entre as câmaras esquerdas está reduzido.[52,65,67,68] Esse ruído também pode ocorrer em condições de aumento do volume através do orifício valvar mitral, como na insuficiência mitral, defeito septal ventricular, persistência do canal arterial, já que esse fluxo também está implicado em sua gênese.[68]

O diagnóstico diferencial do EAM deve ser feito com desdobramento amplo de B2 e com a terceira bulha (B3). O desdobramento amplo de B2 também é um som de alta frequência, mais audível em focos da base, com intervalo entre seus componentes, aórtico e pulmonar, A2-P2, de 30 ms, inferior ao intervalo B2-EAM. Quanto à B3, é um som de baixa frequência, ou seja, mais bem audível com a campânula, e em borda esternal esquerda inferior ou todo o ápice, porém com intervalo maior, entre 160 e 240 ms, entre B2-B3, isto é, superior ao intervalo B2-EAM.[52] Pode haver estalido de abertura da tricúspide, porém esse quadro é mais raro. A etiologia mais comum é a reumática, associada, também, à insuficiência tricúspide e a disfunções de outras valvas.[56,65]

Atrito Pericárdico

O pericárdio é um saco fibrosseroso, formado por uma camada visceral, constituída por células mesoteliais, e por uma camada parietal, composta principalmente por colágeno. Essa estrutura circunda o coração e as raízes dos vasos da base. No espaço pericárdico, há entre 15 e 35 mL de líquido seroso, o qual se localiza entre as duas camadas, a fim de evitar o atrito entre elas durante o ciclo cardíaco.[69] Em quadros de pericardite aguda (viral, idiopática, uremia, após manipulação por cirurgia cardíaca, no infarto agudo do miocárdio, por colagenoses, tuberculose, infecção bacteriana) ou no quadro de pericardite constritiva (por tuberculose, irradiação mediastinal), é possível auscultar o ruído ou atrito pericárdico (*pericardial knock*). Esse ruído é audível na borda esternal esquerda, na sua porção média, ou em todo o ápice, porém, geralmente, apresenta pouca irradiação e é de alta frequência e transitório. Assemelha-se ao som de raspagem, sendo mais bem audível quando o paciente está inclinado para frente, na posição sentada. Tipicamente apresenta-se como um ruído trifásico, durante fases do ciclo cardíaco nas quais há alteração rápida do volume ventricular: durante a sístole atrial, a sístole ventricular e na fase de enchimento ventricular rápido. Geralmente os dois primeiros componentes estão presentes, ocorrendo em dois terços dos casos, quando o paciente está em ritmo sinusal. Quando o ritmo é de fibrilação atrial, somente um ou dois componentes poderão ser audíveis.[69-71] É audível durante uma ou durante as duas fases do ciclo respiratório, inspiração e expiração, distintamente do atrito pleural, que apresenta dois componentes e desaparece ao interromper-se a respiração.[69,72] Seu mecanismo é atribuído à súbita interrupção do enchimento ventricular, à fricção de suas duas camadas e à fibrina, e desaparece quando ocorre derrame pericárdico.[73,74]

Ruídos Produzidos por Tumores Intracardíacos

Tumores primários cardíacos são raros, sendo as metástases cardíacas mais frequentes. A incidência de tumor primário cardíaco varia de 0,001 a 0,03%, alcançando 0,28% nas necropsias. Desses tumores, 80% são benignos e 50 a 70% deles são mixomas. Os tumores malignos cardíacos são os sarcomas (95%) e os

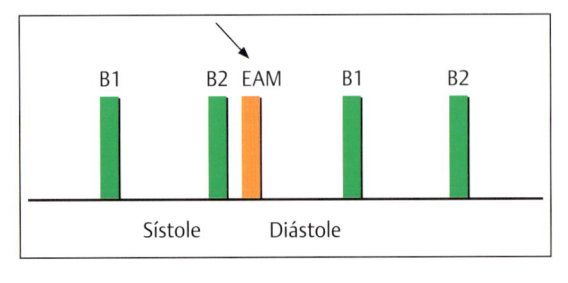

Fig. 8-8. Representação gráfica do ciclo cardíaco demonstrando a ocorrência do estalido de abertura da mitral (EAM) na protodiástole. (B1: primeira bulha; B2: segunda bulha).

linfomas (5%). E quanto ao mixoma, o mais frequente, sua principal localização é no átrio esquerdo em 83% dos casos, sendo pedunculado em 94% das vezes.[75,76] Há um predomínio desse tumor nas mulheres, a maioria adulta, na proporção de 2:1 a 3:1. O exame físico pode simular a ausculta de estenose mitral, porém o ruído do tumor (*tumor plop*) é como de um objeto caindo na água, protodiastólico, de baixa frequência, ou seja, mais audível com a campânula, ocorrendo entre 80 e 150 ms após a segunda bulha. Esse som deve ser diferenciado da terceira bulha, do desdobramento da segunda bulha e do estalido de abertura. O ruído do tumor é transitório e altera-se com a posição do paciente, estando presente em 15 a 31% dos casos.[75,77,78] O mecanismo desse ruído é atribuído à interrupção do movimento do corpo do tumor em direção ao ventrículo durante o enchimento ventricular, resultando em forte impacto contra o septo interventricular e a parede posterior do ventrículo direito.[78] A suspeita clínica deve ocorrer nos pacientes de meia-idade, em ritmo sinusal, com achados à ausculta simulando estenose mitral (sopro meso ou telediastólico apical) e em pacientes com embolia sistêmica, sem achados de cardiopatia ao exame físico.[75]

Ruídos de Próteses Valvares

Próteses valvares mecânicas de esfera, disco ou placa produzem ruídos durante sua abertura e seu fechamento, contribuindo para o som das bulhas cardíacas, na posição em que foram implantadas, como um clique, estalido de alta intensidade, audível inclusive sem estetoscópio.[79] A prótese de Starr-Edwards, de bola e gaiola, utilizada no passado, produz múltiplos cliques sistólicos na posição aórtica.[80] Próteses biológicas, de tecido heterólogo (material porcino ou pericárdio bovino), podem produzir ruídos de abertura e sopros de baixa intensidade, suaves, em virtude do baixo gradiente pela prótese, mesmo sem disfunção.[81-83]

Ruídos de Marca-passos Cardíacos Artificiais

Os marca-passos cardíacos artificiais podem produzir vários ruídos, a saber:

- Clique ou estalido pré-sistólico, com um intervalo entre 80 e 120 ms antes da primeira bulha, atribuído à contração do diafragma, sem haver perfuração do miocárdio.
- Ruído sistólico na borda esternal inferior, na meso ou telessístole, em razão de atrito com estruturas cardíacas.
- Sopro de insuficiência tricúspide por interferência mecânica no fechamento da valva tricúspide.
- Atrito pericárdico, principalmente o marca-passo temporário.
- Variação da fonese da primeira bulha, mais facilmente detectável em pacientes com próteses valvares, em razão da alteração da sequência de ativação elétrica ventricular.
- Desdobramento paradoxal da segunda bulha, por ativação precoce do ventrículo direito.
- Presença de bulha atrial, nos casos de marca-passo assíncrono.[84-87]

REFERÊNCIAS BIBLIOGRÁFICAS

1. Hanna IR, Silverman ME. A history of cardiac auscultation and some of its contributors. *Am J Cardiol.* 2002;90:259-67.
2. Dock W. Mode of production of the first heart sound. *Arch Intern Med.* 1933;51:737-46.
3. Leatham A. Auscultation of the heart. *The Lancet.* 1958;272:703-8.
4. Waider W, Craige E. First heart sound and ejection sounds. Echocardiographic and phonocardiographic correlation with valvular events. *Am J Cardiol.* 1975;35:346-56.
5. Felner JM. The First Heart Sound. In: Walter HK, Hall WD, Hurst JW (Eds). *Clinical methods: the history, physical and laboratory examination,* 3rd ed. Boston: Butterworths, 1990. p. 117-21.
6. Mangla A, Lange RA. Heart Sounds. https://emedicine.medscape.com/article/1894036-overview (Acesso em 24 de agosto de 2018).
7. Shaver JA, Leonard JJ, Leon DE. Part 4. Auscultation of the Heart. American Heart Association, 1990. p. 1-74.
8. Reinhold J, Rudhe U. Relation of the first and second heart sounds to events in the cardiac cycle. *Br Heart J.* 1957;19:473-85.
9. Lown B, Ganong WF, Levine SA. The syndrome of short P-R interval, normal QRS complex and paroxysmal rapid heart action. *Circulation.* 1952;5:693-706.
10. Shah PM, Kramer DH, Gramiak R. Influence of the timing of atrial systole on mitral valve closure and on the first heart sound in man. *Am J Cardiol.* 1970;26:231-7.
11. Gould L, Belletti D, Lyon AF. The genesis of the first heart sound with varying P-R intervals. *Dis Chest.* 1967;52:817-22.
12. Luisada AA. The second heart sound in normal and abnormal conditions. *Am J Cardiol.* 1971;28:150-61.
13. Felner JM. The Second Heart Sound. In: Walter HK, Hall WD, Hurst JW (Eds). *Clinical methods: the history, physical and laboratory examination,* 3rd ed. Boston: Butterworths, 1990. p. 122-25.

14. Harris A, Sutton G. Second heart sound in normal subjects. *Br Heart J.* 1968;30:739-42.
15. Curtiss EI, Matthews RG, Shaver JA. Mechanism of normal splitting of the second heart sound. *Circulation.* 1975;51:157-64.
16. Fang JC, O'Gara PT. History and physical examination: an evidence-based approach. In: Zipes DL, Libby P, Bonow RO, Mann DL, Tomaselli GF (Eds.). *Braunwald's Heart Disease,* 11th. ed. Philadelphia: Saunders Elsevier, 2019. p. 83-101.
17. Warnes CA, Williams RG, Bashore TM et al. ACC/AHA 2008 guidelines for the management of adults with congenital heart disease: a report of the American College of Cardiology/American Heart Association Task Force on Practice Guidelines. *J Am Coll Cardiol.* 2008;52:e143-e263.
18. Geva T, Martins JD, Wald RM. Atrial septal defects. *Lancet.* 2014;383:1921-32.
19. Crevasse L, Wheat MW, Wilson JR et al. The mechanism of the generation of the third and fourth hear sounds. *Circulation.* 1962;25:635-42.
20. Mehta NJ, Khan IA. Third heart sound: genesis and clinical importance. *Int J Cardiol.* 2004;97:183-6.
21. Ozawa V, Smith D, Craige E. Origin of the third heart sound. II. Studies in human subjects. *Circulation.* 1983;67:399-404.
22. Van de Werf F, Boel A, Math L et al. Diastolic properties of the left ventricle in normal adults and in patients with third heart sounds. *Circulation.* 1984;69:1070-8.
23. Wynne J. The clinical meaning of the third heart sound. *Am J Med.* 2001;11:157-8.
24. Van de Weft F, Geboers J, Kesteloot H et al. The mechanism of disappearance of the physiological third sound with age. *Circulation.* 1986;73:877-84.
25. Owen O. The third heart sound is the result of a shock wave caused by the ventricular inflow velocity exceeding the wave velocity. *Med Hypotheses.* 1996;47:81-3.
26. Manson AL, Nudelman SP, Hagley MT et al. Relationship of the third heart sound to transmitral flow velocity deceleration. *Circulation.* 1995;92:388-94.
27. Abrams J. Current concepts of the genesis of heart sounds. II. Third and fourth sounds. *JAMA.* 1978;239:2790-91.
28. Joshi N. The third heart sound. *Southern Med J.* 1999;92:756-61.
29. Johnston M, Collins SP, Storrow AB. The third heart sound for diagnosis of acute heart failure. *Curr Heart Fail Rep.* 2007;4:164-8.
30. López M. Bulhas e outros sons cardíacos de curta duração. In: López M, Laurentys-Medeiros J (Eds). *Semiologia Médica: as bases do diagnóstico clínico,* 4. ed. Rio de Janeiro: Revinter Ltda., 1999. p. 399-425.
31. Shah SJ, Marcus GM, Gerber IL et al. Physiology of the third hear sound: novel insights from tissue Doppler imaging. *J Am Soc Echocardiography.* 2008;21:396-400.
32. Tribouilloy CM, Enriquez-Sarano M, Mohty D et al. Pathophysiologic determinants of third heart sounds: a prospective clinical and doppler echocardiographic study. *Am J Med.* 2001;11:96-102.
33. Kupari M, Koskinen P, Virolainen J et al. Prevalence and predictors of audible physiological third heart sound in a population sample aged 36 to 37 years. *Circulation.* 1994;89:1189-95.
34. Collins SP, Arand P, Lindsell CJ et al. Prevalence of the third and fourth heart sound in asymptomatic adults. *Congest Heart Fail.* 2005;11:242-7.
35. Silverman ME. The third heart sound. In: Walter HK, Hall WD, Hurst JW (Eds). *Clinical methods: the history, physical and laboratory examination,* 3rd ed. Boston: Butterworths, 1990. p.126-8.
36. Reddy PS, Salerni R, Shaver JA. Normal and abnormal heart sounds in cardiac diagnosis: Part II. Diastolic sounds. *Curr Probl Cardiol.* 1985;10:1-55.
37. Marcus GM, Gerber IL, McKeown BH et al. Association between phonocardiographic third and fourth heart sounds and objective measures of left ventricular function. *JAMA.* 2005;293:2238-44.
38. Drazner MH, Rame JE, Stevenson LW et al. Prognostic importance of elevated jugular venous pressure and a third heart sound in patients with heart failure. *N Engl J Med.* 2001;345:574-81.
39. Drazner MH, Hellkamp AS, Leier CV et al. Value of clinician assessment of hemodynamics in advanced heart failure: the ESCAPE trial. *Circ Heart Fail.* 2008;1:170-77.
40. Minami Y, Kajimoto K, Sato N et al. Third heart sound in hospitalised patients with acute heart failure: insights from the ATTEND study. *Int J Clin Pract.* 2015;69:820-8.
41. Maisel AS, Peacock WF, Shah KS et al. Acoustic cardiography S3 detection use in problematic subgroups and B-type natriuretic peptide "gray zone": secondary results from the Heart failure and Audicor technology for rapid diagnosis and initial treatment multinational investigation. *Am J Emerg Med.* 2011;29:924-31.
42. Wang S, Liu M, Fang F et al. Prognostic value of acoustic cardiography in patients with chronic heart failure. *Int J Cardiol.* 2016;219:121-6.
43. Campana C, Gavazzi A, Berzuini C. Predictors of prognosis in patients awaiting heart transplantation. *J Heart Lung Transplant.*1993;12:756-65.
44. Wooley CF. Intracardiac phonocardiography: intracardiac sound and pressure in man. *Circulation.* 1978;57;1039-54.
45. Bethell H. The fourth heart sound – Easier do feel than to hear. *Clin Cardiol.* 2009;32:e68.
46. Shah SJ, Nakamura K, Marcus MG et al. Association of the fourth heart sound with increased left ventricular end-diastolic stiffness. *J Cardiac Fail.* 2008;14:431-6.
47. Cohn PF, Vokonas PS, Williams RA et al. Diastolic heart sounds and filling waves in coronary artery disease. *Circulation.* 1971;44:196-202.

48. Lok CE, Morgan C, Ranganathan N. The accuracy and interobeserver agreement in detecting the 'gallop sounds' by cardiac auscultation. *Chest.* 1998;114:1283-8.
49. Gupta S, Michaels AD. Relationship between accurate auscultation of the fourth heart sound and the level of physician experience. *Clin Cardiol.* 2009;32:69-75.
50. Ishikawa M, Sakata K, Maki A et al. Prognostic significance of a clearly audible fourth heart sound detected a month after an acute myocardial infarction. *Am J Cardiol.* 1997;80:619-21.
51. Benchimol A, Fishenfeld J, Desser KB. Systolic atrial sounds during atrioventricular dissociation: the "wandering" fourth heart sound. *Chest.* 1973;64:508-10.
52. Mounsey P. The opening snap of mitral stenosis. *Br Heart J.* 1953; 15:135-42.
53. Harris A. Pacemaker 'heart sound'. *Br Heart J.* 1967;29:608-15.
54. Jacobs WR. Ejection clicks. In: Walker HK, Hall WD, Hurst JW (Eds). *The history, physical, and laboratory examination,* 3rd ed. Boston: Butterworths, 1990. p. 142-3.
55. Siravan CA, Nguyen T, Ho VB et al. Cardiac examination. In: Hu D, Nguyen T, Kin MH et al. (Eds). *Evidence-based cardiology practice: a 21st century approach.* USA: Peoples's Medical Publishing House, 2010. p. 51-88.
56. Levene DL. The significance of 'snaps' and 'clicks' on cardiac auscultation. *Can Fam Physician.* 1973;19:76-7.
57. Mills PG, Brodie B, McLaurin L et al. Echocardiographic and hemodynamic relationships of ejection sounds. *Circulation.* 1977;56:430-6.
58. Nitta M, Ihenacho D, Hultgren HN. Prevalence and characteristics of the aortic ejection sound in adults. *Am J Cardiol.* 1988;61:142-5.
59. Hutter Jr AM, Dinsmore RE, Willerson JT et al. Early systolic clicks due mitral valve prolapsed. *Circulation.* 1971;54:516-22.
60. Mercer EN, Frye RL, Giuliani ER. Late systolic click in non-obstructive cardiomyopathy. *Br Heart J.* 1970;32:691-5.
61. Fontana ME, Pence RL, Leighton RF et al. The varying clinical spectrum of the systolic click-late systolic murmur syndrome: a postural auscultatory phenomenon. *Circulation.* 1970;41:807-16.
62. Devereux RB, Perloff JK, Reichek N et al. Mitral valve prolapse. *Circulation.* 1976;54:3-14.
63. Cheng TO. Profiles in cardiology. John B. Barlow: Master Clinician and Compleat Cardiologist. *Clin Cardiol.* 2000;23:63-7.
64. Shell WE, Walton JA, Clifford ME et al. The familial occurrence of the Syndrome of Mid-Late Systolic Click and late systolic murmur. *Circulation.* 1969;39:327-37.
65. Bonow RO, Carabello BA, Chatterjee K et al. 2008 focused update incorporated into the ACC/AHA 2006 guidelines for the management of patients with valvular heart disease: a report of the American College of Cardiology/American Heart Association Task Force on Practice Guidelines (Writing Committee to Develop Guidelines for the Management of Patients WithValvular Heart Disease). *J Am Coll Cardiol.* 2008;52:e1-e142.
66. Mularek-Kubzdela T, Grajek S, Olasińska A et al. First heart sound and opening snap in patients with mitral valve disease: phonocardiographic and pathomorphologic study. *Int J Cardiol.* 2008;125:433-5.
67. Toutouzas P, Velimezis A, Castellanos S et al. Noninvasive study of early diastole in mitral stenosis. *Circulation.* 1978;57:708-14.
68. Kalmanson D, Veyrat C, Bernier A et al. Opening snap and isovolumic relaxation period in relation to mitral valve flow in patients with mitral stenosis. Significance of A2-OS interval. *Br Heart J.* 1976;38:135-46.
69. Little WC, Freeman GL. Pericardial disease. *Circulation.* 2006;113;1622-32.
70. Spodick DH, Marriott HJ. Atrial diastolic friction. *Chest.* 1975;68;122-4.
71. Maisch B, Seferović PM, Ristić AD et al. Task force on the diagnosis and management of pricardial diseases of the European Society of Cardiology. Guidelines on the diagnosis and management of pericardial diseases executive summary; The task force on the diagnosis and management of pericardial diseases of the European society of cardiology. *Eur Heart J.* 2004;25:587-610.
72. Spodick DH. Pericardial friction: characteristics of pericardial rubs in fifty consecutive, prospectively studied patients. *N Engl J Med.* 1968;278:1204-7.
73. Tyberg TI, Goodyer AV, Langou RA. Genesis of pericardial knock in constrictive pericarditis. *Am J Cardiol.* 1980;46:570-5.
74. Natan S, Lamfers EJP, Ophuis AJMO et al. Friction and fluid: correlating pericardial effusion and pericardial friction rub. *Neth Heart J.* 2001;9:123-6.
75. Goswami KC, Shrivastava S, Bahl VK et al. Cardiac myxomas: clinical and echocardiographic profile. *Int J Cardiol.* 1998;63:251-69.
76. Riberi A, Gariboldi V, Grisoli D et al. Les tumeurs cardiaques. *Revue de Pneumologie Clinique.* 2010;66:95-103.
77. Pinede L, Duhaut P, Loire R. Clinical presentation of left atrial cardiac myxoma: a series of 112 consecutive cases. *Medicine.* 2001;80:159-72.
78. Keren A, Chenzbruna A, Schuger L et al. The etiology of tumor plop in a patient with huge right atrial myxoma. *Chest.* 1989;95:1147-9.
79. Dock W. Heart Sounds from Starr-Edwards Valves. *Circulation.* 1965;31:801-904.
80. Simon EB, Kotler MN, Segal BL et al. Clinical significance of multiple systolic clicks from Starr-Edwards prosthetic aortic valves. *Br Heart J.* 1977;39:645-50.
81. Mirro MJ, Phyhel HJ, Wann LS et al. Diastolic rumbles in normally functioning porcine mitral valves. *Chest.* 1978;73:189-92.
82. Wiltrakis MG, Rahimtoola SH, Harlan BJ et al. Diastolic rumbles with porcine heterograft prosthesis in the atrioventricular position. Normal or abnormal prosthesis? *Chest.* 1978;74:411-3.

83. Vongpatanasin W, Hillis LD, Lange RA. Prosthetic heart valves. *N Engl J Med.* 1996;335:407-16.
84. Schluger J, Wolf RJ. Sound caused by diaphragmatic contraction resulting from transvenous cardiac pacemaker. *Chest.* 1972;61:693-6.
85. Brown DF, Prescott G. Pacemaker-induced change in prosthetic valvular sounds. *Chest.* 1976;69:490-4.
86. Cheng TO, Ertem G, Vera Z. Heart sounds in patients with cardiac pacemakers. *Chest.* 1972;62:66-70.
87. Flickinger AL, Peller PA, Deran BP *et al.* Pacemaker-induced friction rub and apical thrill. *Chest.* 1992;102:323-4.

9 SOPROS CARDÍACOS E INTERPRETAÇÃO DO EXAME CLÍNICO COM BASE EM EVIDÊNCIAS

Rose Mary Ferreira Lisboa da Silva

BREVE HISTÓRICO

A história da ausculta cardíaca iniciou com Hipócrates (450 a 370 a.C.), com a aposição da orelha sobre o tórax. Todavia, até o século 17, pouco conhecimento foi acrescido nessa área até a publicação de Willian Harvey sobre os movimentos do coração e a circulação em 1628. Com a invenção do estetoscópio por René Théophile-Hyacinthe Laennec, em 1816, houve uma revolução na prática do exame cardiovascular. O método foi difundido além das fronteiras da França, com contribuição de Robert Hooke, Kergaradec, pioneiro na ausculta fetal, e Joseph Skoda, entre outros. Hope, Williams e Rouanet iniciaram estudos sobre a origem dos sons cardíacos, no século 19. Porém, adquiriu-se maior entendimento sobre os sons cardíacos, incluindo seus significados clínicos e implicações prognósticas, com o advento da tecnologia, e coube a Samuel Levine, em 1933, a classificação dos sopros sistólicos de intensidade I a VI/VI.[1-4]

Este capítulo tratará dos sopros cardíacos, incluindo sua fisiopatologia e classificação, além do exercício do raciocínio clínico, tomando por base a história e a associação da ausculta cardíaca a outros achados ao exame físico, desde o exame do pulso e da pressão arteriais, do pulso venoso jugular, da inspeção e da palpação do tórax e de outros sistemas.

MECANISMOS E FISIOPATOLOGIA DOS SOPROS CARDÍACOS

O som é a percepção, por meio da audição, de flutuações periódicas da pressão do ar, que chegam pelo meato acústico externo, promovendo a vibração da membrana timpânica. Essas ondas de vibração são amplificadas pela cadeia de ossículos da audição, sobre a janela do vestíbulo, e transmitidas para a perilinfa da rampa do vestíbulo. A partir daí as vibrações atingem o tímpano e há conversão das acelerações em sinais elétricos.[5] O ouvido humano tem a capacidade de perceber sons na frequência entre 20 e 20.000 Hz (ciclos por segundo), sendo mais sensível à faixa entre 500 e 4.000 Hz. Os sons cardíacos têm frequências entre 5 e 800 Hz. As vibrações de frequência mais baixa não são audíveis, sendo geralmente de maior amplitude, produzindo movimentos palpáveis. No contexto de ausculta cardíaca, os sons cardíacos podem ser de dois tipos: os fenômenos vibratórios de curta duração e os sopros. Os sons de curta duração geralmente levam até 10 centésimos de segundos e caracterizam as bulhas cardíacas e os outros ruídos, temas do Capítulo 8. Os sopros são vibrações acústicas de duração mais prolongada, que ocorrem por alterações dinâmicas do fluxo sanguíneo no interior do coração e dos vasos. A teoria mais aceita para a origem dos sopros é a da turbulência. Enquanto a corrente laminar é silenciosa, a turbulenta produz as vibrações acústicas chamadas sopros, com frequências entre 20 e 20.000 Hz. O fluxo laminar passa a ser turbulento, quando há o aumento da velocidade de fluxo, aumentando também sua resistência. Quando o sopro é mais musical, o mecanismo pode ser atribuído à vibração de uma estrutura cardíaca.[6,7] Há outras teorias que tentam explicar o mecanismo da produção dos sopros cardíacos. A teoria vorticilar atribui a produção dos sopros à formação de redemoinhos ou vórtices a partir do fluxo laminar ou turbulento, em razão da presença de um obstáculo central, lateral ou um estreitamento anular. A teoria da cavitação é um fenômeno de formação de borbulhas por gaseificação de líquido; essas bolhas sofrem um processo de aglutinação, divisão e ruptura, gerando os sons. É pouco provável que a produção de sopros cardíacos se dê de acordo com essa teoria, pois a frequência de vibração dos sons da ruptura das bolhas é de 3.300 Hz, superior à dos sopros cardiovasculares. Outra teoria é a do jato de fluido, em alta velocidade, resultando em vibração ao chocar-se com uma estrutura sólida.[8]

A transmissão dos sopros para a superfície corporal não é uniforme, sendo dependente das características do local de origem, da distância entre sua geração e o local de ausculta e da heterogeneidade dos meios de propagação. Se a origem do sopro ocorre em câmaras cardíacas contínuas, este pode ser detectado em ambas as câmaras, com mais intensidade na câmara receptora. A proximidade anatômica também é importante para a transmissão do sopro. As paredes ventriculares também influenciam. Quando em sístole, há condução melhor para as altas frequências, enquanto o ventrículo em diástole conduz melhor os sons de baixa frequência. A aproximação e o aumento da área de contato entre a origem do sopro e a parede torácica contribuem para o aumento da intensidade do som. Entretanto, esta intensidade depende do tamanho do orifício ou vaso pelo qual passa o fluxo sanguíneo, da diferença de pressão ou gradiente através do local com alteração anatômica e do volume de fluxo de sangue. E para transmissão do sopro, as características dos tecidos, através dos quais o som se propaga, são importantes. A obesidade e o aumento do diâmetro anteroposterior do tórax impedem a transmissão adequada do som. Assim, nos pacientes obesos, a transmissão é melhor sobre as superfícies vasculares da região cervical, e nos pacientes com enfisema pulmonar, a ausculta é melhor na região subcostal. Os ossos transmitem o som de maneira mais adequada, facilitando sua ausculta.[6-8] Outros fatores, discutidos no Capítulo 3, também influenciam a ausculta, como o ambiente e fatores relacionados com o estetoscópio. Porém, os principais são a habilidade e os conhecimentos do examinador,[7] processos que possibilitam o raciocínio com proficiência e o diagnóstico pelo método clínico.

Apesar das discussões sobre as teorias dos mecanismos de formação dos sopros, as causas anatomopatológicas de sua produção estão estabelecidas. Há cinco causas ou mecanismos anatomopatológicos de produção dos sopros cardíacos, os quais podem se apresentar combinados (Fig. 9-1):[7,9-11]

- Fluxo sanguíneo aumentado por uma estrutura cardíaca ou vascular normal, como pode ocorrer em quadros de anemia, pela viscosidade sanguínea diminuída, e em outros estados hiperdinâmicos, como nas crianças, durante a gestação e no hipertireoidismo.

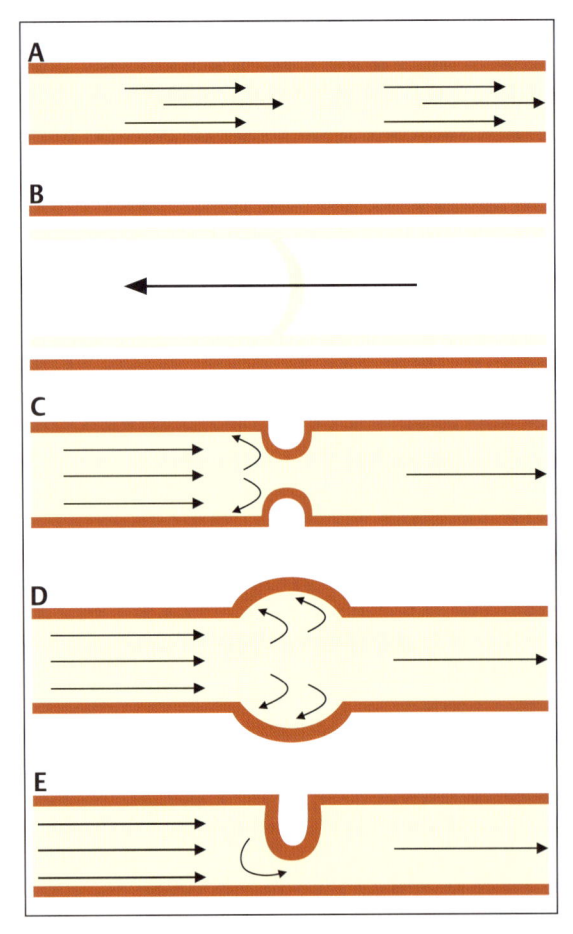

Fig. 9-1. Representação gráfica das causas ou mecanismos anatomopatológicos de produção dos sopros cardíacos. (**A**) Fluxo sanguíneo aumentado; (**B**) fluxo sanguíneo retrógrado entre câmaras ou vasos de pressões diferentes ou por valvas incompetentes; (**C**) anterógrado por valvas estenóticas; (**D**) fluxo anterógrado para dentro de vasos dilatados; (**E**) fluxo sanguíneo turbulento causado por vibração de estrutura cardíaca.

- Fluxo sanguíneo retrógrado de um local de alta pressão para um local de baixa pressão (como defeitos septais, persistência do canal arterial) ou por valva incompetente (como na insuficiência de valvas atrioventriculares e semilunares).
- Fluxo sanguíneo anterógrado por valvas estenóticas (como na estenose de valvas atrioventriculares, estenose valvar, subvalvar ou supravalvar de valvas semilunares).
- Fluxo sanguíneo anterógrado para dentro de vasos dilatados (como na dilatação da aorta proximal).
- Fluxo sanguíneo turbulento por conta da vibração de estrutura cardíaca (como aneurisma de septo interventricular, mixoma atrial), sendo este um mecanismo mais raro.

CARACTERÍSTICAS DOS SOPROS CARDÍACOS

Os sopros apresentam características estetoacústicas que podem variar de acordo com sua fisiopatologia (Quadro 9-1). Ao serem avaliados, as seguintes características devem ser investigadas e descritas:[7,10–13]

- *Tempo em que ocorre ou fase no ciclo cardíaco:* sistólico, diastólico, sistólico-diastólico, contínuo.
- *Duração:* posição do sopro dentro do período do ciclo cardíaco, se proto (no início do período), meso (no meio), tele (no final), ou combinações, por exemplo, protomeso, mesotele. O sopro pode ocupar todo o período do ciclo, sendo denominado holo. Essa característica é o reflexo do gradiente de pressão entre as câmaras e vasos.
- *Intensidade:* há autores que utilizam a classificação de I a IV, mas a grande maioria segue a classificação de Levine de 1933. Segundo essa classificação, o sopro pode apresentar intensidade de I a VI. Os sopros de intensidade IV a VI apresentam frêmito à palpação.
  - Intensidade ou grau I: geralmente não audível na rotina por ser de baixa intensidade, requerendo concentração, treinamento e ambiente adequado.
  - Grau II: audível de imediato, apesar de pouco intenso.
  - Grau III: de moderada intensidade, facilmente audível.
  - Grau IV: de forte intensidade, sendo audível com a aposição completa do receptor do estetoscópio no local.
  - Grau V: de forte intensidade e audível com a aposição parcial do receptor do estetoscópio no local.
  - Grau VI: muito intenso, audível sem contato do receptor do estetoscópio com o local de ausculta.
- *Localização:* local de máxima intensidade; por exemplo, em região apical, na base, no foco mitral etc.
- *Irradiação:* área ou direção, a partir do ponto de máxima intensidade, na qual o sopro ainda é audível, apesar de apresentar-se com menor intensidade. É uma característica que auxilia no diagnóstico.
- *Frequência:* baixa, média ou alta, audível com a campânula ou o diafragma do estetoscópio.
- *Qualidade:* timbre do sopro, o qual pode ser áspero ou rude, suave, raspante, musical, aspirativo, tipo arrulho (semelhante ao canto de pombos ou de rolas).
- *Configuração:* crescente (aumenta de intensidade até seu término), decrescente, crescente-decrescente (ou em forma de diamante), em platô ou não uniforme (Fig. 9-2).
- *Resposta às manobras:* com a inspiração, expiração, posição do paciente, exercícios, manobra de Valsalva etc.

Quadro 9-1. Características dos Sopros Cardíacos

Característica	Descrição
Fase do ciclo cardíaco	Sistólico, diastólico, contínuo
Duração	Proto, meso, tele, holo
Intensidade	Grau de I a VI em VI
Localização e irradiação	Ponto de máxima intensidade e direção para a qual o sopro diminui de intensidade
Frequência	Alta, média ou baixa
Qualidade	Áspero, suave, musical, aspirativo, tipo arrulho
Configuração	Crescente, decrescente, crescente-decrescente, platô, variável
Resposta às manobras	Com o ciclo respiratório, posição do paciente etc.

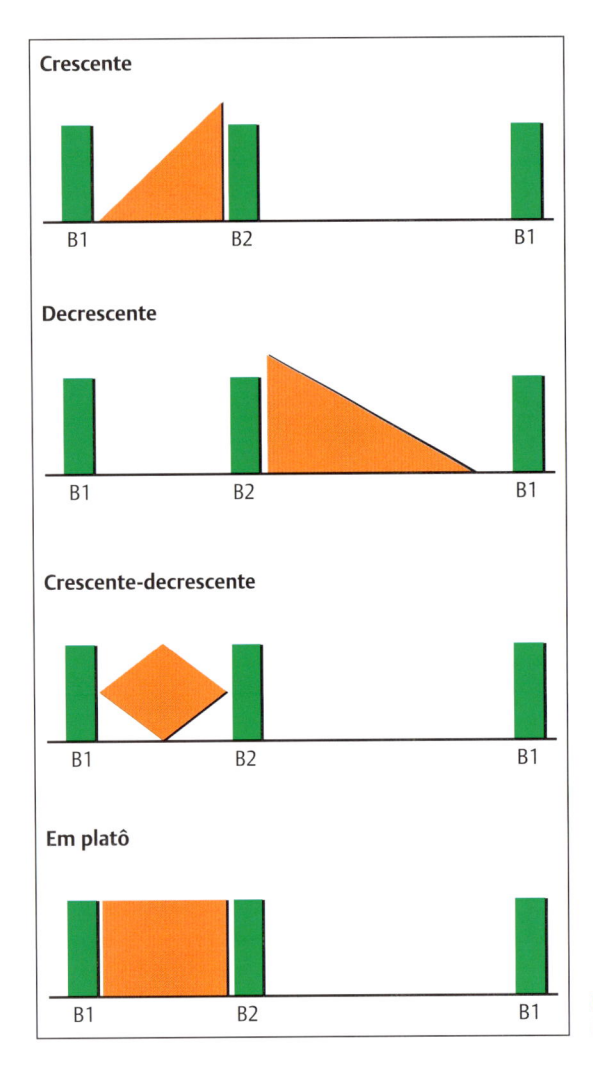

Fig. 9-2. Configuração dos sopros. (B1: primeira bulha; B2: segunda bulha).

CLASSIFICAÇÃO DOS SOPROS CARDÍACOS

Os sopros cardíacos são classificados de acordo com a fase do ciclo cardíaco, ou seja, sistólicos, diastólicos e contínuos. Os sistólicos ocorrem entre a primeira (B1) e a segunda (B2) bulha cardíaca, ocupando a fase que seria do pequeno silêncio. Os diastólicos entre a segunda e a primeira bulha cardíaca, ou seja, a fase que seria do grande silêncio. E os contínuos ocupam tanto a sístole como a diástole, apresentando intensidade máxima no momento em que ocorre a segunda bulha, impedindo sua audibilidade no local de máxima intensidade do sopro (Fig. 9-3).[6,12] Para isso, há necessidade de correta identificação das bulhas cardíacas, procedendo-se à ausculta simultaneamente à palpação do pulso arterial. A ausculta deve ser iniciada na região do ápice, com o diafragma, sendo o estetoscópio deslocado a cada espaço intercostal para a base e depois para direita, incluindo a ausculta de todas as áreas,[11] como exposto no Capítulo 3.

Os sopros podem também ser classificados em orgânicos ou patológicos e inocentes. Os orgânicos ocorrem quando há doença cardíaca estrutural. O inocente se dá quando não há alteração estrutural do coração e/ou dos vasos da base em aumento secundário da velocidade do fluxo sanguíneo. Alguns autores também o denominam de funcional. Entretanto, outros consideram o sopro funcional decorrente de causas de hiperdinamismo circulatório, como febre, hipertireoidismo, taquicardia, anemia, desaparecendo com o controle da causa.[6,10–12,14] Os inocentes serão discutidos à parte mais adiante neste capítulo.

BASES DO RACIOCÍNIO CLÍNICO PARA INTERPRETAÇÃO DOS SOPROS CARDÍACOS

Para a formulação da hipótese diagnóstica, a indicação adequada dos exames complementares e do plano terapêutico e, a integração dos achados auscultatórios requer a apreciação completa do contexto clínico do paciente. A ausculta cardíaca não deve ser avaliada de maneira isolada. A história clínica associada aos dados do exame físico (sinais vitais, ectoscopia, avaliação dos pulsos arteriais e do pulso venoso jugular,

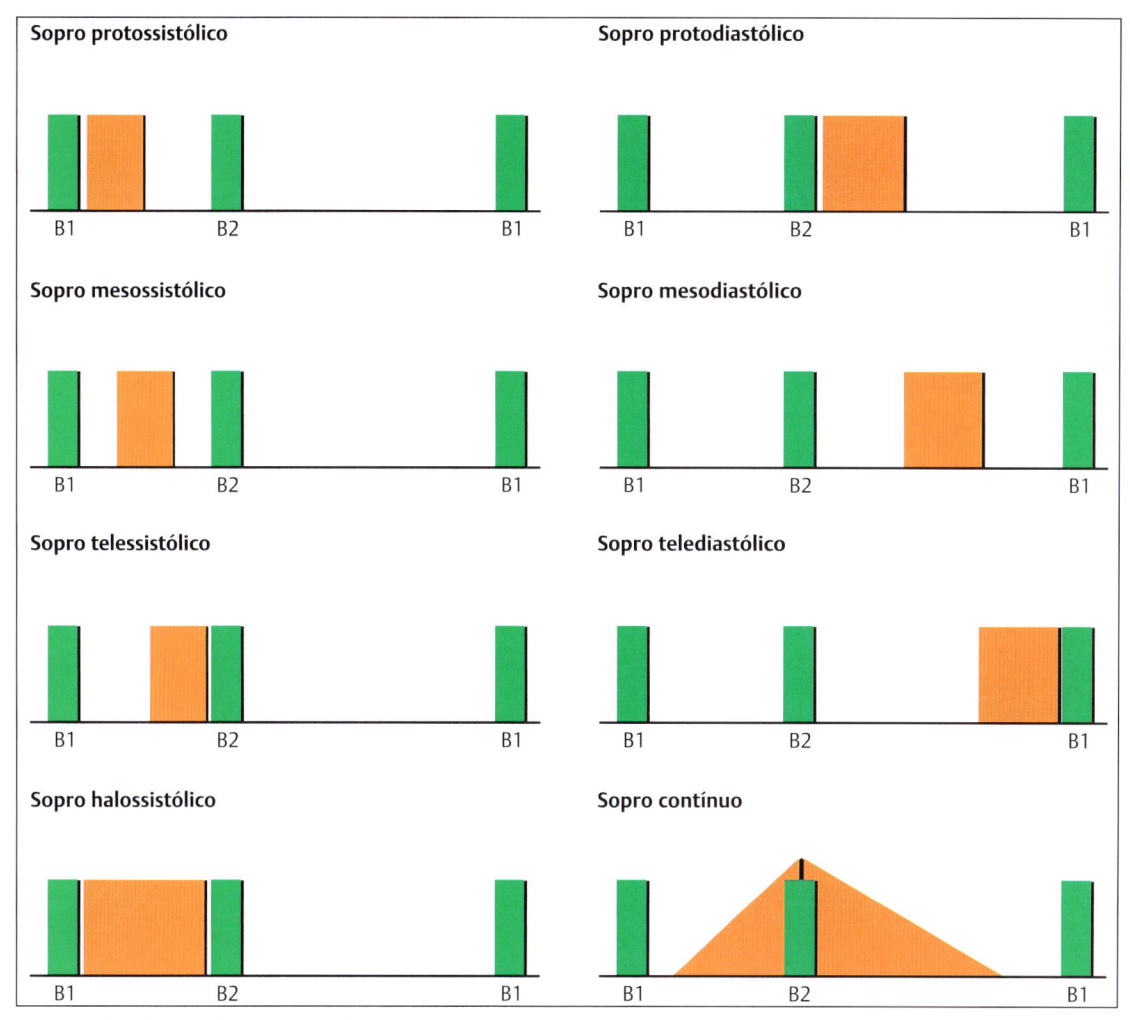

Fig. 9-3. Classificação dos sopros cardíacos de acordo com a fase do ciclo cardíaco e sua duração. (B1: primeira bulha; B2: segunda bulha).

avaliação das impulsões no tórax anterior, identificação e caracterização das bulhas cardíacas e de outros sons cardíacos, avaliação de outros sistemas) é a base para o raciocínio clínico. E para essa atenção integral, as informações devem ser coerentes, resultando em contribuição significativa para abordagem ao paciente.[7,12] Por exemplo, o significado da terceira bulha depende da idade do paciente, seus sintomas, alterações no exame cardiovascular, se há edema e alterações no exame do abdome, como relatado no Capítulo 8. A identificação de um sopro mesossistólico na base requer dados sobre a história clínica, características do pulso arterial e das bulhas cardíacas (principalmente da segunda bulha), características do impulso cardíaco apical, e da caracterização completa daquele sopro, inclusive com manobras durante a ausculta para o diagnóstico correto.

Quando se ausculta um sopro sistólico no ápice cardíaco, a hipótese pode ser de insuficiência mitral, insuficiência tricúspide ou defeito do septo interventricular. Isto porque durante a sístole em condições normais, as valvas atrioventriculares devem estar fechadas (seu fechamento se faz durante a primeira bulha). Assim, se há sopro sistólico no ápice, as valvas atrioventriculares estão incompetentes (Fig. 9-4). Para a integração da ausculta com o exame físico como um todo, o conhecimento sobre a fisiopatologia da doença e suas repercussões sobre o pulso arterial, os níveis pressóricos, o pulso venoso jugular, a inspeção e a palpação do tórax anterior e sobre outros sons cardíacos com todas as características dos sopros e o exame de outros sistemas, são ferramentas essenciais para o raciocínio.

Quando se ausculta um sopro diastólico no ápice, a hipótese pode ser de estenose mitral ou tricúspide ou sopro funcional de enchimento pelas valvas atrioventriculares. Em condições normais, as valvas atrioventriculares devem estar abertas durante a diástole. Quando se ausculta um sopro sistólico na

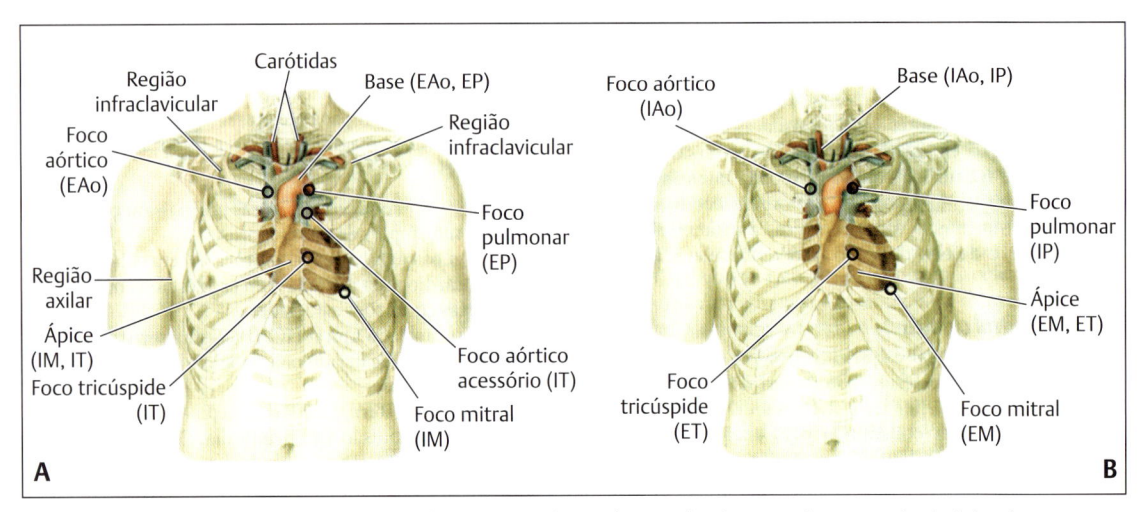

Fig. 9-4. Principais disfunções valvares, segundo o ponto máximo de ausculta do sopro durante a sístole (**A**) e durante a diástole (**B**).

base, a hipótese pode ser de estenose aórtica ou pulmonar, visto que, em condições normais, essas valvas semilunares devem estar abertas durante a sístole. E quando se ausculta um sopro diastólico na base, a hipótese pode ser de insuficiência aórtica e insuficiência pulmonar, visto que, em condições normais, essas valvas semilunares devem estar fechadas durante a diástole (Fig. 9-4). Todo o raciocínio deve ser integrado à história e ao exame físico, para que se possa formular a hipótese diagnóstica, inclusive com sua estratificação de risco pelo método clínico e, a partir daí, seja possível indicar exames complementares e o plano terapêutico.

A seguir, serão dadas informações sobre a história e o exame físico, incluindo a etiologia, os dados epidemiológicos e a fisiopatologia, segundo a classificação dos sopros cardíacos.

SOPROS SISTÓLICOS

Os sopros sistólicos são classificados de acordo com sua duração nessa fase do ciclo cardíaco, dividindo-se em holossistólicos (ou pansistólicos), protossistólicos, mesossistólicos e telessistólicos. A classificação dos sopros sistólicos em sopros de regurgitação ou holossistólicos, e de ejeção ou mesossistólicos, proposta por Leatham,[15] em 1955, deve ser evitada. Em face do fato do sopro de regurgitação apresentar-se como holo, proto ou telessistólico, e do sopro mesossistólico nem sempre dever-se ao mecanismo de ejeção, como relatado por Perloff, foi definida, pelo American College of Cardiology, em 1967, a classificação de acordo com sua duração na sístole.[13,16-18]

Sopros Holossistólicos

Estes sopros ocorrem por conta do fluxo entre câmaras com diferença de pressão durante a sístole, iniciando-se com a contração ventricular, com a B1, e terminando na fase de relaxamento isovolumétrico, com o componente aórtico (A2) ou pulmonar (P2) da segunda bulha cardíaca. Apresentam-se com a configuração em platô, mascarando ou encobrindo a ausculta de B1 e B2 no local de sua máxima intensidade. As causas desses sopros cardíacos são, em ordem decrescente de frequência, a insuficiência mitral crônica, a insuficiência tricúspide crônica, o defeito do septo interventricular e a janela aortopulmonar.[16-19]

Insuficiência Mitral Crônica

A valva atrioventricular esquerda apresenta duas cúspides, uma anterior e outra posterior, com o formato de um capuz de bispo (mitra), sendo, por isso, chamada de valva mitral. É uma unidade complexa constituída pelo anel fibroso, pelas cúspides, pelas cordas tendíneas e pelos músculos papilares, o anteromedial e o posteromedial. As bases das cúspides estão fixadas ao anel, e suas margens livres estão emparelhadas, como um paraquedas, por meio das cordas tendíneas, aos músculos papilares. A área valvar mitral normal tem de 4 a 5 cm². Alterações em uma dessas estruturas podem resultar em incompetência da valva mitral, com fluxo retrógrado de sangue do ventrículo esquerdo para o átrio esquerdo.[20] Esse fluxo é provocado por gradiente de pressão entre as câmaras de pelo menos 100 mmHg. A pressão atrial esquerda durante o enchimento venoso passivo em condições normais fica entre 12 e 18 mmHg. No quadro de insuficiência mitral (IMi) crônica, essa pressão chega a ficar entre 20 e 35 mmHg, possibilitando o fluxo regurgitante durante toda a sístole ventricular.[16,20]

As causas comuns da IMi crônica primária são a febre reumática, o prolapso de valva mitral, doenças do colágeno e a ação de certas substâncias. A febre reumática é a principal etiologia em países em desenvolvimento e o prolapso de valva mitral figura como a principal causa nos países desenvolvidos. A miocardiopatia dilatada de várias etiologias pode levar à IMi por dilatação do anel fibroso mitral, sem alteração estrutural do restante do aparelho valvar em decorrência de dilatação das câmaras esquerdas. Esta é denominada IMi secundária. As causas da IMi podem ser congênitas ou adquiridas e decorrer de processos genéticos, inflamatórios, degenerativos, infecciosos, traumáticos, isquêmicos, de natureza neoplásica ou por radioterapia mediastinal. A IMi é a principal valvopatia na população geral e a segunda em frequência entre os pacientes internados.[20-22]

Os mecanismos da IMi são funcionais ou orgânicos, com fisiopatologias diferentes. Na IMi crônica primária (orgânica), há sobrecarga de volume, levando à hipertrofia excêntrica com aumento do comprimento da fibra miocárdica individualmente. Isto torna possível a manutenção do débito cardíaco, em virtude do aumento do volume diastólico final do ventrículo esquerdo. Há também dilatação do átrio esquerdo para acomodação do volume regurgitante. Essa dilatação amplia o orifício efetivo de volume regurgitante, perpetuando o ciclo. Dessa maneira, a função ventricular alterada pode coexistir com a fração de ejeção aumentada ou normal. A fração de ejeção entre 50 e 60% implica disfunção ventricular, podendo também ocorrer aumento das dimensões sistólicas do ventrículo esquerdo. A fisiopatologia da IMi secundária (antes denominada funcional), ou seja, aquela provocada por dilatação do anel mitral por dilatação do ventrículo e/ou do átrio esquerdo, é mais complexa, com mecanismos neuro-humorais (Capítulo 10), uma vez que a disfunção ventricular precede a regurgitação mitral.[21-24]

O quadro clínico do paciente com IMi crônica é variável, indo do assintomático aos vários graus de dispneia e congestão pulmonar. No quadro de IMi crônica grave, os pacientes podem permanecer assintomáticos de 6 a 10 anos. A mortalidade anual fica entre 6 e 7%, principalmente naqueles com disfunção ventricular e/ou classe funcional III ou IV.[21]

Ao exame físico, o paciente apresentará os seguintes sinais, de acordo com a magnitude da regurgitação mitral e suas repercussões:[11,20-26]

- Pulso arterial com características normais ou com diminuição de sua amplitude, mas vigoroso.
- Pulso venoso jugular sem alterações, exceto se há quadro de miocardiopatia dilatada com congestão venosa sistêmica ou outras condições associadas.
- Impulso cardíaco apical de características normais ou propulsivo, ou localizado mais lateral e inferiormente em relação ao normal.
- Na região paraesternal média ou médio-inferior pode ser palpável uma impulsão sistólica tardia. Essa impulsão ocorre pela expansão do átrio esquerdo em virtude do volume regurgitante através da valva mitral incompetente. A palpação simultânea do ICA propulsivo e dessa impulsão forma o movimento de báscula da insuficiência mitral.
- À ausculta, B1 pode apresentar fonese normal ou diminuída, se audível em alguma região do ápice. A B2 pode apresentar-se com desdobramento amplo, por conta da contração hiperdinâmica do ventrículo esquerdo e da regurgitação para o átrio esquerdo, resultando em ocorrência mais precoce do componente aórtico (A2) da segunda bulha. Em razão do componente pulmonar (P2), pode haver hiperfonese de B2 por hipertensão pulmonar, secundária ao aumento da pressão venosa e capilar pulmonar pelo aumento da pressão em átrio esquerdo. A terceira bulha (B3) pode ser audível em virtude da sobrecarga de volume, sem que isso indique, necessariamente, disfunção ventricular. O sopro holossistólico geralmente é em platô (Fig. 9-5), audível no foco mitral ou em todo ápice, com irradiação para axila, região escapular esquerda (se houver fluxo regurgitante em direção posterolateral) e irradiação para a região infraclavicular esquerda, base ou pescoço (se houver direção do jato medial e central ao septo atrial, próximo à origem da aorta).

Há manobras que aumentam a intensidade desse sopro, por ampliação do retorno venoso, como ao agachar-se ou por proximidade da origem do som, por exemplo, em decúbito semilateral esquerdo. A posição ortostática e a manobra de Valsalva diminuem sua intensidade.[11,24,26] Pode ser audível um sopro diastólico de enchimento no mesmo local do sopro sistólico, em decorrência do fluxo aumentado na diástole.[22,26] Os sinais de gravidade dessa valvopatia são:[20,21,24,26]

- *Quadro clínico:* classe funcional III ou IV.
- *Sopro com qualidade áspera, de média ou baixa frequência:* há pouca correlação entre gravidade da IMi funcional e a intensidade do sopro.

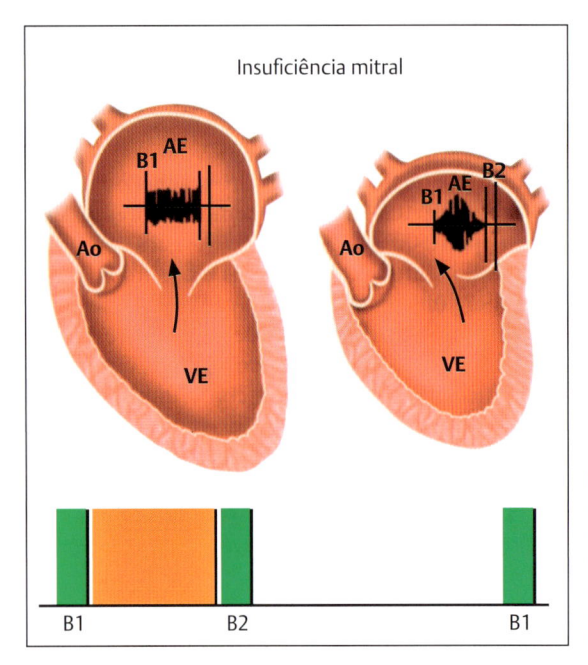

Fig. 9-5. Representação esquemática das câmaras cardíacas esquerdas e do diagrama com as bulhas cardíacas, demonstrando a insuficiência mitral crônica (resultando em sopro holossistólico) e a insuficiência mitral aguda (resultando em sopro proto ou mesossistólico, em decorrência de átrio esquerdo de tamanho normal, interrompendo o fluxo precocemente).

- *B3:* pode estar relacionada com o volume regurgitante.
- *Hiperfonese de B2*: causada por hipertensão pulmonar, ocorrendo nos casos avançados.

No quadro de IMi aguda, há uma súbita sobrecarga de volume, resultando em aumento da pré-carga. Como não há tempo para o mecanismo compensatório da hipertrofia ventricular e o átrio esquerdo apresenta tamanho normal e, por isso, pouco complacente, o mesmo não pode acomodar aquele volume regurgitante, resultando em aumento de sua pressão. Como consequência, a apresentação pode ser de hipotensão arterial, pela diminuição do débito cardíaco, e simultânea congestão pulmonar. Pode não haver outros sinais, incluindo o sopro sistólico.[11,20,21]

Insuficiência Tricúspide Crônica

A valva atrioventricular direita, valva tricúspide, localiza-se no óstio atrioventricular direito, e é composta por três cúspides, a anterior, mais longa, a posterior (também chamada de inferior) e a septal. As margens livres das cúspides estão fixadas aos músculos papilares por meio das cordas tendíneas, que são tendões terminais desses músculos. O orifício valvar tricúspide é 20% mais largo que o mitral. Apesar do fechamento da valva durante a sístole, é possível verificar, por meio do ecocardiograma, que entre 50 e 60% dos adultos jovens apresentam regurgitação tricúspide leve e 15% dos adultos normais apresentam essa regurgitação em grau moderado, sem significar disfunção valvar.[20,27]

A insuficiência tricúspide (IT) crônica apresenta uma prevalência 4,3 vezes maior nas mulheres, por estas terem maior longevidade. As causas de IT crônica são secundárias (90% dos casos) ou primárias. As secundárias (e principais) devem-se à dilatação do anel tricúspide por hipertensão pulmonar de várias etiologias, inclusive secundárias à valvopatia mitral, insuficiência do ventrículo direito (por isquemia, miocardite, endocardiomiofribrose, displasia arritmogênica) e estenose pulmonar com comprometimento do ventrículo direito. Já as causas primárias dividem-se em congênitas e adquiridas. As congênitas são a anomalia de Ebstein (com inserção mais baixa em particular da cúspide anterior, e atrialização do ventrículo direito) e a malformação do anel atrioventricular. A febre reumática é uma rara etiologia adquirida para comprometimento tricúspide isolado, ocorrendo disfunção concomitante de outras valvas. Outras causas adquiridas são as doenças do tecido conjuntivo (síndrome de Marfan, Ehlers-Danlos, artrite reumatoide), traumáticas (durante biópsia, induzidas pelo eletrodo do marca-passo) e por radiação mediastinal. Na síndrome carcinoide, os tumores que se encontram no intestino, principalmente no jejuno e íleo, secretam serotonina, que causa a deposição de placas fibrosas na valva tricúspide, resultando em sua incompetência nos casos em que há metástases hepáticas.[20,21]

A apresentação clínica nesses pacientes pode ser o quadro assintomático ou de sintomas de fadiga, intolerância aos esforços, dispepsia, anorexia, ascite, edema periférico ou outros sinais de congestão venosa sistêmica. Assim, ao exame físico, podem ser apresentados os seguintes sinais:[20,21,27,28]

- *Hipertensão venosa* e com onda *cv* no pulso venoso jugular.
- *À palpação:* impulsões sistólicas em borda esternal direita inferior ou em epigástrio em razão do aumento do ventrículo direito.
- *À ausculta:* pode haver hipofonese de B1, hiperfonese de B2 (nos casos com hipertensão pulmonar). O sopro holossistólico em borda esternal esquerda inferior ou em todo ápice pode apresentar-se mais intenso ao esforço inspiratório, manobra conhecida como sinal de Rivero-Carvallo. Isso ocorre por aumento do retorno venoso nessa fase inspiratória, desencadeando o mecanismo de Frank-Starling. Se houver disfunção importante do ventrículo direito, o sinal será negativo, pela impossibilidade de ocorrer o estiramento do miócitos na falência ventricular (consultar Capítulo 1 sobre fisiologia cardíaca). Podem estar presentes B3, originária do ventrículo direito, e um sopro mesodiastólico de enchimento por aumento do fluxo pela valva tricúspide, em razão de regurgitação prévia. Esses últimos sinais são mais bem audíveis na borda esternal esquerda inferior ou na região subxifóidea.
- *Que dependem da magnitude e duração da IT:* pode haver hepatomegalia congestiva, ascite e edema periférico, sendo raro haver veias varicosas pulsáteis e propulsão sistólica do globo ocular.

Defeito Do Septo Interventricular

Esse defeito pode ser congênito ou adquirido. É a malformação cardíaca congênita mais comum, excetuando-se a valva aórtica bicúspide, sendo responsável por 30 a 40% das cardiopatias congênitas ao nascimento (3 a 3,5/1.000 nascidos vivos). De acordo com a localização da comunicação interventricular, essa malformação é dividida em quatro grupos:

- *Perimembranosa:* localizada na parte membranosa do septo, adjacente às valvas aórtica e tricúspide; é a mais frequente, responsável por 80% desses defeitos; são comuns os aneurismas do septo membranoso.
- *Muscular:* apresenta frequência de 15 a 20%, com múltiplos defeitos; seu fechamento espontâneo pode ocorrer.
- *Subarterial ou justa arterial duplamente relacionada:* com frequência de 5%, está associada, geralmente, à insuficiência aórtica, em razão do prolapso da cúspide direita, na maioria das vezes.
- *Justatricúspide:* acometendo o septo inferiormente ao aparelho atrioventricular; pode ser associada à síndrome de Down.[20,29,30]

O fechamento espontâneo desses defeitos na infância ocorre em até 45% dos casos, por aposição de suas margens, proliferação endocárdica, aderência da cúspide septal da valva tricúspide ou prolapso de uma cúspide da valva aórtica. Pode apresentar-se isoladamente ou em associação a outras malformações cardíacas. Ao nascimento, o sopro holossistólico pode não ser audível, em razão da resistência vascular pulmonar elevada nesse período. Por gradiente de pressão, há um curto-circuito de fluxo sanguíneo (*shunt*) da esquerda para direita, resultando em aumento do fluxo pulmonar.[20] O quadro clínico pode ser de apresentação assintomática, ou com febre (por endocardite infecciosa), insuficiência cardíaca (por aumento da pressão diastólica e sistólica do ventrículo esquerdo), insuficiência aórtica e, com a progressão, evoluir com cianose. À ausculta, os sinais são o desdobramento de B2 fisiológico e o sopro holossistólico em borda esternal esquerda inferior, ou entre o 3º e 6º espaços intercostais esquerdos, sem irradiação para a axila esquerda. Apesar de maior volume sanguíneo no ventrículo esquerdo após um tempo mais prolongado de diástole, como após a extrassístole, não há alteração significativa na intensidade do sopro, pois há mais volume ejetado para a aorta, em razão da queda de sua pressão durante a pausa pós-extrassístole, mantendo o mesmo fluxo através do defeito. Pode estar presente B3, pela sobrecarga de volume. Quanto menor a extensão do defeito septal, maior a resistência à passagem de sangue, resultando em um sopro mais intenso (pode ser protossistólico) com frêmito. E quanto maior a comunicação, menos intenso é o sopro conhecido como sopro de Roger.[18,20,31]

Esse defeito septal pode ser adquirido, por exemplo, no quadro de infarto agudo do miocárdio e por causas traumáticas. É mais frequente no infarto extenso da parede anterior do ventrículo esquerdo, com envolvimento da região apical do septo muscular, no primeiro infarto e na primeira semana do evento, com uma frequência de 0,2% na era trombolítica. Pode ocorrer também no infarto inferoposterior, com envolvimento da porção posterobasal do septo.[20]

Janela Aortopulmonar

É uma malformação cardíaca rara, responsável por menos de 1% das cardiopatias congênitas. Consiste na comunicação entre a aorta e o tronco pulmonar e/ou seu ramo direito, mantendo os aparelhos aórtico e pulmonar, o que a diferença do tronco arterial comum. Foi descrita por Elliotson em 1830. O quadro clínico predominante é de insuficiência cardíaca grave e precoce, com achado de sopro simulando insuficiência mitral. É frequente sua associação a outras cardiopatias congênitas.[19,32]

Sopros Protossistólicos

Esses sopros apresentam como mecanismo a passagem de sangue entre uma câmara de maior pressão para uma de menor pressão, porém, em razão do menor gradiente de pressão entre as câmaras, o fluxo se interrompe precocemente na sístole, diferente dos sopros holossistólicos. Apresentam configuração decrescente, mascarando B1 no seu ponto ou região de máxima intensidade, terminando na parte inicial da sístole, antes de B2. Suas causas são a insuficiência mitral, a insuficiência tricúspide e o defeito septal ventricular com hipertensão pulmonar.[10,11,13,18,20,30]

No quadro de insuficiência mitral, a instalação é aguda ou subaguda, o que não torna possível a adaptação com dilatação do átrio esquerdo. Durante o fluxo regurgitante, a pressão arterial alcança valores de 50 a 70 mmHg, interrompendo o fluxo precocemente na protossístole, por não haver gradiente de pressão entre o ventrículo e o átrio. Entre as causas, são citadas a disfunção ou ruptura do músculo papilar (que ocorre principalmente no infarto agudo do miocárdio da região inferior), a ruptura da corda tendínea (por febre reumática aguda, endocardite bacteriana, trauma) e a disfunção de bioprótese. Na etiologia isquêmica citada, o sopro pode ser mesossistólico (Fig. 9-5).

No quadro de insuficiência tricúspide, o mecanismo é análogo ao da IMi aguda ou subaguda, com o átrio direito pouco complacente, e fluxo regurgitante em declínio durante a sístole. A principal causa é a endocardite bacteriana em usuários de drogas ilícitas intravenosas.

E no quadro de defeito do septo interventricular, houve progressão para hipertensão arteriolar pulmonar, pelo hiperfluxo pulmonar, com aumento da pressão no ventrículo direito, diminuição do *shunt* e abolição do fluxo no final da sístole. Associado ao sopro já descrito, há sinais de aumento do ventrículo direito (impulsões sistólicas em borda esternal direita inferior ou epigástrio), hiperfonese de B2 (pela hipertensão pulmonar) e sopro de insuficiência pulmonar (ver adiante em sopros diastólicos). O aumento da resistência vascular pulmonar é a reação de Eisenmenger, com inversão do fluxo e aparecimento de cianose.

Sopros Mesossistólicos

Esses sopros são relacionados com a ejeção e ocorrem por intermédio de dois mecanismos:

- Fluxo anterógrado através de valvas semilunares estenóticas ou pela obstrução na via de saída do ventrículo esquerdo e do ventrículo direito.
- Fluxo anterógrado para dentro de artérias dilatadas (aorta ou pulmonar) ou aceleração daquele fluxo.[13] Esses sopros ocupam a parte média da sístole, iniciando-se após B1 e terminando antes de B2, com configuração crescente-decrescente. Assim será a abordagem desses sopros, considerando-se a valva semilunar, a via de saída e o vaso da base envolvido.

Fluxo Anterógrado pelas Valvas Semilunares Estenóticas
Obstrução na Via de Saída do Ventrículo Esquerdo

A obstrução na via ou trato de saída ventricular pode estar relacionada com o plano do aparelho valvar, subvalvar e supravalvar.[26]

Estenose Aórtica Valvar

A estenose aórtica valvar é a doença cardiovascular mais prevalente no ocidente, depois da hipertensão arterial e da doença arterial coronariana. Suas principais causas são a degenerativa, a congênita (valva aórtica bicúspide) e a febre reumática. Na degenerativa há calcificação a partir da base das cúspides, com redução de sua mobilidade e da área valvar, sem fusão de comissuras. Os fatores de risco são similares aos da aterosclerose, como a hipertensão arterial sistêmica, diabetes melito, tabagismo, dislipidemia. Naqueles com mais de 65 anos de idade, há calcificação aórtica em 25% das vezes, podendo resultar em estenose valvar. Após os 75 anos de idade, a calcificação aórtica pode ocorrer em 48% dos indivíduos. Contudo, a frequência de estenose aórtica valvar degenerativa é de 4 a 5% entre aqueles com mais de 65 anos de idade. Na etiologia reumática há fusão de comissuras, podendo associar-se à fibrose e calcificação.[12,21,22,25,26] E na etiologia congênita, a valva aórtica é bicúspide ou apresenta somente uma cúspide, o que ocorre em 1 a 2% da população. Apesar disso, um em cada 50 nascidos com essa malformação apresentará disfunção valvar a partir da adolescência.[21] Outras causas são raras, como dislipidemia familiar, hiperparatireoidismo, lúpus eritematoso, doença de Paget.[22]

A fisiopatologia dessa disfunção valvar é explicada pela hipertrofia concêntrica do ventrículo esquerdo, secundária à sobrecarga de pressão. A área valvar aórtica normal é de 3 a 4 cm². Quando essa área diminui para 1,5 cm, com a média de gradiente de pressão entre o ventrículo esquerdo e a aorta menor que 25 mmHg, há estenose leve. A estenose é considerada grave se a área é inferior a 1 cm² (ou 0,6 cm²/m² de superfície corpórea), e o gradiente médio é maior que 40 mmHg. Essa hipertrofia, secundária ao gradiente de pressão, mantém normal o volume da câmara, com a fração de ejeção preservada. Quando a magnitude da hipertrofia não é proporcional à sobrecarga de pressão, ou seja, hipertrofia inadaptada, o que ocorre mais nas mulheres, há um aumento do estresse parietal, resultando em diminuição da complacência ventricular, aumento da pressão diastólica final ventricular, com disfunção diastólica. Esse processo contínuo, associado à isquemia subendocárdica (pela desproporção da oferta de fluxo coronariano ao miocárdio hipertrofiado), contribui também para diminuição da fração de ejeção, com disfunção sistólica. A progressão da estenose é lenta, conforme a etiologia (mais rápida na degenerativa que na etiologia congênita ou reumática), com aumento médio de pressão de 7 mmHg ao ano e diminuição da área valvar de 0,1 cm² ao ano.[21,22,26]

Por conseguinte, os pacientes podem permanecer assintomáticos por um longo período. Quando aparecem os sintomas, a sobrevida é de 2 a 3 anos (sobrevida entre 15 e 50% em 5 anos), com risco de morte cardíaca súbita. Os sintomas são a angina (35% dos pacientes), síncope (15%) e dispneia (50%). A angina ocorre pela isquemia subendocárdica; a síncope ocorre durante os esforços pelo débito fixo, e a dispneia ocorre pelo aumento da pressão diastólica ventricular, resultando em aumento da pressão capilar pulmonar. Na estenose aórtica valvar grave de etiologia degenerativa, a doença arterial coronariana pode estar presente em até 50% dos pacientes, sendo, também, a causa da angina. Outros sintomas são os sangramentos, como equimoses e epistaxes, associados à disfunção plaquetária e à diminuição do fator de von Willebrand.[20-22,26]

Ao exame físico, o paciente apresentará os seguintes sinais, de acordo com a magnitude da estenose aórtica valvar:[11,12,20,22,25,26]

- Pulso carotídeo normal (na estenose leve ou nos idosos, pela rigidez da parede arterial) ou com amplitude diminuída e contorno em platô (pulso *parvus et tardus*), ou pulso anacrótico, pulso de amplitude diminuída, com duplo pico sistólico, com frêmito.
- Retardo entre a palpação simultânea do impulso cardíaco apical e o pulso carotídeo ou braquiorradial.
- Pulso venoso jugular normal ou com onda *a* gigante, em razão da diminuição da complacência ventricular direita pela hipertrofia septal.
- Impulso cardíaco apical sustentado.
- À ausculta, B2 pode estar normofonética ou hipofonética, com desdobramento paradoxal. A quarta bulha (B4) pode estar presente, pela diminuição da complacência ventricular. O sopro mesossistólico é rude, com configuração crescente-decrescente, iniciando-se com a abertura da valva aórtica, mais audível no segundo espaço intercostal direito ou na base, com irradiação para clavículas e carótidas. Caso a etiologia seja congênita ou em alguns casos de etiologia reumática, pode ser audível o ruído sistólico, clique de alta frequência relacionado com a abertura da valva com estenose, mas ainda móvel. O sopro pode irradiar-se para o ápice, apresentando uma qualidade musical, o que constitui o fenômeno de Gallavardin. Há aumento da intensidade do sopro após um ciclo longo de diástole, como após extrassístoles ou na fibrilação atrial (pelo mecanismo de Frank-Starling), o que o difere do sopro da insuficiência mitral.

São considerados sinais de gravidade da estenose aórtica valvar pelo método clínico:

- Presença de sintomas relacionados com a estenose aórtica (angina, síncope, dispneia).
- Sopro com pico mais tardio e duração prolongada (pelo atraso na abertura da valva aórtica com menor área e maior gradiente de pressão) (Fig. 9-6).
- Desdobramento paradoxal de B2 (em razão do atraso na abertura da valva aórtica estenótica e ao maior volume sanguíneo para o ventrículo esquerdo manejar durante a expiração, há um atraso importante do componente A2, ocorrendo após o componente P2).

Estenose Aórtica Subvalvar

Essa estenose pode ser de dois tipos: fixa (membranosa) ou dinâmica (miocardiopatia hipertrófica).[20] A estenose aórtica subvalvar fixa pode ocorrer como lesão congênita isolada, mas geralmente associa-se ao defeito do septo interventricular e do canal atrioventricular. É responsável por 6,5% das cardiopatias congênitas em adultos. Há um anel fibroso ou fibromuscular, que gera gradiente de pressão na região subvalvar aórtica. O curso clínico é variável, com quadros de estenose aórtica, endocardite infecciosa e disfunção

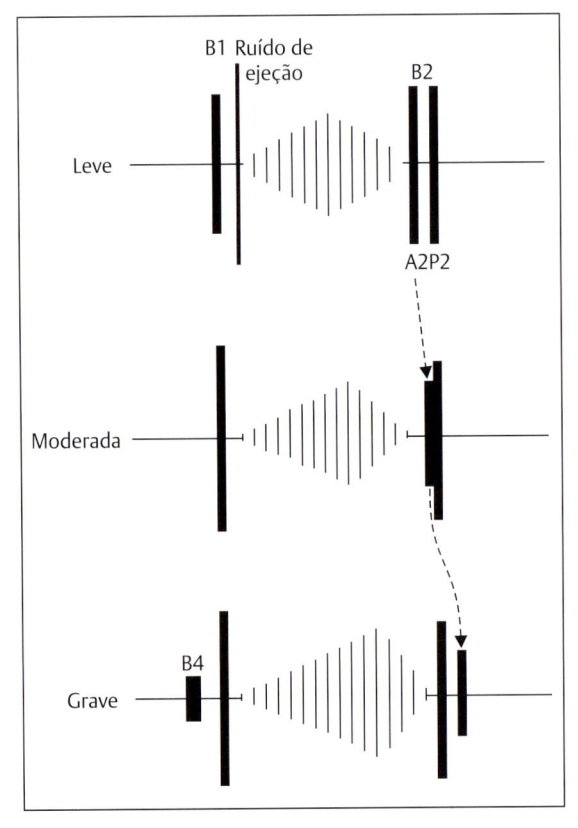

Fig. 9-6. Diagrama do ciclo cardíaco, com as bulhas cardíacas e o sopro na estenose aórtica valvar leve, moderada e grave. (A2: componente aórtico da segunda bulha; P2: componente pulmonar; B4: quarta bulha).

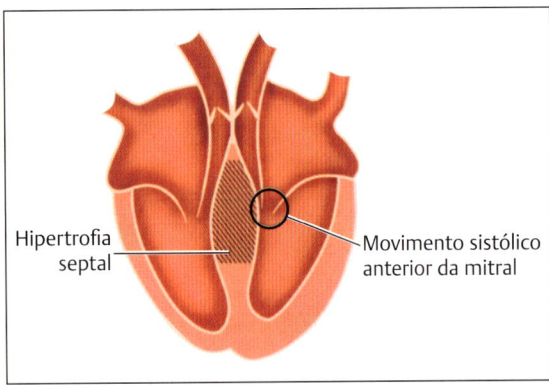

Fig. 9-7. Representação das câmaras cardíacas esquerdas na miocardiopatia hipertrófica, demonstrando a hipertrofia septal e o movimento sistólico anterior da mitral.

do ventrículo esquerdo. Ao exame, o sopro mesossistólico é audível ao longo da borda esternal esquerda e ápice, com irradiação para carótidas, sem a presença do ruído de ejeção.[25,29]

A miocardiopatia hipertrófica é o distúrbio genético cardiovascular do ventrículo esquerdo mais comum, apresentando uma prevalência de 1:500 na população geral. Há um desarranjo da arquitetura dos miócitos e dos miofilamentos, com hipertrofia assimétrica (septal) (Fig. 9-7), causando entre 25 e 30% de obstrução ao repouso no trato de saída do ventrículo esquerdo.[33,34] A transmissão é autossômica dominante, com vários genes identificados e muitas mutações, conferindo uma heterogeneidade genética e clínica. Entretanto, essa etiologia por mutação genética é responsável por até 60% dos casos de miocardiopatia hipertrófica. Entre 5 a 10% dos casos em adultos, há outras doenças genéticas e não genéticas, como síndromes de malformação, doenças neuromusculares, mitocondriais, erros inatos do metabolismo, doenças endocrinológicas (filhos de mães diabéticas, acromegalia, feocromocitoma), amiloidose e ação de medicamentos, como hidroxicloroquina, esteroides e tacrolimo. A causa pode ser desconhecida entre 25 a 30% dos casos.[35]

O espectro clínico pode variar desde o assintomático aos sintomas de dispneia (90% dos sintomáticos), angina (75% dos casos, devido à desproporção entre oferta e consumo de oxigênio), síncope e morte cardíaca súbita. Esta última apresenta uma incidência anual de 1%, alcançando até 6% nos jovens, principalmente naqueles com menos de 25 anos de idade. É a causa mais comum de morte cardíaca súbita em jovens, incluindo os atletas. Daí, a necessidade de estratificação de risco, com dados da história pessoal (ocorrência de síncope, morte súbita recuperada, taquicardia ventricular), história familiar e por meio de exames complementares (como ocorrência de taquicardia ventricular ao Holter, queda da pressão arterial ≥ 20 mmHg ao teste ergométrico e magnitude da hipertrofia ≥ 30 mm ao ecocardiograma).[33,34] Ao exame físico, os achados podem incluir o pulso arterial de duplo contorno na sístole, impulso cardíaco apical sustentado e/ou com duplo movimento, presença de B4 palpável e/ou audível, desdobramento paradoxal de B2 (nos quadros com obstrução grave). O sopro é mesossistólico em borda esternal esquerda, no 3º e 4º espaços intercostais, com irradiação para o ápice, geralmente sem irradiação para axila e para carótida. Esse sopro não está presente na maioria dos pacientes em repouso, tornando-se audível ou mais intenso com manobras que aumentem o grau de obstrução dinâmica, como o aumento da contratilidade cardíaca, a diminuição do volume ventricular e a diminuição da resistência vascular periférica. Assim, há aumento da intensidade do sopro com o ortostatismo, o que não ocorre na estenose aórtica valvar. Por outro lado, há diminuição de sua intensidade na posição agachada, devido à compressão das veias dos membros inferiores e aumento da pressão abdominal, com diminuição do retorno venoso, e aumento da resistência arterial e da pressão arterial, por compressão das artérias. Pode haver regurgitação mitral em grau variável, pelo movimento sistólico anterior da mitral. Essa cúspide vai de encontro ao septo interventricular, reduzindo a área de via de saída ventricular e resultando em falta de coaptação das cúspides da mitral, com incompetência da valva.[12,20,29,34,35]

Estenose Aórtica Supravalvar

A estenose aórtica supravalvar é uma obstrução congênita fixa, logo acima do seio de Valsalva, com comprometimento variável ao longo da aorta. É responsável por menos de 7% das formas fixas de obstrução no trato de saída do ventrículo esquerdo. Pode associar-se à obstrução ostial parcial ou total das coronárias, ectasia e aneurisma coronariano, hipoplasia da aorta, estenose da artéria renal e de outros ramos. Pode fazer parte da síndrome de Williams, doença autossômica dominante, caracterizada por anormalidade da face (face de gnomo, com nariz pequeno e empinado, lábios grossos, cabelos encaracolados, dentes pequenos e sorriso frequente), anormalidade de articulações e desordem do comportamento e cognitiva. O quadro clínico é de manifestações de isquemia miocárdica e hipertensão arterial, sendo rara a morte súbita.[29,30] Ao exame, há fluxo preferencial para o tronco braquicefálico, pelo efeito Coanda (tendência do jato de seguir para superfície convexa), com pulso arterial com amplitude maior e pressão arterial maior em membro superior direito. O sopro tem seu ponto de intensidade máxima na fúrcula esternal, às vezes com frêmito, e irradiação para direita da borda esternal alta.[20,29]

Outro acometimento acima do plano valvar aórtico é a coarctação da aorta. Essa é responsável por 5 a 8% das cardiopatias congênitas, com uma prevalência de sua forma isolada de 3/10.000 nascidos vivos. Há um segmento de estreitamento da aorta, geralmente na região ístmica, adjacente à origem da artéria subclávia esquerda (Fig. 9-8), que, porém, faz parte de uma arteriopatia generalizada, com estreitamento do arco aórtico e presença de circulação colateral. Pode ocorrer na síndrome de Turner, de Williams, no quadro de rubéola congênita, aortite de Takayasu, neurofibromatose. Pode associar-se à valva aórtica bicúspide (em até 85% dos casos), à estenose aórtica subvalvar, alterações da valva mitral, aneurisma cerebral. A apresentação clínica depende da gravidade do comprometimento, com sintomas de cefaleia, tontura, fadiga nas pernas, claudicação, angina abdominal. Podem ocorrer complicações como insuficiência cardíaca, hemorragia cerebral, endocardite infecciosa, dissecção da aorta. Ao exame, há diminuição da amplitude dos pulsos pediosos, diferença de pressão arterial entre membros superiores (> 20 mmHg na coarctação significante) e inferiores, frêmito na fúrcula esternal, hiperfonese de B2 (pela hipertensão arterial), sopro mesossistólico ou mais prolongado em dorso esquerdo, e sopro contínuo em decorrência da presença de circulação colateral.[29,30]

Obstrução na Via de Saída do Ventrículo Direito

A obstrução na via ou trato de saída ventricular direito também é classificada em relação ao plano do aparelho valvar, subvalvar e supravalvar.[21]

Estenose Pulmonar Valvar

Essa geralmente é uma lesão isolada, responsável por 7 a 12% de todos os defeitos cardíacos congênitos e por 80 a 90% das obstruções no trato de saída do ventrículo direito. Há estenose valvar central, com mobilidade da base da cúspide. A displasia valvar é menos comum e geralmente faz parte da síndrome de Noonan. Essa síndrome genética caracteriza-se por dimorfismo facial, hipertelorismo, pescoço alado ou

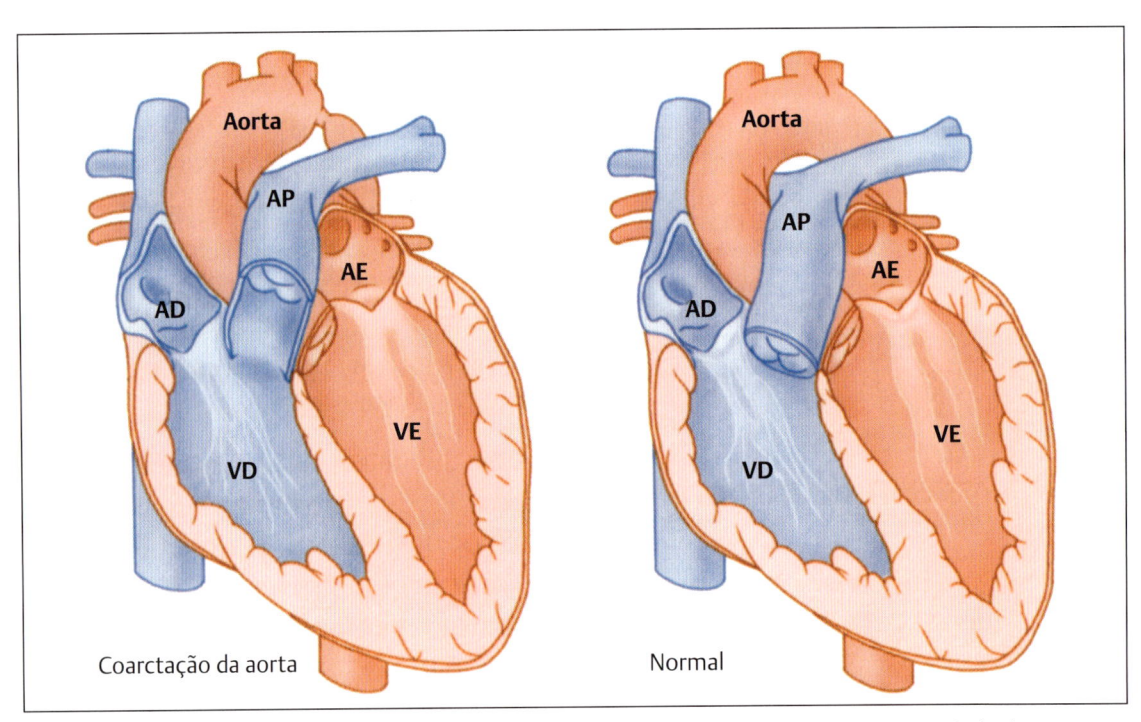

Fig. 9-8. Representação gráfica da coarctação da aorta. AP: artéria pulmonar; AD: átrio direito; VD: ventrículo direito; AE: átrio esquerdo; VE: ventrículo esquerdo.

curto, baixa estatura, deformidade torácica, atraso na puberdade, criptorquidia e retardo mental em alguns casos, além do defeito cardíaco. Há dilatação da artéria pulmonar, devido a alterações intrínsecas de sua parede. Raramente há estenose pulmonar valvar adquirida (por calcificação em idosos). O paciente pode não ter sintomas ou desenvolver intolerância aos esforços (pela incapacidade de aumentar o débito cardíaco durante os mesmos), síncope (na estenose grave) e sinais de falência do ventrículo direito.[21,29] Ao exame físico, podem ser encontrados os seguintes sinais: presença de onda *a* no pulso venoso jugular (pela contração vigorosa do átrio, devido à diminuição da complacência do ventrículo direito), impulsões sistólicas na borda esternal direita baixa (pelo comprometimento do ventrículo direito), desdobramento amplo de B2 (pelo atraso do componente P2), presença de B4, sopro mesossistólico no 2º espaço intercostal esquerdo, com irradiação para borda esternal esquerda baixa e para o lado esquerdo do pescoço, precedido de ruído sistólico. A intensidade do sopro pode aumentar durante a inspiração, em razão da pressão intratorácica negativa nessa fase do ciclo respiratório, com aumento do retorno venoso e do volume ejetado pelo ventrículo direito. Na estenose pulmonar valvar grave, o sopro apresenta pico tardio e duração prolongada.[11,20]

Estenose Pulmonar Subvalvar
É de origem congênita, frequentemente associada ao defeito septal ventricular, ocorrendo o estreitamento no infundíbulo do ventrículo direito. Raramente é secundária à hipertrofia muscular. Os adultos podem ser assintomáticos ou apresentar angina, dispneia, síncope. Essa disfunção faz parte da mais comum cardiopatia congênita cianótica, a tetralogia de Fallot, que corresponde a 10% de todas as cardiopatias congênitas. Há quatro elementos: a estenose pulmonar subvalvar (frequentemente também valvar), hipertrofia do ventrículo direito, comunicação interventricular e dextroposição da aorta, que cavalga o septo, com conexão biventricular (Fig. 9-9).[20,29]

Estenose Pulmonar Supravalvar
Nesse caso, a obstrução está no tronco da artéria pulmonar, na sua bifurcação e em seus ramos, com uma única ou múltiplas estenoses. Pode ser um defeito isolado, ou associado à tetralogia de Fallot, à síndrome de Williams, de Noonan, à rubéola congênita. O sopro está presente na base e também na periferia do tórax.[20,29]

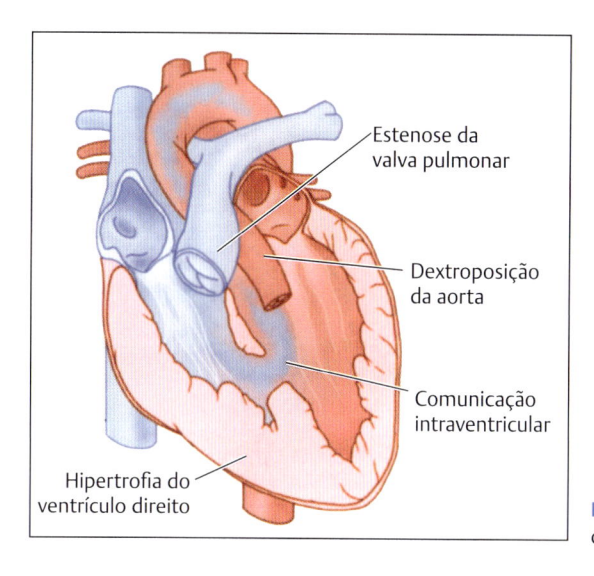

Fig. 9-9. Representação gráfica das anomalias na tetralogia de Fallot.

Fluxo Anterógrado para Dentro de Artérias Dilatadas (Aorta ou Pulmonar)

Esse é o outro mecanismo dos sopros mesossistólicos. Sua origem é o fluxo turbulento pela dilatação da aorta ou da artéria pulmonar por diversas causas. Citam-se, para a aorta, a síndrome de Marfan, hipertensão arterial sistêmica, e, para artéria pulmonar, a hipertensão pulmonar e dilatação idiopática. O sopro é suave, de curta duração, na base, habitualmente sem irradiação. Pode ocorrer, também, por aumento do fluxo em condições de débito cardíaco elevado, como na anemia, hipertireoidismo, gravidez, fístula arteriovenosa e febre, como será discutido na seção *Sopros funcionais*.[11,20,21]

Sopros Telessistólicos

Esses sopros ocupam a parte final da sístole, terminando com B2. Podem ocorrer devido à coaptação inadequada das cúspides da valva mitral, secundária às alterações funcionais ou anatômicas do anel mitral ou do ventrículo. Porém, quando precedidos por estalido mesossistólico, são causados pelo prolapso da valva mitral (PVM).[21]

O PVM foi descrito por Barlow, por meio de estudo angiográfico, em 1963, e a retroversão da cúspide posterior foi demonstrada em 1966. Antes, em 1961, Reid já havia proposto o termo *ruptura* de corda para o ruído cardíaco extra na mesossístole.[36-38] Esse quadro apresenta uma prevalência entre 1 e 2,5% na população geral, sendo primário ou secundário. O primário pode ter caráter familial, com transmissão autossômica dominante, ou não familial. O achado microscópico é de degeneração mixomatosa de uma ou ambas as cúspides. Ocorre em doenças do tecido conjuntivo (síndrome de Marfan, de Erhers--Danlos, osteogênese imperfeita, lúpus eritematoso sistêmico), doenças musculares (distrofia muscular de Duchenne, mucopolissacaridoses), cardiopatias congênitas (defeito atrial septal, doença de Ebstein), coagulopatias como doença de von Willebrand e outras. Pode ocorrer o envolvimento concomitante de outras valvas, com o prolapso da tricúspide em 40% dos casos e da aórtica e pulmonar, entre 2 e 10% dos casos. O prolapso secundário ocorre devido a anormalidades de contração do ventrículo esquerdo, por miocardite ou isquemia – resultando em disfunção do músculo papilar –, trauma cardíaco e pós-operatório de cirurgia de valva mitral. O prognóstico dos pacientes com prolapso de valva mitral geralmente é benigno, porém, a progressão da insuficiência mitral pode resultar em complicações, como dilatação das câmaras esquerdas e necessidade de implante de prótese valvar.[21,38] O sopro do PVM é telessistólico, de configuração crescente, no foco mitral, precedido pelo estalido mesossistólico. Deve-se fazer a ausculta com o paciente na posição supina (ou até na posição de cócoras) e logo depois em ortostatismo. Durante essa mudança de postura, há uma diminuição do retorno venoso, da pressão diastólica final ventricular e do débito cardíaco, com redução do volume ventricular, fazendo com que o prolapso ocorra mais precocemente, aproximando o estalido da primeira bulha e aumentando a duração do sopro, o qual passa a mesotelessistólico (Capítulo 8).

SOPROS DIASTÓLICOS

À semelhança dos sopros sistólicos, os diastólicos são classificados de acordo com sua duração nessa fase do ciclo cardíaco, em proto, meso e telediastólicos. Podem ser causados pelo fluxo sanguíneo retrógrado através de valvas semilunares incompetentes, pelo fluxo sanguíneo anterógrado através de valvas atrioventriculares com estenose ou por aumento do fluxo sanguíneo através de valvas atrioventriculares sem estenose.[11,18,20]

Sopros Protodiastólicos

Esses sopros iniciam-se com B2, com configuração decrescente, e terminam antes de B1 e da parte medial da diástole. Ocorrem nos quadros crônicos de insuficiência aórtica e pulmonar.

Insuficiência Aórtica Crônica

As causas desse quadro são aquelas que acometem o aparelho valvar e aquelas que resultam em dilatação da aorta proximal. Entre as que acometem o aparelho valvar diretamente, citam-se a congênita (valva aórtica bicúspide, uni ou quadricúspide), a febre reumática (principal causa nos países em desenvolvimento), degeneração aterosclerótica, degeneração mixomatosa, doenças do tecido conjuntivo ou sistêmicas (síndrome de Marfan, lúpus eritematoso sistêmico, arterite de células gigantes, espondilite ancilosante, arterite de Takayasu), endocardite infecciosa, substâncias (derivados do Ergot, anoréxicas). As causas de dilatação da aorta proximal são a idiopática, hipertensão arterial sistêmica, dissecção da aorta ascendente, síndrome de Marfan, síndrome de Ehlers-Danlos, outras aortites por sífilis, Behçet, Reiter, osteogênese imperfeita etc. A dilatação da aorta proximal atualmente representa mais de 50% da causa de insuficiência aórtica isolada. Sua fisiopatologia é explicada pela sobrecarga crônica de volume, que desencadeia mecanismos compensatórios, com hipertrofia excêntrica e aumento do volume diastólico final ventricular, para maior complacência. Há também aumento do estresse parietal, com hipertrofia concêntrica e dilatação do ventrículo esquerdo, mantendo sua função sistólica. Por isso, o paciente permanece assintomático durante longos períodos de tempo. Com a progressão da doença, há disfunção sistólica.[21,22,26,39] Assim, as manifestações clínicas ocorrem na segunda ou terceira décadas de vida (na etiologia reumática) ou entre a quarta e sexta décadas de vida (na etiologia degenerativa, com ectasia da aorta). Há um aumento de sua prevalência com a idade, sendo mais frequente nos homens, quando o quadro é grave.[40] Os principais sintomas são a dispneia (pelo aumento da pressão diastólica ventricular ou já pela disfunção sistólica) e a angina (pela redução do fluxo coronariano).[21,26] A angina noturna ocorre tanto pela pressão diastólica diminuída, quanto pela frequência cardíaca mais baixa durante o sono. As palpitações por extrassístoles constituem um sintoma angustiante para o paciente em razão do aumento do volume sistólico durante o batimento pós-extrassistólico decorrente da diástole prolongada após a extrassístole e do mecanismo de Frank-Staring.[39]

Ao exame físico, os achados são os que se seguem:[11,18,20-22,24,26,39,40]

- Pulso arterial com aumento de sua amplitude e contorno apiculado (o chamado pulso em martelo d'água) ou pulso *bisferiens*, com duplo pico na sístole, mais bem palpável na carótida (presente na insuficiência aórtica pura ou em combinação com estenose aórtica valvar).
- Aumento da pressão de pulso, por aumento da pressão sistólica (por aumento do volume ejetado), e diminuição da pressão diastólica (por diminuição da resistência vascular periférica). Por isso, devem ser anotados os valores da pressão diastólica das fases IV e V dos sons de Korotkoff, quando a diferença entre eles excede a 10 mmHg (p. ex., 164/46/10 mmHg).
- Sinais de circulação hiperdinâmica, com pulsações arteriais amplas no pescoço, na fúrcula esternal.
- Região precordial hiperdinâmica, com impulso cardíaco apical propulsivo, o qual também pode estar deslocado inferior e lateralmente. Pode ser palpável um movimento diastólico de expansão do ápice em razão do volume regurgitante por meio da valva aórtica incompetente e que, associado ao ICA propulsivo, presente devido à sobrecarga de volume do ventrículo esquerdo, constitui o movimento de báscula da insuficiência aórtica.
- B3 pode ser palpável ou audível e está relacionada com a sobrecarga de volume e, nos casos com insuficiência cardíaca, indica disfunção sistólica.
- A fonese de B2 pode estar diminuída, pela incompetência da valva aórtica, com redução do ruído do componente A2.
- O sopro protodiastólico é do tipo aspirativo, com configuração decrescente, de alta frequência, audível no foco aórtico (se por acometimento primário valvar) ou no 3º e 4º espaços intercostais direitos (se por dilatação da aorta proximal). Para melhor identificação do sopro, é preciso pressionar o diafragma do estetoscópio no local de ausculta, com o paciente sentado e inclinado para frente (Fig. 9-10), e utilizar manobras que aumentem a intensidade do sopro, como mantê-lo em posição agachada, exercícios isométricos (há aumento da resistência vascular periférica, com aumento do volume regurgitante pela valva aórtica incompetente), expiração (aumento do volume para o ventrículo esquerdo). Na posição

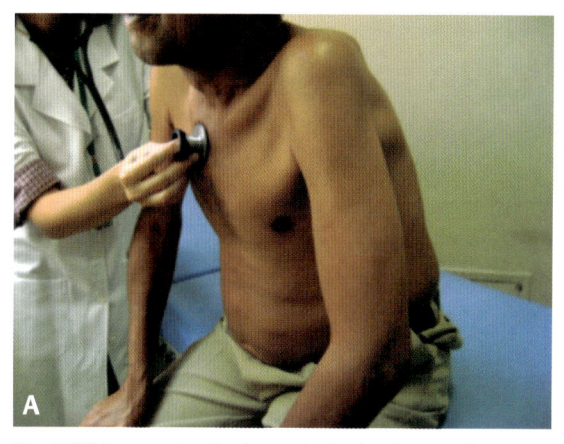

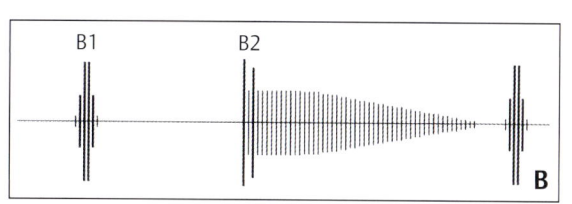

SOPROS CARDÍACOS E INTERPRETAÇÃO DO EXAME CLÍNICO COM BASE EM EVIDÊNCIAS

Fig. 9-10 Demonstração da semiotécnica de ausculta em pacientes com suspeita de insuficiência aórtica crônica, na posição sentada e com o tórax inclinado para frente (**A**) e diagrama do ciclo cardíaco, com as bulhas cardíacas e o sopro típico da insuficiência aórtica crônica (**B**).

ortostática, há diminuição da intensidade do sopro. Se há volumoso fluxo regurgitante, o sopro pode ser holodiastólico, quando o exame é realizado com o paciente na posição supina. Todavia, na disfunção sistólica do ventrículo esquerdo, devido ao menor gradiente diastólico entre aorta e ventrículo esquerdo, há diminuição da duração do sopro, que pode apresentar uma qualidade musical nos casos de ruptura ou retroversão das cúspides da valva aórtica. Raramente, o sopro é audível na região axilar esquerda, sendo chamado de sopro de *Cole-Cecil*, o que ocorre em indivíduos brevilíneos.

- Pode haver um sopro mesossistólico, inclusive com frêmito, em base ou fúrcula esternal, devido ao aumento do volume ejetado, sem significar estenose aórtica orgânica.

Os sinais de gravidade dessa valvopatia pelo método clínico são:[21,26,39,40]

- Presença de sintomas relacionados com a insuficiência aórtica, como classe funcional de dispneia III ou IV, ou angina classe III ou IV CCS (Canadian Cardiovascular Society).
- Sopro de Austin-Flint (sopro tele ou mesotelediastólico em ápice, devido ao grande volume regurgitante pela valva aórtica incompetente, impedindo a abertura adequada da valva mitral, sem estenose mitral orgânica). Pode haver hipofonese de B1, em razão do menor movimento da valva mitral, quando de seu fechamento.

Há também os sinais denominados epônimos:[11,26,41]

- Pulso de Corrigan, descrito em 1832, como o pulso radial tipo martelo d'água, com aumento de sua amplitude e queda súbita.
- Tiro de pistola ou sinal de Traube, como sons (sistólico e diastólico) ao se auscultar a artéria femoral, com leve compressão.
- Sinal de Duroziez, descrito em 1861, como sopro sistólico na artéria femoral, ao comprimi-la proximalmente, e sopro diastólico, durante compressão distal. É o sinal mais preditivo de gravidade da insuficiência aórtica.
- Sinal de Quincke, pulsações exageradas nos leitos ungueais.
- Sinal de Hill, descrito em 1909, como gradiente poplíteo-braquial, depois definido como a diferença na pressão arterial sistólica em membros inferiores superior a 20 mmHg em relação à pressão dos membros superiores.
- Sopro de Austin-Flint, descrito em 1862, já discutido previamente no texto.
- E outros menos mencionados, como o sinal de Mueller (pulsações sistólicas da úvula), sinal de Musset (movimento anteroposterior da cabeça a cada batimento).

Na insuficiência aórtica aguda, que ocorre na endocardite infecciosa, na dissecção aguda da aorta, por trauma, em virtude da sobrecarga súbita de volume, os mecanismos compensatórios não se desenvolvem de maneira satisfatória. A apresentação é de baixo débito cardíaco, com taquicardia e hipotensão arterial, e o sopro diastólico pode estar ausente.

Insuficiência Pulmonar Crônica

Essa disfunção valvar pode ser congênita (geralmente associada a outros defeitos cardíacos), secundária à hipertensão pulmonar por diversas causas, por dilatação idiopática da artéria pulmonar, em razão de doenças do tecido conjuntivo e, raramente, secundária à valvoplastia pulmonar para tratamento de estenose pulmonar valvar. Assim, há comemorativos na história relacionados com a causa da insuficiência pulmonar. Ao exame, a onda *a* gigante pode estar presente no pulso venoso jugular, podem ser palpadas impulsões sistólicas na borda esternal direita inferior por comprometimento do ventrículo direito, e B3 pode estar presente. No caso de insuficiência pulmonar sem hipertensão pulmonar, o sopro é de média ou baixa frequência, audível no 2º espaço intercostal esquerdo, com configuração crescente-decrescente, proto ou mesodiastólico, e sua intensidade aumenta com a inspiração. Quando há hipertensão pulmonar, o sopro é de alta frequência, audível entre o 2º e 4º espaços intercostais esquerdos, com configuração decrescente, protodiastólico, podendo ser acompanhado de desdobramento amplo de B2. O termo sopro de Graham Steel é reservado para a insuficiência pulmonar secundária à hipertensão pulmonar, devido à estenose mitral.[11,21,25]

Sopros Mesodiastólicos

Esses sopros ocupam a parte média da diástole, iniciando-se após B2, na abertura das valvas atrioventriculares, e terminando antes de B1. Ocorrem nos quadros de estenose das valvas atrioventriculares ou por aumento do fluxo através dessas valvas.[11,20,25]

Estenose Mitral

A principal causa da estenose mitral (EM) é a febre reumática. Nesse quadro, 40% de todos os pacientes apresentam EM isolada. Outras causas são raras, como a etiologia congênita, que predomina em crianças, assim como as causas adquiridas, tais como calcificação mitral, exposição à radiação, mucopolissacaridoses e doenças inflamatórias (como artrite reumatoide e lúpus eritematoso).[20-22] A forma congênita, quando associada ao defeito septal interatrial, constitui a síndrome de Lutembacher, assim descrita inicialmente em 1916. Contudo, atualmente, essa síndrome incluiu o defeito do septo atrial (congênito ou iatrogênico) associado à estenose mitral (congênita ou adquirida).[42] A EM predomina em mulheres, com uma relação de 2:1. Na febre reumática, há espessamento e calcificação, com fusão de comissuras e/ou de cordas tendíneas, e redução do orifício valvar. A área valvar mitral normal é entre 4 e 5 ou 6 cm^2. Quando abaixo de 2,5 cm^2, pode resultar em dispneia ao esforço, e abaixo de 1,0 a 1,5 cm^2 (ou 1 cm^2/m^2), em dispneia ao repouso. Isso ocorre em virtude do aumento da pressão no átrio esquerdo, com repercussão no território pulmonar, com aumento de sua pressão hidrostática. Com a progressão, há vasoconstrição arteriolar, com hiperplasia intimal, hipertrofia da camada média e resultante hipertensão arterial pulmonar. Há um período longo sem sintomas, entre 20 e 40 anos, que diminui quando há novos surtos de febre reumática. Os principais sintomas são a fadiga e a dispneia, pode ocorrer edema agudo pulmonar, mas raramente há hemoptise (pela mesma fisiopatologia da dispneia), rouquidão ou disfagia (consequentes ao aumento do átrio esquerdo). Podem ocorrer fenômenos tromboembólicos, associados ao ritmo de fibrilação atrial, presente em 30 a 40% dos pacientes sintomáticos.[20-22,26]

Ao exame físico, pode haver os seguintes sinais:[11,20-22,24,26]

- Pulso arterial normal ou com amplitude diminuída.
- Impulso cardíaco apical com características normais.
- B1 palpável e com hiperfonese. B2 com hiperfonese, nos quadros com hipertensão pulmonar, podendo ser palpáveis impulsões diastólicas na borda esternal esquerda superior (pela abertura da valva pulmonar) e impulsões sistólicas na borda esternal direita inferior (pelo comprometimento do ventrículo direito). Presença de estalido de abertura da mitral (Capítulo 8).

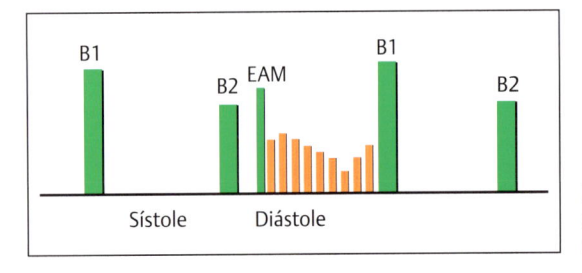

Fig. 9-11. Diagrama do ciclo cardíaco, com as bulhas, o estalido de abertura da mitral (EAM) e o sopro da estenose mitral.

- O sopro inicia-se após a abertura inadequada da valva mitral, mesodiastólico, com configuração crescente-decrescente (pelo enchimento ventricular rápido e depois lento), ou mesotelediastólico, com reforço pré-sistólico, devido à contração atrial (Fig. 9-11). Nos pacientes em ritmo de fibrilação atrial, não há esse componente telediastólico. O sopro da EM é de média ou baixa frequência, audível em pequena região do ápice, tipo ruflar (semelhante ao rugido distante de trovão), mais bem audível em decúbito semilateral esquerdo e durante a expiração. Há aumento da intensidade do sopro após longas pausas no ritmo de fibrilação atrial. Se houver hipertensão pulmonar importante, o estalido de abertura da mitral e o sopro podem estar ausentes.

Por meio do método clínico, os sinais de gravidade da EM são:[21,22]

- Classe funcional III ou IV.
- Curto intervalo entre o fechamento da valva aórtica (A2) e o estalido de abertura da mitral, pela maior pressão em átrio esquerdo e abertura mais precoce da valva mitral, exceto quando quase imóvel.
- Sopro com duração prolongada.
- Sinais de hipertensão pulmonar.

O diagnóstico diferencial deve ser feito principalmente com mixoma atrial (Capítulo 8) e com *cor triatriatum* (malformação congênita, com persistência de uma membrana tipo diafragma que divide o átrio esquerdo).[21,25]

Estenose Tricúspide

Essa disfunção valvar é rara, e a etiologia mais comum é a febre reumática, com dupla lesão tricúspide. Outras causas raras são a congênita, a síndrome carcinoide e a endocardite infecciosa com grande vegetação.[21] Ao exame físico, podem ser encontrados os seguintes sinais: onda *a* gigante e diminuição do descenso *y* no pulso venoso jugular, estalido de abertura da valva tricúspide, hiperfonese de B1 (pelo componente tricúspide), sopro mesossistólico ou telessistólico na borda esternal esquerda inferior, que aumenta de intensidade durante a inspiração (sinal de Rivero-Carvallo). Isso ocorre pelo aumento do gradiente e fluxo pelo orifício valvar tricúspide.[11,21,25]

Aumento do Fluxo pelas Valvas Atrioventriculares

Esse é o outro mecanismo de sopros mesodiastólicos, sem estenose das valvas atrioventriculares. Ocorre em condições de aumento do volume e da velocidade do fluxo através dos orifícios atrioventriculares, sendo o sopro precedido de B3. À esquerda, ocorre na insuficiência mitral, no defeito do septo interventricular e na persistência do canal arterial. Na insuficiência mitral, há volume regurgitante para o átrio esquerdo, além do retorno venoso pulmonar normal, contribuindo para o enchimento ventricular. No defeito septal e na persistência do canal arterial, há um curto-circuito (*shunt*) esquerdo-direito, resultando em excesso de fluxo pulmonar e maior fluxo por meio do orifício mitral. Outra condição, na qual há semelhante sopro, é a cardite aguda por febre reumática. Algumas alterações anatômicas da valva provocam turbulência durante a fase de enchimento ventricular rápido. É o chamado sopro de Carey-Combs, que está associado à insuficiência mitral, pelo menos de intensidade moderada. No quadro de bloqueio atrioventricular total, há dois marca-passos independentes e dissociados, o atrial (que pode ser o nó sinusal) e o ventricular, com a frequência atrial superior à ventricular. Quando ocorre contração atrial durante a fase de enchimento ventricular rápido, há turbulência do fluxo atrioventricular, gerando um sopro mesodiastólico intermitente. À direita, o aumento do fluxo ocorre no defeito septal interatrial, pela sobrecarga de volume nas câmaras direitas (secundária ao *shunt* esquerda-direita), e na insuficiência tricúspide, por mecanismo análogo ao da insuficiência mitral.[11,20]

Sopros Telediastólicos

Esses sopros podem ocorrer no componente de Austin-Flint, já explicado no quadro de insuficiência aórtica crônica, e na estenose mitral leve, em pacientes em ritmo sinusal, pela contração atrial esquerda.

SOPROS CONTÍNUOS

Os sopros contínuos são caracterizados por seu início na sístole, sem interrupção e com máxima intensidade quando da ocorrência de B2, ocupando parte ou toda a diástole (Fig. 9-12). Ocorrem em razão do fluxo ininterrupto entre um leito vascular de alta pressão e resistência em direção ao de baixa pressão e resistência. Por isso, estão presentes nos quadros com conexões aorta-pulmonar, nas conexões arteriovenosas e nos distúrbios de fluxo nas artérias.[11,20]

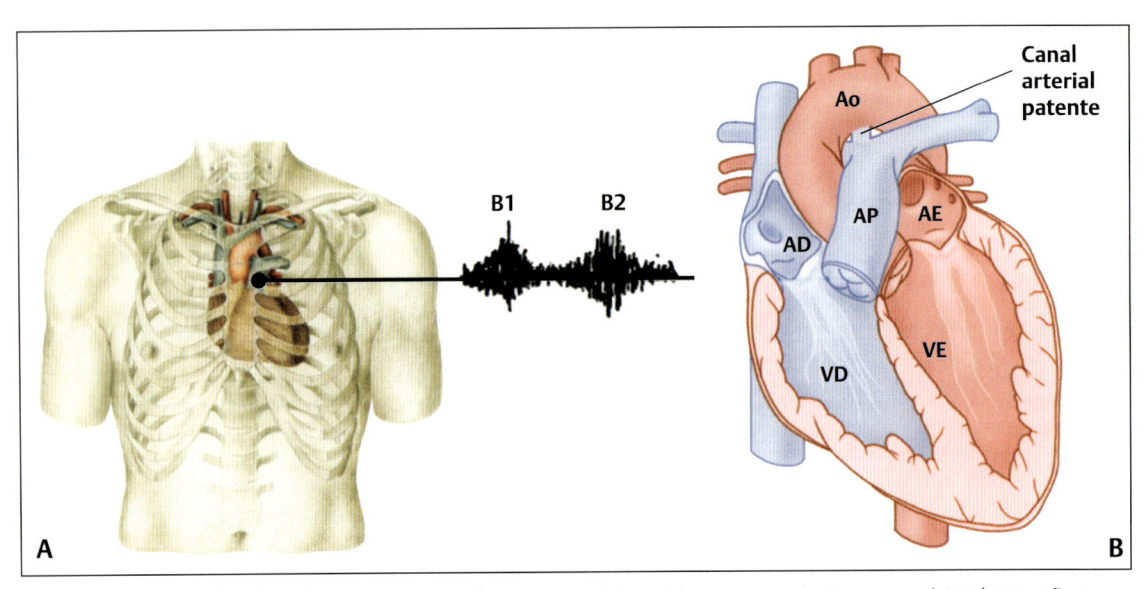

Fig. 9-12. Diagrama do ciclo cardíaco, demonstrando o sopro contínuo (**A**) e a representação esquemática do coração e dos vasos da base, e do canal arterial (**B**). Ao: aorta; AP: artéria pulmonar; AD: átrio direito; VD: ventrículo direito; AE: átrio esquerdo; VE: ventrículo esquerdo.

A causa mais conhecida de sopro contínuo orgânico é o ducto arterioso patente ou persistência do canal arterial. Na circulação fetal, é normal haver esse canal, que fica situado entre a bifurcação da artéria pulmonar e o início da aorta ascendente, imediatamente após a origem da artéria subclávia esquerda. Por meio desse canal, o sangue venoso passa para a aorta descendente, uma vez que o oxigênio e os nutrientes chegam ao feto por meio da placenta e do cordão umbilical. Aproximadamente 65% do débito cardíaco fetal são provenientes do ventrículo direito. Ao nascimento, a expansão dos pulmões leva a uma redução rápida da resistência vascular pulmonar, com o fechamento funcional do canal dentro das primeiras 24 a 48 horas. O fechamento anatômico ocorre em 2 a 3 semanas. Esse defeito é responsável por 5 a 10% das cardiopatias congênitas, apresentando uma incidência de 1:2.000 nascidos vivos, maior nos prematuros e duas vezes mais frequente no sexo feminino.[20,26,43] Os pacientes podem ser assintomáticos ou apresentarem quadro de insuficiência cardíaca ou, raramente, síndrome de Eisenmenger. Ao exame, os pulsos arteriais são amplos, o impulso cardíaco apical pode apresentar sinais sugestivos de dilatação do ventrículo esquerdo e é possível haver hiperfonese de B2. O sopro, como descrito acima, é do tipo ruído de maquinaria, rude, na borda esternal esquerda superior, com irradiação para esquerda e para o dorso, e pode ser acompanhado de frêmito.[11,20,25,43]

As conexões arteriovenosas podem ser congênitas ou adquiridas, citando-se as fístulas arteriovenosas em membros superiores de pacientes sob hemodiálise. A circulação colateral em cardiopatias congênitas, como no quadro de tetralogia de Fallot com atresia pulmonar e coarctação da aorta, pode ser causa de sopro contínuo. Outras causas são a janela aortopulmonar e a ruptura do seio de Valsalva. E quanto aos distúrbios de fluxos nas artérias, citam-se a estenose da artéria carótida e a estenose da artéria femoral por aterosclerose.[11,20]

SOPROS FUNCIONAIS

O sopro funcional é decorrente de causas de hiperdinamismo circulatório, por exemplo, febre, hipertireoidismo, taquicardia, anemia, ocorrendo seu desaparecimento com o controle da causa.[6,10-12,14] Esses sopros não devem ser considerados inocentes, porque estão associados a um estado fisiológico alterado. Ao exame, sinais de alto débito podem estar presentes, como o pulso arterial com aumento de sua amplitude, pressão de pulso aumentada, impulso cardíaco apical hiperdinâmico e presença de ritmo de galope. Ocorrem em razão do fluxo turbulento durante a ejeção e/ou por aumento do fluxo através das valvas atrioventriculares naqueles estados de hiperdinamismo circulatório.[44]

MANOBRAS PARA A AVALIAÇÃO DOS SOPROS CARDÍACOS

Manobras realizadas por ocasião do exame dos pacientes, por resultarem em alterações hemodinâmicas transitórias, aumentam a acurácia do exame físico. O reconhecimento e a caracterização dos sinais cardiovasculares com o auxílio de manobras realizadas por um examinador experiente fazem do exame físico uma ferramenta sensível e específica. A sensibilidade e a especificidade do exame de pacientes com valvopatia, inclusive quando assintomáticos, realizado por cardiologista experiente, alcançam 70 e 98%, respectivamente, com um valor preditivo negativo e positivo de 92%.[7]

As principais manobras para ausculta dinâmica são:

- Inspiração e expiração.
- Mudança de posição.
- Exercícios isométricos.
- Manobras de Valsalva e de Müller.
- Uso de agentes farmacológicos.[7,11,25,45]

Durante a inspiração, há diminuição da pressão intratorácica e aumento da pressão abdominal, resultando em aumento do retorno venoso para as câmaras direitas e aumento da intensidade dos sopros da disfunção valvar tricúspide, como já descrito previamente, o chamado sinal de Rivero-Carvallo. Durante a expiração, ocorre o contrário, com aumento do fluxo para as câmaras esquerdas. Isto associado à diminuição do volume pulmonar, aproximando o ventrículo esquerdo da parede torácica, resulta em aumento dos sopros da insuficiência e da estenose mitral. Essas manobras relacionadas com o ciclo respiratório apresentam uma sensibilidade de 100% e uma especificidade de 88%.

A mudança de posição também altera a intensidade de alguns sopros, por ação do barorreflexo. Na posição ortostática, há diminuição do retorno venoso, com taquicardia reflexa, diminuição do volume do ventrículo esquerdo, o que pode resultar em aumento dos sopros da miocardiopatia hipertrófica e do PVM e diminuição da intensidade dos sopros da estenose aórtica, insuficiência mitral e insuficiência aórtica. A súbita mudança da posição de pé para a posição agachada leva ao aumento do retorno venoso e da resistência sistêmica simultaneamente. Há aumento da pressão arterial, e isso induz à bradicardia reflexa. Os sopros da estenose aórtica e os sopros diastólicos da estenose mitral e tricúspide podem aumentar de intensidade e o sopro da insuficiência aórtica pode ficar inaudível. Essas mudanças de posição apresentam sensibilidade de 95% e especificidade de 85%.

O decúbito semilateral esquerdo, em decorrência da proximidade da origem do som cardíaco com o local de ausculta, possibilita que os sons originários do lado esquerdo do coração sejam mais audíveis (Fig. 9-13).

Exercícios isométricos, como aperto de mão (*handgrip*) ou solicitar ao paciente que aperte uma bolsa pneumática do esfigmomanômetro inflada ou insuflada, resultam em aumento da resistência vascular periférica, da pressão arterial, da frequência cardíaca e do débito cardíaco. Esses exercícios devem ser realizados durante 20 a 30 segundos, evitando que seja feita a manobra de Valsalva concomitantemente. Sua resposta dependerá do esforço, da função do ventrículo esquerdo e do estado hemodinâmico basal. De maneira geral, resulta em aumento dos sopros dos quadros de insuficiência aórtica, insuficiência mitral, defeito septal ventricular, estenose mitral e em diminuição dos sopros da estenose aórtica valvar e da miocardiopatia hipertrófica. Esses exercícios devem ser evitados em pacientes com isquemia miocárdica e arritmia ventricular, por aumentarem a demanda miocárdica. Sua sensibilidade é de 68% e a especificidade é de 92% (Quadro 9-2).

A manobra de Valsalva foi descrita em 1704 e é realizada por meio da expiração com a glote fechada durante 10 a 15 segundos. O examinador deve primeiro demonstrar a manobra para o paciente e então, durante a realização da mesma, deve colocar a mão no abdome do paciente e observar seu ingurgitamento

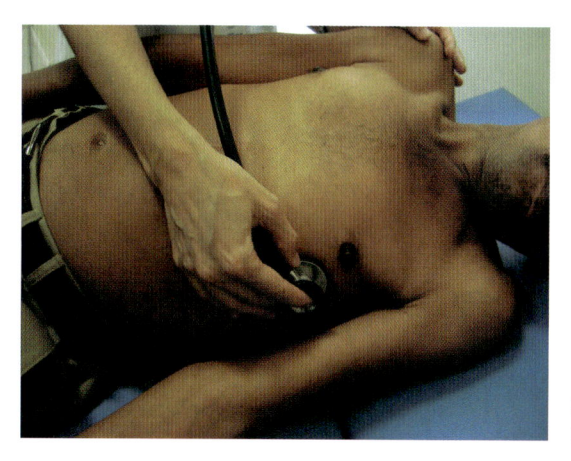

Fig. 9-13. Exame de ausculta cardíaca com o paciente na posição de decúbito semilateral esquerdo.

Quadro 9-2. Sinopse das Principais Manobras para a Ausculta Dinâmica dos Sopros Cardíacos

Manobras	Efeito sobre os sopros cardíacos
Expiração e decúbito semilateral esquerdo	Aumento da intensidade dos sopros da insuficiência e estenose mitral
Inspiração (manobra de Rivero-Carvallo)	Aumento da intensidade dos sopros da insuficiência e estenose tricúspide
Mudança súbita da posição ortostática para posição agachada	Aumento da intensidade dos sopros da estenose aórtica, estenose mitral e defeito septal ventricular
Mudança súbita da posição agachada ou da posição supina para posição ortostática	Aumento da duração do sopro do PVM e de sua intensidade e aumento da intensidade do sopro da miocardiopatia hipertrófica, diminuição da intensidade dos sopros da estenose aórtica
Exercício isométrico	Aumento da intensidade dos sopros da insuficiência aórtica, insuficiência mitral e defeito septal ventricular

jugular para certificar-se de que a manobra está sendo feita adequadamente. Essa manobra é composta de quatro fases, a saber:

- *1ª fase:* quando ocorre um aumento da pressão arterial e da pressão intratorácica, com duração de 1 a 3 segundos.
- *2ª fase:* há uma diminuição do retorno venoso, da pressão arterial e da pressão de pulso, durante 3 a 4 segundos, com um quadro de taquicardia reflexa no final da fase.
- *3ª fase:* quando da queda abrupta da pressão arterial, com duração de 1 a 3 segundos.
- *4ª fase:* quando ocorre bradicardia reflexa. Por conta do efeito inicial de diminuição do retorno venoso, a maioria dos sopros apresenta uma diminuição de sua intensidade e de sua duração com essa manobra, exceto os sopros da miocardiopatia hipertrófica e do PVM. Nesses quadros, em virtude da diminuição do volume ventricular esquerdo, há aumento da intensidade dos sopros. Como essa manobra pode provocar isquemia miocárdica pela diminuição da perfusão coronariana, esta deve ser evitada em pacientes com cardiopatia isquêmica. Além desse efeito adverso, a manobra também pode provocar síncope e ruptura da camada vascular da esclera.

Já a manobra de Müller, ou seja, a inspiração forçada com o nariz e a boca fechados durante 10 segundos, é de baixa sensibilidade (aproximadamente 15%), não sendo utilizada. A oclusão arterial, mantendo-se o manguito acima de 20 a 40 mmHg da pressão arterial sistólica durante 20 segundos, resulta em aumento da resistência vascular periférica, mas deve ser evitada em pacientes com hipertensão arterial não controlada, infarto agudo do miocárdio recente, doença cerebrovascular, suspeita de dissecção de aorta. Pode resultar em aumento da intensidade dos sopros relacionados com o mecanismo de regurgitação como os da insuficiência mitral, insuficiência aórtica e defeito septal ventricular. Outra manobra pouco utilizada é o emprego de agentes farmacológicos, como a inalação de nitrito de amilo, um vasodilatador; e a fenilefrina, uma substância simpaticomimética. Em virtude de esses agentes apresentarem efeitos adversos e contraindicações, atualmente não é rotina empregá-los.

Alterações do ritmo cardíaco com longa pausa resultam em aumento do enchimento ventricular, aumento do volume diastólico ventricular, desencadeando o mecanismo de Frank-Starling. Essas pausas longas podem ocorrer após extrassístoles e no ritmo de fibrilação atrial, ocasionando aumento do sopro da estenose aórtica (pelo aumento do fluxo pela valva estenótica). Não há alteração do sopro da insuficiência mitral, visto que não há mudança do gradiente de pressão entre o ventrículo esquerdo e o átrio esquerdo.[7,25]

SOPROS INOCENTES
Definição
Os sopros inocentes são aqueles que ocorrem em crianças e adultos jovens que não apresentam alterações em sua fisiologia circulatória e/ou alterações estruturais cardiovasculares, ou seja, ocorrem na ausência de alterações anatomofisiológicas do coração. A faixa etária na qual há sopros inocentes mais frequentemente é de 3 a 8 anos de idade, sem preferência de sexo e ocorrendo em 30 a 90% das crianças.[18,46]

Características
As características associadas ao quadro de sopro inocente são:[8,21,46,47]

- Não haver sintomas cardiovasculares.
- Sem antecedentes pessoais ou familiares relevantes.
- Sopro de intensidade geralmente I ou II em VI, de curta duração, sem irradiação, sistólicos ou contínuos, variável com a posição, com o ciclo respiratório e algumas manobras.
- Ausência de outros sinais ao exame físico.
- Desaparecimento na adolescência na maioria dos casos.

É importante seu diagnóstico diferencial com os sopros orgânicos. Nas crianças, a frequência das cardiopatias congênitas é de 0,8%, mas 84% dos sopros na infância predominam nos recém-nascidos e somente 16% são inocentes nesses.[46]

Tipos
Sistólicos

- *Sopro de Still:* foi descrito em 1909 por George Still. É o mais comum, presente em 75 a 85% das crianças em idade escolar, mas pode ocorrer na adolescência. É um sopro musical, de baixa frequência (mais audível com a campânula), protossistólico ou protomesossistólico, na borda esternal esquerda, no 3º ou 4º espaço intercostal.[6,18,46,47] Esse sopro é mais audível na posição supina e com o exercício físico. Sua origem é obscura, sendo atribuída ao estreitamento fisiológico da via de saída do ventrículo esquerdo ou a falsos tendões no ventrículo esquerdo, resultando em aumento do volume e velocidade do fluxo aórtico.[6,46]
- *Sopro pulmonar:* é um sopro proto ou protomesossistólico, de qualidade rude, audível no 2º ou 3º espaços intercostais esquerdos, de alta frequência (mais audível com o diafragma) em crianças entre 8 e 14 anos de idade, com *pectus excavatum*, dorso reto ou cifoescoliose (com aproximação da via de saída do ventrículo direito da parede torácica). Também aumenta de intensidade em condições de débito cardíaco elevado e diminui com o ortostatismo. Sua origem é o aumento da velocidade do fluxo pulmonar, com a queda da pressão pulmonar após o nascimento. Há outro, chamado de sopro da estenose pulmonar periférica fisiológica transitória, que ocorre com mais frequência em recém-nascidos (prematuros e de baixo peso) e lactentes (com infecções virais das vias respiratórias inferiores) e pode persistir até os 6 meses de idade, atribuído também ao fluxo pulmonar aumentado.[6,46,47]
- *Sopro supraclavicular:* é um sopro audível em crianças e adolescentes, com intensidade máxima entre as clavículas ou em região supraclavicular direita, de configuração crescente-decrescente, de baixa frequência, com origem no arco aórtico ou nos seus ramos braquicefálicos. Mais audível na posição sentada, diminuindo de intensidade ou desaparecendo com a hiperextensão dos ombros ou a elevação do braço ipsolateral.[6,18,46,47]

Contínuos

- *Sopro mamário:* foi descrito em 1908 por van den Bergh, ocorrendo no fim da gestação e durante a lactação, sendo raro na adolescência, sem essas condições. É audível sobre a mama e pode ser sistólico ou sistólico e diastólico, desaparecendo com firme pressão do diafragma sobre a mama. É atribuído ao fluxo aumentado das artérias mamárias. Desaparece com o término da lactação.[6,25,44]
- *Zumbido venoso:* é o sopro contínuo comum, universal nas crianças saudáveis, entre 3 e 8 anos de idade, descrito por Potain em 1867. Pode ser audível em jovens adultos saudáveis. É audível na região anteroinferior do pescoço, alcançando a região infraclavicular, mais audível à direita, durante a diástole, com intensidade variável (até VI), de baixa frequência. Sua intensidade aumenta na posição sentada, com rotação da cabeça para o lado contralateral e elevando-se o queixo, e durante a inspiração. Desaparece com a compressão digital da veia jugular interna direita. Sua origem é atribuída ao fluxo turbulento na conexão das veias jugulares, veias subclávias e veias braquicefálicas com a veia cava superior, ocasionado pela compressão do processo transverso do atlas (Fig. 9-14).[6,11,24,42,43]

No Quadro 9-3 estão sumariados os tipos de sopros inocentes.

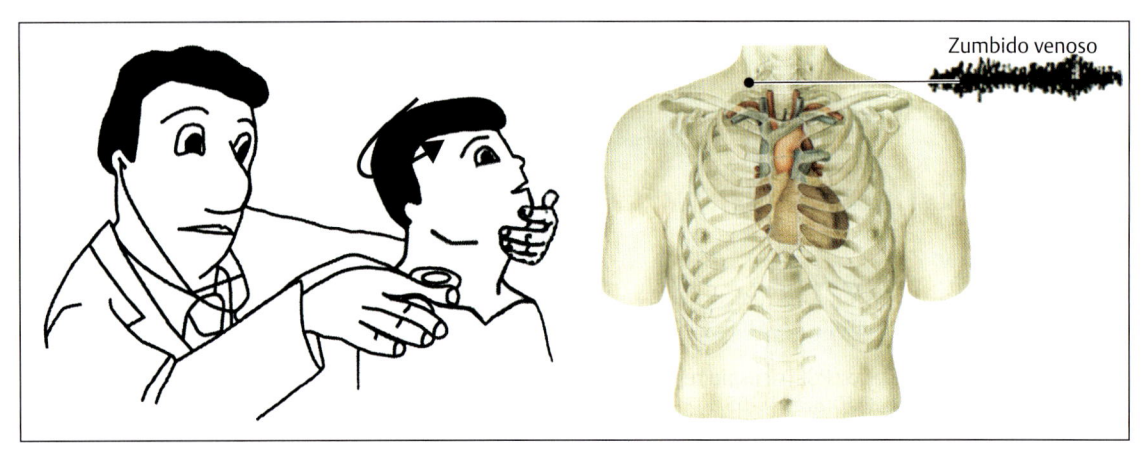

Fig. 9-14. Demonstração das manobras com rotação da cabeça para esquerda e elevação da mandíbula do paciente, para ausculta do zumbido venoso.

Quadro 9-3. Tipos de Sopros Inocentes

Classificação do sopro	Tipo de sopro
Sistólico	Sopro de Still
	Sopro pulmonar
	Sopro arterial supraclavicular
Contínuo	Sopro mamário
	Zumbido venoso

REFERÊNCIAS BIBLIOGRÁFICAS

1. Hanna IR, Silverman ME. A history of cardiac auscultation and some of its contributors. *Am J Cardiol.* 2002; 90:259-67.
2. Cheng TO. How Laënnec invented the stethoscope. *Int J Cardiol.* 2007;118:281-5.
3. Fayssoil A. René Laennec (1781-1826) and the invention of the stethoscope. *Am J Cardiol.* 2009;104:743-4.
4. Levine SA. The systolic murmur: its clinical significance. *JAMA.* 1933;101:436-8.
5. Kirsch J. Orelha: órgãos da audição e do equilíbrio. In: Aumüller G, Aust G, Doll A et al (Eds). *Anatomia.* Rio de Janeiro: Guanabara Koogan, 2009. p. 1073-95.
6. Pelech AN. The physiology of cardiac auscultation. *Pediatr Clin N Am.* 2004;51:1515-35.
7. Richardson TR, Moody Jr JM. Bedside cardiac examination: constancy in a sea of change. *Curr Probl Cardiol.* 2000; 25:783-825.
8. Mônaco C. *Manual de ausculta cardíaca.* Rio de Janeiro: Revinter, 2000. p. 129.
9. Leatham A. Auscultation of the heart. *Lancet.* 1958;2:757-65.
10. López M. Sopros cardiovasculares. In: López M, Laurentys-Medeiros J (Eds). *Semiologia médica: as bases do diagnóstico clínico,* 4. ed. Rio de Janeiro: Revinter, 1999. p. 426-64.
11. Braunwald E, Perloff J. Physical examination of the heart and circulation. In: Zipes DP, Fuller JK, Libby P et al (Eds). *Braunwald's heart disease: a textbook of cardiovascular medicine,* 7th ed. Elsevier, 2004. p. 77-106.
12. Chizner MA. The diagnosis of heart disease by clinical assessment alone. *Curr Probl Cardiol.* 2001;26:285-379.
13. Perloff JK. The physiologic mechanisms of cardiac and vascular physical signs. *J Am Coll Cardiol.* 1983;1:184-98.
14. Silverman ME, Wooley CF, Samuel A. Levine and the history of grading systolic murmurs. *Am J Cardiol.* 2008; 102:1107-10.
15. Leatham A. Systolic murmurs. *Circulation.* 1958;17:601-11.
16. Tavel ME. Classification of systolic murmurs: still in search of a consensus. *Am Heart J.* 1997;134:330-6.
17. Soffer A. Glossary of cardiologic terms related to physic diagnosis and history. I. Heart murmurs. Report of the Bethesda Conferences of the Committee on Standardized Terminology of the American College of Cardiology. *J Am Med Assoc.* 1967;200:117-8.
18. Shaver JA, Leonard JJ, Leon DE. *Auscultation of the heart: examination of the heart.* Part 4. American Heart Association, 1990. pp. 2-74.
19. Bashore TM. Adult congenital heart disease: right ventricular outflow tract lesions. *Circulation.* 2007; 115:1933-47.
20. Ranganathan N, Sivaciyan V, Saksena FB. *The art and science of cardiac physical examination. Heart murmurs. Part I, Part II. Pathophysiological basis of symptoms and signs in cardiac disease.* Totowa, New Jersey: Humana Press, 2006. p. 211-395.

21. Bonow RO, Carabello BA, Chatterjee K *et al.* 2008 focused update incorporated into the ACC/AHA 2006 guidelines for the management of patients with valvular heart disease: a report of the American College of Cardiology/American Heart Association Task Force on Practice Guidelines (Writing Committee to revise the 1998 guidelines for the management of patients with valvular heart disease). Endorsed by the Society of Cardiovascular Anesthesiologists, Society for Cardiovascular Angiography and Interventions, and Society of Thoracic Surgeons. *J Am Coll Cardiol.* 2008;52:e1-e142.
22. European Society of Cardiology. Section 35 Valvular heart disease. In: Camm JA, LüscherTF, Maurer, Serruys PW. *ESC CardioMed,* 3rd ed. Oxford, UK: Oxford University Press, 2018. p. 2784.
23. Enriquez-Sarano M, Akins CW, Vahanian A. Mitral regurgitation. *Lancet.* 2009;373;1382-94.
24. Ahmed MI, McGiffin DC, O'Rourke RA *et al.* Mitral regurgitation. *Curr Probl Cardiol.* 2009;34:93-136.
25. Chizner MA. Cardiac Auscultation: rediscovering the lost art. *Curr Probl Cardiol.* 2008;33:326-408.
26. Maganti K, Rigolin VH, Enriquez Sarano M *et al.* Valvular heart disease: diagnosis and management. *Mayo Clin Proc.* 2010;85:483-500.
27. Irwin RB, Luckie M, Khattar RS. Tricuspid regurgitation: contemporary management of a neglected valvular lesion. *Postgrad Med J.* 2010;86:648-55.
28. Shah PM, Raney AA. Tricuspid valve disease. *Curr Prob Cardiol.* 2008;33:47-84.
29. Baumgartner H, Bonhoeffer P, De Groot NM *et al.* Task Force on the Management of Grown-up Congenital Heart Disease of the European Society of Cardiology (ESC). ESC Guidelines for the management of grown-up congenital heart disease (new version 2010). *Eur Heart J.* 2010;31:2915-57.
30. Warnes CA, Williams RG, Bashore TM *et al.* ACC/AHA 2008 Guidelines for the Management of Adults With Congenital Heart Disease: Executive Summary: A Report of the American College of Cardiology/American Heart Association Task Force on Practice Guidelines (Writing Committee to Develop Guidelines for the Management of Adults With Congenital Heart Disease): Developed in Collaboration With the American Society of Echocardiography, Heart Rhythm Society, International Society for Adult Congenital Heart Disease, Society for Cardiovascular Angiography and Interventions, and Society of Thoracic Surgeons. *Circulation.* 2008; 118:2395-451.
31. Roger H. Recherches cliniques sur la communication congenitale des deux coeurs, par inoclusion de septum interventriculaire. *Bulletin de l'Academie de Medecin.* 1879; 8:1077-85.
32. Soares AM, Atik E, Cortêz TM *et al.* Janela aortopulmonar. Análise clinicocirúrgica de 18 Casos. *Arq Bras Cardiol.* 1999;73:59-66.
33. Stroumpoulis KI, Pantazopoulos IN, Xanthos TT. Hypertrophic cardiomyopathy and sudden cardiac death. *World J Cardiol.* 2010;2:289-98.
34. Maron BJ. Contemporary insights and strategies for risk stratification and prevention of sudden death in hypertrophic cardiomyopathy. *Circulation.* 2010;121:445-56.
35. Authors/Task Force members, Elliott PM, Anastasakis A, Borger MA *et al.* 2014 ESC Guidelines on diagnosis and management of hypertrophic cardiomyopathy: the Task Force for the Diagnosis and Management of Hypertrophic Cardiomyopathy of the European Society of Cardiology (ESC). *Eur Heart J.* 2014;35:2733-79.
36. Devereux RB, Perloff JK, Reichek N *et al.* Mitral valve prolapse. *Circulation.* 1976;54:3-14.
37. Cheng TO. Profiles in cardiology. John B. Barlow: master clinician and compleat cardiologist. *Clin Cardiol.* 2000; 23:63-7.
38. Shell WE, Walton JA, Clifford ME *et al.* The familial occurrence of the Syndrome of Mid-Late Systolic Click and late systolic murmur. *Circulation.* 1969;39:327-37.
39. Lindman BR, Bonow RO, Otto CM. Aortic valve disease. In: Zipes DL, Libby P, Bonow RO (Eds.). *Braunwald's Heart Disease*, 11th. ed. Philadelphia: Saunders Elsevier, 2019. p. 1389-414.
40. Enriquez-Sarano M, Tajik AJ. Aortic regurgitation. *N Engl J Med.* 2004;351:1539-46.
41. Babu AN, Kymes SM, Fryer SMC. Eponyms and the diagnosis of aortic regurgitation: what says the evidence? *Ann Intern Med.* 2003;138:736-42.
42. Mahajan K, Bhimji SS. Lutembacher Syndrome. [Updated 2017 Nov 21]. In: StatPearls [Internet]. Treasure Island (FL): StatPearls Publishing; 2018. (Available from: https://www.ncbi.nlm.nih.gov/books/NBK470307/)
43. Schneider DJ, Moore JW. Patent ductus arteriosus. *Circulation.* 2006;114:1873-82.
44. Shaver JA. Cardiac auscultation: a cost-effective diagnostic skill. *Curr Probl Cardiol.* 1995;20:441-530.
45. Cheng TO. Upright *versus* supine position in examining a patient with hypertrophic cardiomyopathy (editorial). *Int J Cardiol.* 2010;141:1.
46. Martin P, Dinis A, Canha J *et al.* O sopro em um coração normal. *Rev Port Cardiol.* 2008;27:815-31.
47. Mota CCC. Sistema cardiovascular: pediatria. In: López M, Laurentys-Medeiros J (Eds). *Semiologia médica: as bases do diagnóstico clínico,* 4. ed. Rio de Janeiro: Revinter, 1999. pp. 1332-39.

10 PRINCIPAIS SÍNDROMES CARDIOVASCULARES: EPIDEMIOLOGIA, FISIOPATOLOGIA E SEMIOLOGIA

Rose Mary Ferreira Lisboa da Silva

INTRODUÇÃO
Há 71% do total de mortes por doenças não transmissíveis no mundo, dentre as quais as doenças cardiovasculares (DCV) são responsáveis por 31% de todas as mortes, ou seja, a principal causa de morte, com 1/3 ocorrendo antes dos 70 anos de idade e 75% em países em desenvolvimento. Em 2016, segundo dados da Organização Mundial da Saúde, houve 17,9 milhões de mortes por DCV, estimando-se 23,6 milhões para o ano de 2030. As DVC são as principais causas de morte por doenças não transmissíveis, seguidas por câncer (9,0 milhões de mortes/ano), doenças respiratórias (3,9 milhões) e diabetes (1,6 milhão).[1] No Brasil, dados de 2016 calcularam que 74% de todas as mortes foram por causas não transmissíveis, das quais 28% foram por DCV, 18% por câncer, 12% por traumas físicos, 6% por doenças respiratórias crônicas, 5% por diabetes, e o restante por outras doenças não transmissíveis.[2] Para o enfrentamento dessa pandemia mundial, as estratégias prioritárias são o conjunto de ações de prevenção, manejo e monitoramento das DCV.[1] Portanto, o conhecimento sobre a epidemiologia, fisiopatologia e semiologia das principais síndromes cardiovasculares doenças são um dos passos críticos para o cumprimento daquelas estratégias prioritárias.

INSUFICIÊNCIA CARDÍACA
Definição e Epidemiologia
Insuficiência cardíaca (IC) é uma síndrome clínica complexa com sintomas e/ou sinais de intolerância aos esforços e/ou retenção hídrica, causada por alterações cardíacas funcionais e/ou estruturais, resultando em diminuição do débito cardíaco e/ou aumento das pressões intracardíacas.[3] Há aumento de sua incidência e prevalência com a idade. Sua incidência é de 0,02 casos anuais por 1.000 habitantes, entre aqueles com idade entre 25 e 34 anos, e de 11,6/1.000 habitantes/ano, entre aqueles com pelo menos 85 anos de idade. Contudo, a IC não é diagnosticada corretamente. Na atenção primária, 1 em 6 pacientes com mais de 65 anos de idade com dispneia de esforço de início recente apresenta IC, porém, o quadro não é diagnosticado, com implicações prognósticas.[4] Sua prevalência é de 1 a 2% na população adulta, atingindo 20% entre pacientes com idade de 70 a 80 anos. Considerando os indivíduos assintomáticos, sua prevalência é de 1,8 a 7,5%, segundo estudos com dados ecocardiográficos. Após os 55 anos de idade, o risco de desenvolver IC é de 33% entre homens e de 28% entre mulheres. Além da idade, sua incidência varia com a etnia e a condição socioeconômica, sendo mais recorrente em negros e pessoas com baixa renda. Sua taxa de internação varia de 32 a 44%, com uma mortalidade intra-hospitalar entre 3,8 e 9,6%. A taxa de readmissão hospitalar é maior em idosos, ocorrendo em 25% dos casos dentro de um mês e em 70% dos casos dentro de um ano. A mortalidade total varia de 7 a 17%, com variações regionais.[3-6]

Etiologia
Há um evento-índice para sua deflagração, na maioria das vezes composto por doença arterial coronariana e hipertensão arterial sistêmica. A doença arterial coronariana é responsável por 60 a 75% dos casos de IC. A etiologia chagásica ocorre principalmente na América do Sul e a reumática na África e na Ásia. Porém, a etiologia é desconhecida e referida como idiopática em 20 a 30% dos casos de IC com fração de ejeção reduzida (Quadro 10-1).[3,7]

Quadro 10-1. Etiologia da Insuficiência Cardíaca

1. Miocardiopatia
   A) Isquêmica
   B) Por sobrecarga crônica de pressão: hipertensão arterial sistêmica, estenose valvar
   C) Idiopática
   D) Chagásica
   E) Por sobrecarga crônica de volume: insuficiência valvar, *shunt* intracardíaco ou extracardíaco
   F) Dilatada não isquêmica: viral ou outros agentes (miocardite), familial, agentes tóxicos, distúrbios metabólicos, distúrbios infiltrativos
   G) Miocardiopatias específicas: hipertrófica, restritiva, arritmogênica, não compactada

2. Arritmias: bradi e taquiarritmias (taquicardiomiopatia*)

3. Doença cardíaca pulmonar: *cor pulmonale*, hipertensão pulmonar

4. Condições de alto débito: hipertireoidismo, beribéri, fístulas arteriovenosas, anemia

*Taquicardiomiopatia é uma condição clínica de disfunção sistólica ventricular esquerda induzida ou mediada por arritmia persistente, com alta frequência cardíaca (fibrilação atrial, *flutter* atrial, taquicardia atrial incessante) e/ou com assincronia ventricular (por extrassístoles, principalmente, de origem ventricular > 10 a 25% do total de complexos QRS).[8]

Fisiopatologia

O evento-índice compromete a função cardíaca, com a ativação de mecanismos compensatórios, restaurando a homeostase e mantendo o paciente assintomático durante um certo tempo. Com o acometimento secundário do miocárdio pela ativação sustentada dos mecanismos compensatórios, há maior remodelamento ventricular, queda do débito cardíaco (DC) com manifestações clínicas. A interação entre o evento-índice e a IC inclui alterações celulares e moleculares, resultado em uma fisiopatologia complexa, com o remodelamento ventricular determinado por fatores hemodinâmicos, neuro-hormonais, genéticos e epigenéticos.[5,6,9]

O DC é o produto da frequência cardíaca e do volume sistólico, sendo de 4 a 8 L/min em condições saudáveis. Por sua vez, os determinantes do volume sistólico, o qual é de 1 cm³/kg ou 60 a 100 mL por batimento cardíaco, são a pré-carga (magnitude de alongamento da fibra miocárdica no final da diástole, mensurada clinicamente pela pressão diastólica final e o volume diastólico final do ventrículo), pós-carga (tensão da parede ventricular durante a sístole, refletindo a resistência ao fluxo sanguíneo, estimada pela pressão arterial sistólica), e contratilidade (estado inotrópico do coração independente da pré- ou pós-carga).[10] O comprometimento de um desses fatores resulta em queda do DC.

Na IC, a queda do DC e o aumento do volume diastólico ventricular deflagram mecanismos neuro-humorais compensatórios, a saber: ativação do sistema nervoso simpático, ativação do sistema renina-angiotensina-aldosterona, ativação do sistema inflamatório e do sistema neuro-humoral contrarregulador.[5,6,9] Com a diminuição do DC, não há distensão da parede vascular, resultando em menor ação de sinais inibitórios centrais por meio dos barorreceptores. Desta maneira, há a ativação do sistema nervoso simpático, com aumento dos níveis de noradrenalina. Esse neurotransmissor aumenta a frequência cardíaca e a contração miocárdica e induz a vasoconstrição periférica com o objetivo de manter a perfusão para os órgãos vitais. Entretanto, o aumento da noradrenalina irá promover, ao longo do tempo, uma hiporresponsividade dos receptores beta-1, além de causar hipertrofia, necrose, fibrose e apoptose miocárdicas. A queda do DC, com consequente diminuição da perfusão renal, diminuição da carga de sódio detectada pela mácula densa no túbulo distal, e o sistema nervoso simpático ativam o sistema renina-angiotensina-aldosterona, por meio das células justaglomerulares. Esta ativação ocorre posteriormente à ativação do sistema simpático. As células justaglomerulares secretam renina, a qual converte o angiotensinogênio (proveniente do fígado) em angiotensina I, que, por sua vez, é convertida em angiotensina II pela enzima conversora de angiotensina, presente nas células endoteliais dos capilares pulmonares e renais. A angiotensina II, atuando no receptor AT1, por suas propriedades vasoconstritoras, aumenta a pressão arterial e a atividade simpática. Além disso, a ativação do receptor AT1 eleva a liberação de aldosterona, que promove a reabsorção de sódio nos túbulos distais, resultando em aumento da osmolaridade plasmática. Esta, por sua vez, ativa os osmorreceptores, localizados no hipotálamo anterior, os quais são os principais estímulos para a secreção hormônio antidiurético, com reabsorção de água nos túbulos coletores renais. Há, também, aumento da secreção de arginina vasopressina, hormônio antidiurético, pela ativação simpática renal e pelo aumento da osmolaridade. A curto prazo, esses mecanismos são benéficos para tentar manter o DC. Entretanto, a liberação sustentada de angiotensina II resulta em fibrose do coração, rins e de outros órgãos, liberação de noradrenalina e estresse oxidativo. Adicionalmente, a expressão sustentada de aldosterona provoca fibrose miocárdica e vascular, disfunção endotelial, disfunção do barorreflexo, inibição da captação de noradrenalina e resposta inflamatória.

O estresse e a sobrecarga mecânica sobre os cardiomiócitos, associados à menor ação parassimpática, infecção e isquemia tecidual, estimulam a produção de citocinas pró-inflamatórias. Ocorre, também, recrutamento de células inflamatórias pela medula óssea e pelo intestino. A ativação do sistema de citocinas inflamatórias (fator de necrose tumoral, interleucina 1, interleucina 6, galectina-3, pentraxina-3), ST2 (membro da família de receptores da interleucina), assim como dos demais sistemas neuro-humorais já descritos, resultam em dessensibilização do receptor adrenérgico, inotropismo e lusitropismo negativos, apoptose e remodelamento ventricular, ou seja, são deletérios à sua ativação crônica.[5,6,11,12]

Há um sistema modulador (neuro-humoral contrarregulador) que também é ativado precocemente. Ele inclui prostaglandinas e prostaciclinas vasodilatadoras, peptídeos natriuréticos, bradicinina, óxido nítrico, entre outros. Os peptídeos natriuréticos são os mais importantes do sistema modulador. São sintetizados em resposta ao estiramento do miocárdio atrial e ventricular e à ingestão excessiva de sal. Apresentam ações vasodilatadoras e natriuréticas. Entretanto, à medida que a IC progride, os efeitos dos peptídeos natriuréticos são atenuados, em virtude de sua disponibilidade reduzida, da maior ativação dos demais sistemas e da redução da resposta dos órgãos-alvo.[5,9]

Classificação

A IC pode ser classificada segundo a fração de ejeção do ventrículo esquerdo (FE), em IC com FE preservada (com disfunção diastólica) e IC com FE reduzida. A média da FE em indivíduos saudáveis é acima de 60% e o intervalo de confiança de 95% apresenta seu limite inferior de 55%. IC com FE preservada é considerada quando há sinais e sintomas de IC e a FE é superior a 50%. É mais prevalente nas mulheres, com aumento de sua incidência com a idade, e associada a comorbidades como hipertensão arterial sistêmica (em 85% dos casos), diabetes melito, obesidade, fibrilação atrial, insuficiência renal. A doença arterial coronariana está presente em 20 a 40% dos pacientes com IC preservada, em contraste com 60 a 75% dos pacientes com IC reduzida. A taxa de mortalidade anual de pacientes com IC preservada é de 5% em estudos randomizados.[13]

Outra classificação da IC é feita por estágios, conforme a presença de fatores de risco, cardiopatia estrutural e sintomas e sinais, enfatizando a progressão da síndrome (Quadro 10-2).[14] Há a classificação com base em três estratos de FE: FE reduzida (< 40%), preservada (> 50%) e intermediária (FE entre 40 e 49%).[3,7,14]

Para IC aguda, há uma classificação baseada em sinais ou sintomas de congestão (úmido e seco) e/ou hipoperfusão periférica (frio e quente).[3] Há, portanto, 4 grupos: quente e úmido (boa perfusão periférica e com congestão, retenção hídrica), frio e úmido (inadequada perfusão periférica e com congestão), frio e seco, e quente e seco. A maioria dos pacientes com IC aguda (95%) apresentam congestão e, dentre eles, predomina adequada periférica (úmido e quente). Na IC aguda, cerca de 20% dos pacientes internados apresentam IC de início recente e estavam no estágio A ou B. Desta maneira, a IC aguda também pode apresentar-se em 3 grupos: IC descompensada (com FE reduzida ou preservada, com curso gradual de sintomas), IC aguda hipertensiva (com sintomas de início súbito e dispneia grave, com pressão arterial (PA) > 180/100 mmHg) e IC com choque cardiogênico (a qual representa 4% e é caracterizada por PA sistólica < 80 mmHg). Há cenários clínicos menos comuns, como IC isolada direita e IC de alto débito.[3,15]

Quadro 10-2. Classificação da Insuficiência Cardíaca por Estágios e Classe Funcional

Estágio de IC (prevalência)		Classificação funcional NYHA
A (22%)	Risco de IC, sem cardiopatia estrutural	
B (34%)	Cardiopatia estrutural, sem sinais ou sintomas de IC	I
C (12%)	Cardiopatia estrutural com sintomas prévios ou atuais de IC	I
		II
		III
		IV
D (0,2%)	IC refratária, sendo necessárias intervenções especializadas	

IC: Insuficiência cardíaca; NYHA: New York Heart Association.

Quadro Clínico

As manifestações clínicas da IC se dividem em 2 grupos: de intolerância aos esforços e de retenção hídrica, os quais estão interligados (Quadro 10-3).[3,7,11,15,16] Essas manifestações não distinguem a IC com FE reduzida da IC com FE preservada. Idosos podem apresentar-se mais com retenção hídrica. Para o entendimento de cada manifestação, sua definição, fisiopatologia, o leitor deve consultar o Capítulo 2.

Uma manifestação descrita recentemente, em 2014, é a bendopneia, dispneia ao inclinar-se, que pode ser verificada solicitando-se ao paciente na posição sentada para curvar-se durante 30 s, como se estivesse calçando as meias ou os sapatos. Essa modalidade de dispneia pode estar presente em um terço dos pacientes com IC e se relaciona com aumento adicional da pressão de enchimento ventricular e é mais frequente entre aqueles com débito cardíaco baixo.[17]

Pode haver perda de peso, com caquexia, na IC avançada, relacionando-se com a ativação inflamatória. Noctúria e nictúria ocorrem pela mobilização de líquidos em decúbito dorsal e pelo efeito de diuréticos. Há manifestações relacionadas com hipoperfusão, como cianose, tontura, pré-síncope, síncope, alteração do estado mental. E há outras, como palpitações (por extrassístoles, fibrilação atrial ou taquicardia ventricular), distúrbios do sono, depressão, que podem ser menos frequentes.

Exame Físico

O exame físico demonstra alterações, incluindo dados vitais, ectoscopia, os sistemas respiratório, cardiovascular e abdome. A PA geralmente está normal ou elevada, com quase 50% dos pacientes com PA sistólica > 140 mmHg. Isto ocorre pela ativação simpática e por hipertensão arterial sistêmica prévia. Hipotensão arterial é um preditor de evolução desfavorável. Pode haver aumento da PA diastólica, com PA convergente e pressão de pulso baixa, assim como pressão paradoxal e hipotensão postural (ver Capítulo 4).[15] Há aumento da frequência de pulso ou cardíaca também pela ativação simpática. A perfusão capilar pode estar comprometida, sinal de hipoperfusão periférica com palidez cutânea e até cianose, com PA normal ou com hipotensão arterial.[15,16] Taquipneia é um sinal que acompanha a dispneia de repouso (ver fisiopatologia da dispneia no Capítulo 2). O peso corporal pode estar aumentado, pela anasarca, ou pode haver caquexia nas fases avançadas de IC, como já discutido anteriormente. O edema periférico nos pés e na parte inferior das pernas, identificado pelo sinal de cacifo, apresenta baixo valor preditivo para IC.[18]

Quanto ao sistema respiratório, o padrão pode ser de respiração de Cheyne-Stokes, inclusive em vigília, com prevalência de 20 a 62%, e associado a maior risco de morte.[18] O som vesicular pode estar rude e crepitações teleinspiratórias finas, fixas podem estar presentes. Essas crepitações são ruídos adventícios pulmonares, de curta duração, não musicais, explosivos, com som semelhante ao roçar de fios de cabelo ou separar suavemente tiras de Velcro, não alterado pela tosse, dependente da gravidade (pode alterar-se com a mudança de decúbito do paciente), ruídos audíveis no meio e no fim da inspiração (mesoteleinspiratórias ou somente teleinspiratórias) e, ocasionalmente, na expiração. Ocorrem em razão da reabertura súbita de bronquíolos previamente fechados com conteúdo líquido.[19] Entretanto, nos pacientes com IC crônica, cerca de 80% não apresentam crepitações em razão da drenagem linfática pulmonar aumentada.[18] Sibilos, sons contínuos, musicais, podem ocorrer pela vibração de vias respiratórias (nos ramos en-

Quadro 10-3. Manifestações Clínicas da IC

Intolerância aos esforços	Retenção hídrica
Dispneia de esforço progressiva	Edema de membros inferiores
Ortopneia	Anasarca/aumento de peso em curto período (> 2 kg/semana)
Dispneia paroxística noturna	Dor no hipocôndrio direito (por distensão da cápsula de Glisson), saciedade precoce
Bendopneia	Náuseas, inapetência
Equivalentes de dispneia: tosse improdutiva, chiadeira torácica	Oligúria (< 500 mL/dia)
Hemoptise	Noctúria (aumento da frequência de micção à noite)
Fadiga	Nictúria (inversão do ritmo urinário, com maior diurese no período noturno)
Trepopneia	Aumento do volume abdominal (ascite)

tre a segunda e sétima gerações), pela oscilação do fluxo de ar a uma velocidade crítica em virtude do estreitamento da via por edema de sua parede resultante do aumento da pressão hidrostática pulmonar. Os sibilos podem influenciar erroneamente o diagnóstico de asma ou doença pulmonar.[16] O tempo de apneia para o nadir da oximetria de dedo superior a 34 segundos tem sido associado a um DC < 4 L/min, sendo um indicador do volume sistólico, como a pressão de pulso.[18] Derrame pleural pode estar presente quando a pressão intersticial excede a pressão pleural e ultrapassa a capacidade de drenagem. Remodelamento cardiopulmonar (por disfunção endotelial, fibrose) com vasoconstrição pulmonar e hipertensão pulmonar ocorre em razão de repetidas descompensações de IC. O padrão de ventilação restritiva na IC é decorrente do mesmo processo e o comprometimento da árvore brônquica pode resultar em doença obstrutiva das vias respiratórias.[20]

O exame cardiovascular demonstra várias alterações.[15,16,18] Para o entendimento das alterações e seus significados, o leitor deve consultar os Capítulos 5 a 9. O pulso carotídeo pode apresentar-se com amplitude diminuída, em platô. Pulsos periféricos podem ser alternantes. Sinais de hipertensão venosa, presença de onda *a* de amplitude aumentada ou onda *cv* e sinal de Kussmaul no pulso venoso jugular podem estar presentes. O ingurgitamento jugular com sinal de hipertensão venosa é um preditor independente de evolução desfavorável, com internação e morte por insuficiência cardíaca, associando-se à pressão capilar pulmonar elevada.[21]

À inspeção e palpação do tórax anterior, o *ictus cordis* ou impulso cardíaco apical pode estar deslocado ínfero e lateralmente, extenso, propulsivo, sustentado. Impulsões sistólicas na borda esternal esquerda (BEE) medioinferior (por dilatação do ventrículo direito ou por expansão do átrio esquerdo), impulsões diastólicas BEE inferior (referentes às bulhas extras palpáveis) e impulsões diastólicas BEE alta (por hipertensão pulmonar) são sinais presentes nos pacientes com IC conforme a magnitude do comprometimento de outras câmaras, além do ventrículo esquerdo, e da circulação pulmonar.

À ausculta, o ritmo cardíaco pode ser regular ou irregular, com hipofonese de bulhas. A hiperfonese da segunda bulha é resultante da hipertensão pulmonar. Bulhas extras (terceira e quarta bulhas) podem ser audíveis. A terceira bulha apresenta sensibilidade entre 31 e 73%, especificidade entre 76 e 94%, valor preditivo positivo de 78% e valor preditivo negativo de 92% para FE < 50%,[18] e sua persistência é sinal de mau prognóstico. Sopro de insuficiência mitral secundária à dilatação do ventrículo e/ou átrio esquerdo pode ser audível.

O exame do abdome pode demonstrar hepatomegalia congestiva (fígado aumentado, doloroso, superfície lisa, borda romba), com insuficiência hepática em 20 a 30% dos pacientes com IC aguda (inclusive com icterícia). A macicez móvel é o sinal de ascite de moderado volume em razão do aumento da pressão hidrostática venosa.[15,18,20]

Há escores para o diagnóstico de IC (Framingham, Boston, NHANES, Gothenbrug),[16] o qual deve ser feito por meio da história e do exame físico (sinais e sintomas) e associado a exames complementares (Capítulo 12).

DOENÇA ARTERIAL CORONARIANA

A doença arterial coronariana (DAC) é a principal causa de DCV e pode ser assintomática (isquemia silenciosa) ou apresentar-se como angina estável, angina instável, infarto agudo do miocárdio e morte cardíaca súbita. Sua prevalência é de 7,4% nos homens e de 5,3% nas mulheres, considerando aqueles com pelo menos 20 anos de idade. A taxa de mortalidade ajustada pela idade é maior nos homens e na etnia negra, sendo de 135,3/1.000 nos homens brancos e de 145,4/1.000 nos negros. Nas mulheres as taxas são de 71,2/1.000 nas brancas e de 86,7/1.000 nas negras. A maioria das mortes (77%) ocorre fora do hospital, sendo que 35% daqueles que apresentam algum evento coronariano irão falecer em decorrência daquele evento e 14% dos que apresentam IAM falecerão por essa causa.[22]

As apresentações de isquemia miocárdica, suas definições, quadro clínico e classificações já foram discutidas no Capítulo 2.

Angina Estável

A angina estável apresenta prevalência de 12,2%, em média, na população com pelo menos 20 anos de idade, maior nas mulheres, com taxa de 15,4% contra 13,6% nos homens, considerando aqueles entre 60 e 79 anos de idade.[22] É a manifestação inicial em quase 50% dos pacientes com DAC. Sua fisiopatologia é o desequilíbrio entre oferta e consumo de oxigênio, associado à lesão aterosclerótica obstrutiva de pelo menos 70% das principais artérias coronárias epicárdicas e/ou de pelo menos 50% do tronco da coronária esquerda, resultando em isquemia miocárdica transitória.[23] Os determinantes da oferta de oxigênio ao miocárdio são a PA diastólica na aorta, a duração da diástole e a resistência coronariana. Os determinantes de consumo miocárdio de oxigênio são a frequência cardíaca, a contratilidade e a tensão da parede miocárdica (que depende da pré e da pós-carga).

O exame físico geralmente é normal ou inespecífico. Durante as crises de dor anginosa, o paciente pode apresentar bulhas extras, principalmente a quarta bulha, sopro de insuficiência mitral, nos casos de isquemia do músculo papilar, e sinais de congestão pulmonar, por IC.

Síndromes Coronarianas Agudas (SCA)
Definição e Fisiopatologia

É um conjunto de sinais e sintomas em razão da isquemia miocárdica aguda e inclui a SCA sem supradesnivelamento do segmento ST (SCASSST), a qual inclui angina instável e IAM sem supra, e SCA com supradesnivelamento do segmento ST (SCACSST), ou seja, IAM com onda Q.

A média de idade de pacientes com IAM é de 65,6 anos para os homens e de 72 anos para as mulheres, com uma prevalência maior nos homens, exceto na faixa etária entre 20 e 39 anos. A prevalência é de 3,8% nos homens e 2,3% nas mulheres, atingindo 17,5% em homens e 11% em mulheres com pelo menos 80 anos de idade. Houve um declínio da taxa de SCACSST, que é responsável, atualmente, por 22% de todas as SCA. A cada 40 segundos, um paciente apresenta IAM.[22]

A fisiopatologia das SCA é similar entre os dois grupos, exceto pelo tempo de trombose, pela presença de reperfusão precoce e circulação colateral. A lesão aterosclerótica obstrutiva é menor de 50% em dois terços dos pacientes.[24] A formação de placa inicia-se na adolescência e é precedida por uma faixa gordurosa, um acúmulo de células lipídicas e inflamatórias. Posteriormente, formam-se placas fibrosas com o acúmulo de colágeno e calcificação. A permeabilidade da camada íntima da coronária aumenta, favorecendo a entrada e retenção de lipoproteínas de baixa densidade contendo colesterol na matriz subendotelial. Há migração de leucócitos para a íntima, maturação de monócitos em macrófagos e absorção de lipídios, produzindo células de espuma. O recrutamento de células musculares lisas da camada média para a camada íntima também faz parte do processo aterosclerótico. Mecanismos são responsáveis pela instabilidade da placa, como inflamação sistêmica (citocinas pró-inflamatórias – interleucinas 1 e 6; fator de necrose tumoral; proteína C reativa), estímulos locais, além de alterações funcionais nas artérias epicárdicas e/ou da microcirculação coronariana. Como resultado há fissura ou erosão da placa ou placa lisa com alterações funcionais. As células inflamatórias são representadas principalmente por monócitos, macrófagos e linfócitos. As placas instáveis com atividade inflamatória apresentam fissura nas bordas laterais, com pouco colágeno, capa fibrosa fina e atividade proteolítica extensa. Quando não há inflamação, estresse físico e emocional, com ativação simpática, ou alterações na composição da placa fazem parte da patogenia da fissura da placa. A erosão da placa é mais comum em mulheres, jovens, e ocorre em um terço dos casos de SCA. A disfunção endotelial também contribui para a fissura da placa, por perda de suas funções de vasodilatação, interface não trombogênica, atividade anti-inflamatória, estímulo da fibrinólise e inibição da mitogênese. Com a fissura ou erosão da placa, há exposição da íntima do endotélio, com liberação de substâncias vasoativas e ativação plaquetária, resultando em espasmo e trombose, com alteração da geometria da placa e consequente isquemia miocárdica.[25-27] Portanto, fissura ou erosão da placa aterosclerótica, disfunção endotelial, vasoconstrição e ativação plaquetária fazem parte da fisiopatologia das SCA.

No IAM (SCACSST) há isquemia prolongada, com morte celular. Em 10 a 15 min após a isquemia, há ruptura do sarcolema e anormalidades mitocondriais.[28] Se houver oclusão/reperfusão intermitente, circulação colateral, há redução da lesão isquêmica, com manifestação de SCASSST.

Há outras causas menos frequentes de isquemia miocárdica, como o espasmo da coronária (angina de Prinzmetal) e a disfunção microvascular coronariana (como na síndrome de Takotsubo), assim como causas secundárias de isquemia miocárdica, relacionadas com oferta e demanda de oxigênio para o miocárdio.[23]

Quadro Clínico e Classificação

Os sintomas e as classificações das SCA e o diagnóstico diferencial já foram descritos no Capítulo 2. O exame físico irá depender da magnitude da isquemia miocárdica e sua repercussão. Principalmente na primeira hora do IAM da parede inferior do ventrículo esquerdo, pode haver bradiarritmia e hipotensão por efeito vagal do reflexo de Bezold-Jarisch (Capítulo 1). No IAM anterior, por comprometimento do DC, sinais de IC podem estar presentes. A ausculta de sopros ocorre também em complicações mecânicas, como ruptura dos músculos papilares (sopro de insuficiência mitral), defeito do septo interventricular (Capítulo 9). Outras complicações são infarto do ventrículo direito (com hipotensão, hipertensão venosa, sinal de Kussmaul, ausência de ruídos pulmonares adventícios), pericardite (Capítulo 2), ruptura da parede livre do ventrículo esquerdo (resultando em choque cardiogênico e parada cardíaca), tamponamento cardíaco e complicações elétricas (bradi e taquiarritmias).[29]

Além das classificações de angina descritas no Capítulo 2, há uma classificação para IAM:[28]

- *IAM tipo 1:* espontâneo, causado por aterosclerose com ruptura da placa.
- *IAM tipo 2:* desequilíbrio entre a oferta e demanda de oxigênio miocárdico (inclui vasospasmo e disfunção microvascular).
- *IAM tipo 2 com injúria miocárdica:* relevância da presença ou não de DAC para abordagem e prognóstico.
- *IAM tipo 3:* isquemia miocárdica com morte cardíaca, com alterações eletrocardiográficas, sem identificação por meio de biomarcadores ou por necropsia.
- *IAM tipo 4a:* associado à intervenção coronariana realizada nas últimas 48 horas.
- *IAM tipo 4b:* relacionado com trombose de *stent* coronariano.
- *IAM tipo 5:* relacionado com cirurgia de revascularização do miocárdio nas últimas 48 horas.

HIPERTENSÃO ARTERIAL SISTÊMICA

Hipertensão arterial sistêmica (HAS) é um importante fator de risco para DCV. É definida como níveis sustentados da PA ≥140/90 mmHg, verificados em pelo menos duas ocasiões em condições adequadas por médico ou outro profissional da área da saúde. Também é considerado com HAS aquele indivíduo que faz uso de medicações anti-hipertensivas.[22] O leitor deve consultar o Capítulo 4 sobre epidemiologia da HAS, métodos de verificação da PA e sua classificação.

Quanto à fisiopatologia da HAS primária, é multifatorial, heterogênea e complexa. Os fatores envolvidos na sua patogênese são a genética, a ativação simpática e do sistema renina-angiotensina-aldosterona, o aumento da ingestão de sal, a obesidade, sendo o rim um órgão tanto contribuinte como alvo da HAS. Em indivíduos sensíveis ao sal com disfunção renal, o controle neuro-humoral é anormal e há o aumento da PA por reabsorção renal de sódio e água e aumento do volume circulante. Em indivíduos saudáveis, o aumento da ingestão de sal apresenta efeito insignificante na PA; são resistentes ao sal. Há comportamento anormal vascular, com alterações nas suas propriedades estruturais e na função endotelial, com aumento da resistência vascular, com DC normal ou reduzido. Outra forma de HAS primária é a de alto débito, com hiper-reatividade adrenérgica com estimulação cardíaca, alteração da homeostase do cálcio e diminuição da resistência vascular periférica. Associado a todo este processo, há o fator inflamatório, o qual intensifica a disfunção renal e vascular e contribui para elevação da PA e lesão de órgãos-alvo.[30]

Há história familiar de HAS, com herança estimada entre 35 e 50% dos pacientes hipertensos. Porém, os distúrbios genéticos monogênicos de caráter familiar são raros e explicam somente 3,5% da variância do traço.[30,31]

A HAS secundária, cuja prevalência é de 5 a 15% dos hipertensos, apresenta uma causa identificável que deve ser tratada. Por isto, é necessário um alto índice de suspeição. As características para sua suspeição são pacientes com HAS estágio 2 com menos de 40 anos de idade, início da HAS na infância, HAS resistente, HAS estágio 3, piora da HAS em pacientes previamente controlados, presença de importante lesão de órgãos-alvo, condições clínicas ou bioquímicas de causas endócrinas de HAS, insuficiência renal crônica, apneia obstrutiva do sono e sintomas ou história familiar de feocromocitoma. Medicamentos e outras substâncias também podem ser causa de HAS secundária. As causas genéticas são raras e resultam em reabsorção tubular de sódio, com baixa atividade da renina.[31]

VALVOPATIAS

As valvopatias apresentam uma prevalência entre 1,8 e 2,5% ajustada pela idade, alcançando 13% entre aqueles com mais de 75 anos de idade. Não há diferença entre os sexos. Entre os pacientes desenvolvidos, a principal etiologia é a degenerativa, sendo a estenose aórtica a valvopatia mais frequente e a responsável pela maioria (82,7%) das mortes referentes às valvopatias, cuja taxa anual é de 1,02, ajustada por sexo, considerando-se a etiologia não reumática.[22,32] A etiologia reumática apresenta uma incidência variável, entre 10 a 374/100.000 pessoas (a mais alta no Pacífico e comunidades indígenas australianas e da Nova Zelândia). Sua prevalência é de 5 a 10 casos por 1.000 crianças em idade escolar por meio de triagem clínica. Todavia, essa prevalência é 10 vezes maior por triagem ecocardiográfica. A história natural da cardiopatia valvar reumática em indígenas australianos demostrou que 35% dos pacientes apresentaram sinais e sintomas de valvopatia após 1 ano do episódio de febre reumática aguda, 51% em 5 anos e 61% em 10 anos. A taxa de mortalidade por valvopatia reumática foi de 4,4 por 100.000 habitantes no ano de 2013.[33]

Os dados epidemiológicos, fisiopatologia, quadro clínico e exame físico de cada valvopatia estão descritos no Capítulo 9.

ARRITMIAS CARDÍACAS

Arritmias cardíacas são alterações na geração e/ou condução do ritmo cardíaco, com distúrbios da frequência cardíaca, da origem do impulso elétrico, da regularidade e/ou da sequência de despolarização dos átrios e dos ventrículos. Seus mecanismos eletrofisiológicos são a reentrada, as alterações do automatismo e a atividade deflagrada. A reentrada é o mecanismo mais frequente, no qual o impulso elétrico, após ativar um segmento de tecido, em razão da redução da velocidade de propagação de sua condução por encurtamento do período refratário de uma parte do miocárdio e/ou aumento da trajetória do impulso, retorna e o ativa novamente, já que as fibras cardíacas recuperam sua excitabilidade e são novamente despolarizadas. Para que isto ocorra são necessários disponibilidade de um circuito (com diferentes características eletrofisiológicas e propriedades de condução e refratariedade), bloqueio funcional e/ou anatômico unidirecional em alguma parte do circuito, área de condução lenta e gatilho para seu início. O mecanismo de automatismo anormal ocorre quando os potenciais de repouso das células cardíacas comuns, que não iniciam impulsos, são deslocados para um valor menos negativo, apresentando potencial de ação espontâneo. A atividade deflagrada ocorre quando há oscilações no potencial de membrana originando uma nova atividade elétrica, com pós-despolarizações.[34,35]

As arritmias são classificadas conforme a frequência cardíaca e sua regularidade, assim como de acordo com a duração do complexo QRS (Quadro 10-4).[35,36]

As arritmias cardíacas podem não apresentar manifestações clínicas (quadro assintomático), assim como podem manifestar-se por palpitações, sensação de pausa no coração, dispneia, pré-síncope, síncope (Capítulo 2), poliúria (por aumento do hormônio natriurético atrial nas taquicardias supraventriculares) e até morte cardíaca súbita. Cada arritmia tem sua incidência, epidemiologia, prognóstico e seu diagnóstico é feito por meio do eletrocardiograma convencional ou por Holter ou estudo eletrofisiológico (Capítulo 12), não sendo o objetivo deste capítulo o diagnóstico dessas arritmias. A arritmia mais frequente na prática clínica é a fibrilação atrial, cuja prevalência aumenta com a idade, sendo de 1% naqueles com menos de 55 anos de idade e > 10% naqueles com mais de 80 anos.[37] A hipótese diagnóstica da fibrilação atrial pode ser aventada a partir de dados do exame físico como pulso arterial irregular, ausência de descenso x' no pulso venoso jugular e ritmo cardíaco irregular com variação da fonese de B1 (Capítulos 5, 6 e 8).

As taquicardias de QRS estreito regulares apresentam uma prevalência de 2,29/1.000 indivíduos, com maior risco entre aqueles com idade superior a 65 anos.[38]

Quadro 10-4. Arritmias Cardíacas: Grupos e Tipos

Grupos/causas	Tipos de arritmias
Bradiarritmias por depressão da atividade do nódulo sinoatrial	Disfunção sinusal 1. Alteração atrial difusa (síndrome braditaquicardia) 2. Doença intrínseca do nó sinusal 3. Alterações na junção sinoatrial (bloqueio sinoatrial) 4. Doença extrínseca do NS (hipersensibilidade do seio carotídeo)
Bradiarritmias por bloqueio no sistema de condução	1. Bloqueio atrioventricular (BAV) de 1° grau 2. BAV de 2° grau tipo Mobitz I 3. BAV de 2° grau tipo Mobitz II 4. BAV 2:1 5. BAV avançado 6. BAV 3° grau ou total
Taquicardias de QRS estreito regulares	1. Taquicardia sinusal 2. Taquicardia atrial 3. Taquicardia por reentrada nodal 4. Taquicardia atrioventricular ortodrômica 5. *Flutter* atrial
Taquicardia de QRS estreito irregular	1. Fibrilação atrial 2. *Flutter* atrial com condução atrioventricular variável 3. Taquicardia atrial multifocal 4. Taquicardia sinusal com extrassístoles
Taquicardias de QRS largo (duração do complexo QRS ≥ 120 ms em adultos e > 90 ms em crianças)	1. Taquicardia ventricular 2. Taquicardia supraventricular com bloqueio de ramo prévio 3. Taquicardia supraventriclar com condução aberrante 4. Taquicardia antidrômica

A taquicardia ventricular é uma emergência, responsável por apenas 0,05% das visitas nas unidades de pronto atendimento, porém em unidades de tratamento intensivo, sua incidência é de 2 a 7%. Pré-síncope ou síncope ocorre em 30% dos pacientes com taquicardia ventricular com duração superior a 30 min e/ou com frequência ventricular maior que 200 bpm.[39] Assim, para abordagem do paciente, história de cardiopatia e exame físico com hipotensão, presença de ondas a "em canhão" no pulso venoso jugular e variabilidade da fonese B1 são sinais sugestivos dessa arritmia. Todavia, como já foi afirmado, o diagnóstico é eletrocardiográfico.

A morte cardíaca súbita é definida como morte repentina e inesperada, não autodirigida ou violenta, ocorrendo dentro de uma hora do início dos sintomas ou, quando não testemunhada, ocorrendo em indivíduos assintomáticos 24 horas antes e, presumivelmente, em razão de arritmia cardíaca (taquicardia ou fibrilação ventricular) ou colapso hemodinâmico. É responsável por aproximadamente metade das mortes cardiovasculares e em 25% dos casos é a primeira manifestação das DCV. A DAC é o principal substrato.[40] Nos Estados Unidos, 1 em cada 7,4 indivíduos apresenta morte cardíaca súbita, sem acesso ou sucesso na reanimação cardiopulmonar. A sobrevida com alta hospitalar é variável, entre 3,4 e 22%.[22] Portanto, é imperativo identificar seus fatores de risco para adequada abordagem dos pacientes.

ACIDENTE VASCULAR ENCEFÁLICO

O acidente vascular encefálico (AVE) apresenta uma prevalência de 2,7% em indivíduos com pelo menos 18 anos de idade, sendo a prevalência maior na etnia negra (4,1%). A cada 40 segundos, há um paciente apresentado AVE, que é isquêmico em 87% dos casos, hemorrágico intracerebral em 10% e com hemorragia subaracnoide em 3%. Os fatores de risco são HAS, diabetes melito, dislipidemia, arritmias cardíacas (notadamente a fibrilação atrial), tabagismo, sedentarismo, dieta inadequada, insuficiência renal, apneia obstrutiva do sono, fatores psicossociais. A depressão está associada a 2 vezes o risco de AVE. Há, também, influência da duração do sono, associando-se ao AVE duração ≤ 5-6 horas ou ≥ 8-9 horas por noite. A média de idade da sua apresentação é de 71 anos nos homens e de 75 anos nas mulheres, que apresentam maior risco de AVE. Entre 55 e 75 anos de idade, o risco é de 1 em 5 para as mulheres e de 1 em 6 para os homens, segundo dados dos Estados Unidos.[22] No entanto, o risco global no período de 1990 a 2016 foi semelhante entre os sexos a partir dos 25 anos de idade, risco de aproximadamente 25%, com variação geográfica, com maiores riscos no leste da Ásia, Europa Central e Europa Oriental.[41]

A mortalidade é de um indivíduo a cada 3 min e 45 segundos, maior nas mulheres (58%). O AVE é a 5ª causa de morte, quando considerado separadamente de outras DCV, atrás das doenças cardíacas, câncer, doença crônicas das vias respiratórias inferiores e de lesões não intencionais. A morte por AVE ocorre em 62% dos casos fora do hospital.

AVE é definido como episódio de disfunção neurológica aguda persistindo ≥ 24 horas ou até a morte, presumivelmente causada por isquemia ou hemorragia. Ataque isquêmico transitório é um episódio transitório de disfunção neurológica no cérebro, medula espinhal ou isquemia retiniana sem infarto agudo, e está classificado nas doenças cerebrovasculares.[42] O diagnóstico de AVE é realizado pela combinação da história clínica, exame físico e exames de imagem. Entre os sintomas relatados, o início agudo dos sintomas é o mais prevalente (96%), com sensação de astenia de braço (63%), perna (54%). Parestesia e cefaleia são menos frequentes. Ao exame físico, os achados mais comuns são paresia/plegia unilateral (prevalência de 69%) e distúrbio da fala (disfasia/disartria – 57%). A marcha hemiplégica ou hemiparética apresenta uma prevalência de 53% e uma excelente concordância entre examinadores. Outros sinais são vômitos, tontura, paresia facial, anormalidades do movimento dos olhos.[43] Pode ocorrer alteração do nível de consciência. O exame físico (p. ex., com pulso arterial irregular, alterações do impulso cardíaco apical, sopros) contribui para identificar o mecanismo do AVE.[42]

INSUFICIÊNCIA ARTERIAL PERIFÉRICA E ANEURISMA DE AORTA

A insuficiência arterial periférica apresenta uma prevalência de 5,5% em indivíduos com pelo menos 40 anos de idade, atingindo 22,7% naqueles com idade ≥ 80 anos, com taxas similares entre homens e mulheres. Um quarto dos pacientes com IAP apresenta sua forma grave. A mortalidade ajustada pela idade é de 15,5/100.000, e é maior entre os de etnia negra. Cerca de 10% dos pacientes apresentam claudicação intermitente, 50% apresentam dor ao caminhar, sem impedir a caminhada, e 40% são assintomáticos.[22]

O aneurisma de aorta apresenta uma prevalência maior nos homens, sendo a taxa de 1,3% entre as idades de 45 e 54 anos e de 12,5% entre as idades de 75 e 84 anos contra 0 e 5,2%, respectivamente, nas mulheres. Há um aumento anual de 2,21 mm, maior nos tabagistas. A ruptura de pequenos aneurismas (com diâmetro até 5,4 mm) ocorre entre 0,71 a 11,03/1.000 indivíduos por ano. A taxa de mortalidade é de 2,7/100.000.[22]

A história clínica, o exame físico, a classificação das vasculopatias foram discutidas no Capítulo 5.

TROMBOEMBOLISMO VENOSO

A incidência de tromboembolismo venoso (trombose venosa profunda e embolismo pulmonar) é subestimada, com taxas anuais de 1,4 a 2,2/1000 indivíduos ≥ 45 anos, sem diferença quanto à etnia. Há um aumento de sua prevalência com a idade e em pacientes com mutação genética do fator V de Leiden. Os fatores de risco em 50% das vezes são imobilização prolongada, trauma/fratura, cirurgia, uso de cateter venoso ou outro dispositivo venoso, hospitalização em um período nos últimos 3 meses. Em 20% das vezes, o fator é o câncer. Nas mulheres, os fatores são uso de contraceptivo ou terapia de reposição hormonal com estrogênio, gestação (risco de 5 vezes) e período pós-parto. A mortalidade em um ano é de 23%. Entre os pacientes que faleceram em razão de tromboembolismo venoso, 7% foram diagnosticados com trombose venosa profunda antes da morte e 34% com tromboembolismo pulmonar. Do restante (59%), não houve o diagnóstico prévio ao falecimento.[22] O leitor deverá consultar o Capítulo 5, em que há dados sobre anamnese e exame físico referente a esse tema.

REFERÊNCIAS BIBLIOGRÁFICAS

1. World Health Organization. http://www.who.int/cardiovascular_diseases/world-heart-day/en/ (Acesso em 26 de outubro de 2018).
2. World Health Organization - Noncommunicable Diseases (NCD) Country Profiles, 2018. http://www.who.int/countries/bra/en/ (Acesso em 26 de outubro de 2018).
3. Ponikowski P, Voors AA, Anker SD *et al.* 2016 ESC Guidelines for the diagnosis and treatment of acute and chronic heart failure: The Task Force for the diagnosis and treatment of acute and chronic heart failure of the European Society of Cardiology. *Eur Heart J.* 2016;37:2129-220.
4. Guha K, McDonagh T. Epidemiology of heart failure. In: Camm JA, LüscherTF, Maurer, Serruys PW. *ESC CardioMed*, 3rd ed. Oxford, UK: Oxford University Press, 2018. p. 1-10.
5. Dharmarajan K, Rich MW. Epidemiology, pathophysiology, and prognosis of heart failure in older adults. *Heart Fail Clin.* 2017;13:417-26.
6. Bloom MW, Greenberg B, Jaarsma T *et al.* Heart failure with reduced ejection fraction. *Nat Rev Dis Primers.* 2017;3:17058.
7. Mann DL. Management of patients with heart failure with reduced ejection fraction. In: Zipes DL, Libby P, Bonow RO *et al.* (Eds.). *Braunwald's Heart Disease,* 11th ed. Philadelphia: Saunders Elsevier, 2019. p. 490-522.
8. Martin CA, Lambiase PD. Pathophysiology, diagnosis and treatment of tachycardiomyopathy. *Heart.* 2017;103:1543-52.
9. Hasenfuss G, Mann DL. Pathophysiology of heart failure. In: Zipes DL, Libby P, Bonow RO *et al.* (Eds.). *Braunwald's Heart Disease,* 11th ed. Philadelphia: Saunders Elsevier, 2019. p. 442-61.
10. Kemp CD, Conte JV. The pathophysiology of heart failure. *Cardiovascular Pathology.* 2012;21:365-71.
11. Rogers C, Bush N. Heart failure: pathophysiology, diagnosis, medical treatment guidelines, and nursing management. *Nurs Clin North Am.* 2015;50:787-99.
12. Zhang Y, Bauersachs J, Langer HF. Immune mechanisms in heart failure. *Eur J Heart Fail.* 2017;19:1379-89.
13. Zile MR, Litwin SE. Heart failure wit a preserved ejection fraction. In: Zipes DL, Libby P, Bonow RO *et al.* (Eds.). *Braunwald's Heart Disease,* 11th ed. Philadelphia: Saunders Elsevier, 2019. p. 523-42.
14. Yancy CW, Jessup M, Bozkurt B *et al.* 2013 ACCF/AHA guideline for the management of heart failure: executive summary: a report of the American College of Cardiology Foundation/American Heart Association Task Force on practice guidelines. *Circulation.* 2013;128:1810-52.
15. Felker GM, Teerlink JR. Diagnosis and management of acute heart failure. In: Zipes DL, Libby P, Bonow RO *et al.* (Eds.). *Braunwald's Heart Disease,* 11th ed. Philadelphia: Saunders Elsevier, 2019. p. 462-89.
16. Jhund P. Chronic heart failure diagnosis: symptoms, signs, and the ECG. In: Camm JA, LüscherTF, Maurer, Serruys PW. *ESC CardioMed,* 3rd ed. Oxford, UK: Oxford University Press, 2018. p. 1-16.
17. Thibodeau JT, Turer AT, Gualano SK *et al.* Characterization of a novel symptom of advanced heart failure: bendopnea. *JACC Heart Fail.* 2014; 2:24-31.
18. Fang JC, O'Gara PT. History and physical examination: an evidence-based approach. In: Zipes DL, Libby P, Bonow RO *et al.* (Eds.). *Braunwald's Heart Disease,* 11th ed. Philadelphia: Saunders Elsevier, 2019. p. 83-101.
19. Bohadana A, Izbicki G, Kraman SS. Fundamentals of lung auscultation. *N Engl J Med.* 2014;370:744-51.
20. Harjola VP, Mullens W, Banaszewski M *et al.* Organ dysfunction, injury and failure in acute heart failure: from pathophysiology to diagnosis and management. A review on behalf of the Acute Heart Failure Committee of the Heart Failure Association (HFA) of the European Society of Cardiology (ESC). *Eur J Heart Fail.* 2017;19:821-36.
21. Drazner MH, Hellkamp AS, Leier CV *et al.* Value of clinician assessment of hemodynamics in advanced heart failure: the ESCAPE trial. *Circ Heart Fail.* 2008;1:170-77.
22. Benjamin EJ, Virani SS, Callaway CW *et al.* Heart Disease and Stroke Statistics-2018 Update: A Report From the American Heart Association. *Circulation.* 2018;137:e67-e492.
23. Montalescot G, Sechtem U, Achenbach S *et al.* 2013 ESC Guidelines on the management of stable coronary artery disease: the Task Force on the management of stable coronary artery disease of the European Society of Cardiology. *Eur Heart J.* 2013;34:2949-3003.
24. Ambrose JA, Tannenbaum MA, Alexopoulos D *et al.* Angiographic progression of coronary artery disease and the development of myocardial infarction. *J Am Coll Cardiol.* 1988;12:56-62.

25. Casscells W, Naghavi M, Willerson JT. Vulnerable atherosclerotic plaque: a multifocal disease. *Circulation.* 2003;107:2072-5.
26. Libby P, Ridker PM, Hansson GK. Progress and challenges in translating the biology of atherosclerosis. *Nature.* 2011;473:317-25.
27. Liuzzo G, Pedicino D, Crea F. Pathophysiology of acute coronary syndromes. In: Camm JA, LüscherTF, Maurer, Serruys PW. *ESC CardioMed,* 3rd ed. Oxford, UK: Oxford University Press, 2018. p. 1-18.
28. Thygesen K, Alpert JS, Jaffe AS *et al.* Fourth Universal Definition of Myocardial Infarction (2018). *Circulation.* 2018;138:e618-e651.
29. Ryan TJ, Anderson JL, Antman EM *et al.* ACC/AHA guidelines for the management of patients with acute myocardial infarction. A report of the American College of Cardiology/American Heart Association Task Force on Practice Guidelines (Committee on Management of Acute Myocardial Infarction). *J Am Coll Cardiol.* 1996;28:1328-428.
30. Hamrahian SM, Talavera F, Aranoff GA. Pathophysiology of hypertension. https://emedicine.medscape.com/article/1937383-overview (Acesso em 24 de agosto de 2018).
31. Williams B, Mancia G, Spiering W *et al*; ESC Scientific Document Group; 2018 ESC/ESH Guidelines for the management of arterial hypertension. *Eur Heart J.* 2018;39:3021-104.
32. Iung B, Kappetein P. Valvular heart disease. Introduction and general comments. In: Camm JA, LüscherTF, Maurer, Serruys PW. *ESC CardioMed,* 3rd ed. Oxford, UK: Oxford University Press, 2018. p. 1-39.
33. Coffey S, Cairns BJ, Iung B. The modern epidemiology of heart valve disease. *Heart.* 2016; 102:75-85.
34. Josephson ME. *Clinical cardiac electrophysiology: techniques and interpretations,* 3rd ed, Lippincott Williams & Wilkins, 2002. p. 1-610.
35. Gaztañaga L, Marchlinski FE, Betensky BP. Mechanisms of cardiac arrhythmias. *Rev Esp Cardiol.* 2012;65:174-85.
36. Silva RMFL. Arritmias cardíacas. In: Bacarrini MT, Starling SV (Eds). Pires MTC, Starling SV. Erazo. *Manual de urgências em pronto-socorro,* 11. ed. Rio de Janeiro: Guanabara Koogan, 2017. p.727-59.
37. Ko D, Benjamin E. Atrial fibrillation. Epidemiology. In: Camm JA, LüscherTF, Maurer, Serruys PW. *ESC CardioMed,* 3rd ed. Oxford, UK: Oxford University Press, 2018. p. 1-21.
38. Page RL, Joglar JA, Caldwell MA *et al.* 2015 ACC/AHA/HRS Guideline for the Management of Adult Patients With Supraventricular Tachycardia: A Report of the American College of Cardiology/American Heart Association Task Force on Clinical Practice Guidelines and the Heart Rhythm Society. *J Am Coll Cardiol.* 2016;67:e27-e115.
39. Dresen WF, Ferguson JD. Ventricular Arrhythmias. *Cardiol Clin.* 2018;36:129-139.
40. Al-Khatib SM, Stevenson WG, Ackerman MJ *et al.* 2017 AHA/ACC/HRS Guideline for Management of Patients with Ventricular Arrhythmias and the Prevention of Sudden Cardiac Death. *Circulation.* 2018;138:e272-e391.
41. GBD 2016 Lifetime Risk of Stroke Collaborators. Global, Regional, and Country-Specific Lifetime Risks of Stroke, 1990 and 2016. *N Engl J Med.* 2018;379:2429-37.
42. Sacco RL, Kasner SE, Broderick JP *et al.* An updated definition of stroke for the 21st century: a statement for healthcare professionals from the American Heart Association/American Stroke Association. *Stroke.* 2013;44:2064-89.
43. Yew K, Cheng EM. Diagnosis of acute stroke. *Am Fam Physician.* 2015;91:528-36.

11 PRINCIPAIS MÉTODOS DIAGNÓSTICOS COMPLEMENTARES EM ANGIOLOGIA

João Batista Vieira de Carvalho
Matheus Resende Marciano Rosa
Marcus Odilon Andrade Baldim
Jean Amaral Horta
Eduardo Pereira Nascimento
Amanda Campos Damasceno
Camila Vieira de Carvalho Pereira Reis

INTRODUÇÃO

O diagnóstico das doenças vasculares periféricas é quase sempre clínico e, em 90% dos casos, pode ser firmado por meio da anamnese e do exame físico. Os exames diagnósticos complementares são indicados para esclarecer detalhes importantes que subsidiem o tratamento clínico ou cirúrgico. A propedêutica armada deve ser direcionada primeiramente para os métodos não invasivos. O Doppler de ondas contínuas (Dopplerfluxômetro) fornece dados importantes. A imagem obtida pelo eco-Doppler colorido (*duplex scan* ou *triplex scan*) tem sido a principal ferramenta diagnóstica auxiliar no estudo das vasculopatias. É importante considerar que nenhum método diagnóstico é capaz de fornecer isoladamente informações completas e necessárias ao entendimento da fisiopatologia das vasculopatias. É necessário combinar vários testes para fazer avaliações anatômicas e funcionais. A habilidade em conduzir uma abordagem apropriada utilizando diferentes métodos de avaliação para fundamentar um diagnóstico correto e obter as informações necessárias para as decisões clínicas depende do conhecimento das capacidades e limitações dos exames. A seguir serão descritos os principais métodos diagnósticos auxiliares.

ULTRASSOM COM DOPPLER

Foi Christian Doppler quem formulou o princípio da modificação da frequência vibratória associada ao movimento relativo. Na ultrassonografia vascular, este efeito, que ficou conhecido como efeito Doppler, é aplicado na mudança da frequência causada pela velocidade dos elementos do sangue. Trata-se de um método de imagem importante em propedêutica e de grande auxílio no tratamento das patologias vasculares. Apresenta uma boa relação custo-benefício, não é invasivo e permite o estudo de imagens em tempo real. Apresenta como limitação ser examinador-dependente.

A ultrassonografia permite a obtenção de imagens em tempo real pela passagem e reflexão do feixe ultrassônico nos tecidos que apresentam diferentes densidades. O som é o resultado da propagação de vibrações por meio de alguma matéria, vibrações estas que podem ser atenuadas, dispersadas ou refletidas, dependendo do meio em que se propagam. São caracterizadas como ultrassom as ondas sonoras emitidas com oscilações acima de 20.000 ciclos por segundo, ondas não perceptíveis ao ouvido humano. Na medicina, a ultrassonografia utilizada emite oscilações acima de 2 a 10 milhões de ciclos por segundo.

O aparelho de ultrassom tem um transdutor (sonda) que é capaz de emitir e captar energia sonora simultaneamente. A superfície do transdutor é composta por cristais com propriedades piezoelétricas que permitem transformar corrente elétrica em ultrassom, captar os ecos sonoros refletidos pelos diversos tecidos e gerar corrente elétrica.[1,2]

A formação da imagem se baseia no tempo gasto entre a emissão do pulso e a recepção do eco. Quanto maior o tempo gasto para a recepção do eco de um tecido, mais longe da superfície da imagem ele é visualizado no monitor e, portanto, maior a profundidade.

Diferentes transdutores podem ser usados na avaliação vascular. Os vasos mais profundos devem ser avaliados com sondas que atuem em frequências menores (2 a 3 MHz), tornando possível uma melhor imagem em profundidade, como em pacientes obesos, e na avaliação do eixo aortoilíaco.[2-3]

Com o efeito Doppler, os ecos de retorno de estruturas em movimento (hemácias) podem ser codificados em cores, permitindo uma avaliação importante do fluxo sanguíneo. O ultrassom identifica o fluxo que se aproxima e o que se distancia do transdutor. A cor em um vaso é regida pelo efeito Doppler e, para fins didáticos, foi padronizada a cor vermelha para o fluxo que vai ao encontro do transdutor e a cor azul (sentido oposto) para o fluxo que se afasta do transdutor. Sendo o fluxo laminar arterial representado na cor vermelha, o fluxo turbilhonado presente em segmentos localizados após lesão estenótica é identificado como um mosaico, representando variações da direção do fluxo sanguíneo. Matematicamente, o efeito Doppler é definido pela fórmula: $fD = 2 \times v \times \times fe/C \times cosseno\ \theta$, sendo fD a diferença entre a frequência recebida e a frequência emitida; fe a frequência emitida; v é a velocidade do fluxo sanguíneo e C a velocidade de propagação do som no tecido.[1-3]

O conhecimento da fórmula matemática do efeito Doppler tem importância, uma vez que, se analisado o fluxo por um ângulo de incidência em 90° (cosseno = 0), não haverá variação de frequência e, por sua vez, não haverá informação a ser processada. Para uma ideal avaliação do fluxo, recomenda-se um ângulo de incidência de 30 a 60° e um posicionamento do cursor paralelamente ao sentido do fluxo sanguíneo e a parede do vaso.

O *duplex scan arterial* tem sido importante alternativa à arteriografia, pois dispensa uso do contraste, fornece importantes dados anatômicos, exceto no terço distal de coxa (local no qual o exame apresenta certa limitação técnica) e em hemodinâmicos do leito arterial, como na análise do gradiente de velocidade em estenoses.

Dentre outras diversas aplicações práticas do *duplex scan* arterial ou venoso, no dia a dia do cirurgião vascular estão:[4-6]

- Guiar punções vasculares (torna possível a fácil identificação de artérias e veias; auxilia na escolha do melhor sítio de punção ao realizar diagnóstico de trombose venosa central).
- Diagnóstico de trombose venosa profunda (TVP) (visualização direta ou indireta de trombose).
- Mapeamento venoso (para uso como enxerto em revascularizações e no pré-operatório de varicectomia de membros inferiores).
- Rastreamento da doença carotídea (identificação de placas, estenoses ou obstrução do fluxo carotídeo).
- Diagnóstico de formações vasculares aneurismáticas (mensuração do diâmetro dos vasos).
- Identificar lesões ou estenoses arteriais passíveis de tratamento endovascular (diminuindo os riscos inerentes de uma possível arteriografia pré-operatória).
- Adjuvante no tratamento endovascular no segmento femoropoplíteo, guiando punções e obtendo informações hemodinâmicas que permitem a realização de angioplastia.

O feixe de ultrassom é gerado por um cristal piezoelétrico, e o feixe refletido é captado por outro cristal semelhante, sendo que este feixe já estará com frequência alterada pelo movimento das partículas do sangue. Quanto maior a velocidade dos elementos do sangue, maior será a diferença de frequência e maior a frequência do som audível. O som audível é resultante da diferença entre a frequência do feixe emitido e do refletido.

O estetoscópio Doppler ultrassom, pequeno aparelho portátil usado na prática clínica, é de ondas contínuas, de preferência de baixa frequência, 2 a 10 MHz. As frequências mais baixas têm maior poder de penetração no tecido, prestando-se bem ao estudo dos vasos mais profundos com boa resolução tanto para artérias como para veias. Seu uso se restringe a auscultar os padrões de velocidade do sangue e as medidas das pressões arteriais.

A tomada das pressões ao longo do eixo arterial do membro estudado é o aspecto mais útil do exame, sendo o mais importante parâmetro no exame não invasivo com o Doppler. A técnica consiste em posicionar o transdutor na pele (a conexão com a pele é feita com gel acústico) sobre a projeção do vaso a ser estudado, com inclinação de 60°.[4-6]

Para o exame dos membros inferiores, o paciente é colocado em decúbito dorsal horizontal e o transdutor é colocado sobre a topografia das principais artérias. Quando o fluxo arterial é normal, o som obtido é trifásico, sendo os componentes da curva formados pelo ciclo cardíaco. Artérias em regiões distais à obstrução, nas quais o fluxo decorre do reenchimento por vasos colaterais, apresentam curva monofásica. Entre os dois extremos, ocorrem vários padrões morfológicos.

A medida da pressão nos membros inferiores tornou-se parte inicial da avaliação de pacientes com suspeita de doenças arteriais periféricas. O valor das pressões nas artérias dos membros inferiores de um paciente normal em decúbito dorsal é ligeiramente superior ao obtido na artéria braquial. Para medir a pressão, utiliza-se um esfigmomanômetro ajustado abaixo do joelho e um aparelho Doppler para detecção da pressão sistólica da artéria tibial posterior ou dorsal do pé em cada membro, com o paciente em decúbito dorsal. As medidas são então divididas pela medida da pressão sistólica da artéria braquial (medida com esfigmomanômetro no braço do paciente e um Doppler na artéria braquial), obtendo o índice tornozelo-braço (ITB) (usa-se a maior medida de cada membro inferior e a maior medida da artéria braquial, seja esquerda ou direita). Portanto o índice tornozelo-braço: ITB = maior pressão no membro inferior ÷ maior pressão no membro superior.

O valor normal fica em torno de 0,9. O ITB nos dá consideráveis informações, como:

- ITB reduzido em pacientes sintomáticos confirma a presença de oclusão hemodinamicamente significativa entre o coração e o membro inferior (confirma doença arterial periférica).
- Detecta doença arterial periférica em pacientes assintomáticos.
- É usado no diagnóstico diferencial para apurar causas arteriais em sintomas nos membros inferiores.
- Identifica paciente com redução da função do membro.
- ITB menor que 0,9 é um forte preditor de risco de futuros eventos cardiovasculares.
- ITB reduzido está diretamente associado à doença aterosclerótica coronariana e carotídea.[3-6]

Em alguns pacientes com diabetes, insuficiência renal e outras doenças que causam calcificação vascular, as artérias dos membros inferiores podem se tornar incompressíveis. Isso leva à falsa elevação da pressão nos membros. Esses pacientes habitualmente apresentam ITB > 1,4 e o sinal do Doppler ainda pode ser obtido mesmo com pressões em torno de 300 mmHg. Nesses pacientes, testes não invasivos adicionais devem ser realizados para avaliação da doença arterial periférica.

O ITB deve ser realizado em todo paciente com sintomas de insuficiência arterial nos membros inferiores, todo paciente entre 50 e 69 anos de idade com fatores de risco cardiovasculares (particularmente diabetes e tabagismo) e em paciente acima de 70 anos de idade.

A Dopplerfluxometria fornece dados importantes no diagnóstico das vasculopatias, mas os achados sempre devem ser associados à história e ao exame físico. O método é não invasivo e transcutâneo e possibilita o estudo de estruturas vasculares e do fluxo sanguíneo. O efeito Doppler torna possível determinar a direção e a velocidade do sangue circulante. Pode ser adicionada cor aos dados recebidos pelo transdutor para indicar a direção do sangue circulante. No Doppler de fluxo colorido, o fluxo sanguíneo na direção do transdutor é mostrado como vermelho, e o fluxo sanguíneo que se afasta do transdutor, como azul. Esse código de cores não pode ser confundido com fluxo sanguíneo arterial *versus* venoso, pois, nesse caso, indica a direção do fluxo sanguíneo em relação ao transdutor e não a fonte deste fluxo. Com o uso da técnica de fluxo colorido, áreas de estenose, alterações de fluxo ou formação de placas podem ser detectadas dentro de um vaso. Aneurismas, trombose venosa profunda e malformações vasculares podem ser demonstrados com o eco-Doppler colorido.[2-6]

A Dopplerfluxometria com o Doppler de ondas contínuas é utilizada na rotina clínica e no exame vascular e é fundamental na avaliação inicial do paciente (Fig. 11-1).

Existem dois tipos de aparelhos que empregam o princípio do efeito Doppler:

- Doppler de onda pulsátil, o qual utiliza transdutor com apenas um cristal que emite e recebe alternadamente o feixe ultrassônico.

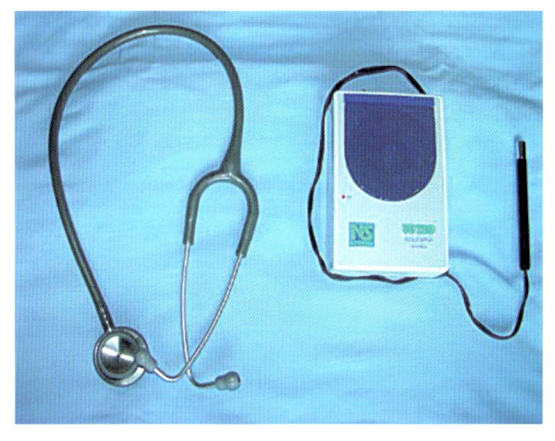

Fig. 11-1. Estetoscópio e aparelho de Dopplerfluxometria de ondas contínuas.

- Doppler de onda contínua, com dois tipos: o direcional e o não direcional. Sua frequência fica entre 5 e 10 MHz. A frequência mais baixa tem maior poder de penetração nos tecidos, sendo, por isso, usada para estudo dos vasos mais profundos, como femorais e poplíteos. A frequência mais alta tem menor poder de penetração, mas melhor definição, sendo usada para vasos distais dos membros.[6-9]

Ultrassom Doppler na Avaliação Venosa

Avalia-se no sistema venoso a oclusão ou perviedade/patência da veia, a localização de perfurantes insuficientes, a competência de válvulas e se há fístulas arteriovenosas. Apenas as veias mais superficiais podem ser exploradas pelo Dopplerfluxômetro de ondas contínuas, uma vez que a interposição de tecidos, sejam gordurosos ou musculares, interfere na intensidade e na qualidade do som, dificultando sua interpretação. O som venoso assemelha-se a "uma ventania" e varia com os movimentos respiratórios (fásico). No membro inferior aumenta de intensidade na expiração e diminui na inspiração ou com manobras de Valsalva. No membro superior ocorre o oposto. Examina-se os sinais do Doppler nas veias femoral comum, medial à artéria femoral, femoral superficial, poplítea, tibiais posteriores e tibiais anteriores. Por meio de registro gráfico ou pela cor pode-se caracterizar o padrão da onda e correlacionar com alterações anatômicas e funcionais (Figs. 11-2 a 11-4).

No membro superior são estudadas as veias superficiais (cefálica, basílica e tributárias) e as veias profundas (as veias braquiais, axilar e subclávia). No pescoço podem ser estudadas as veias jugulares interna, externa e subclávia supraclavicular.

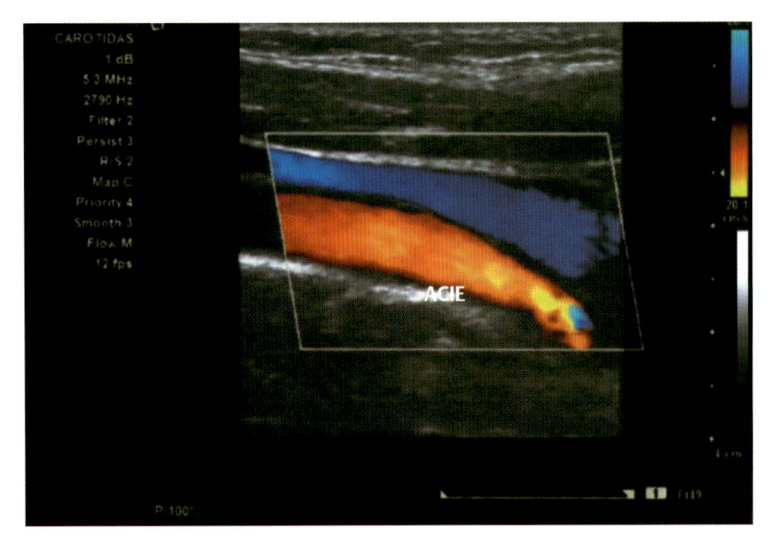

Fig. 11-2. Fluxo venoso normal.

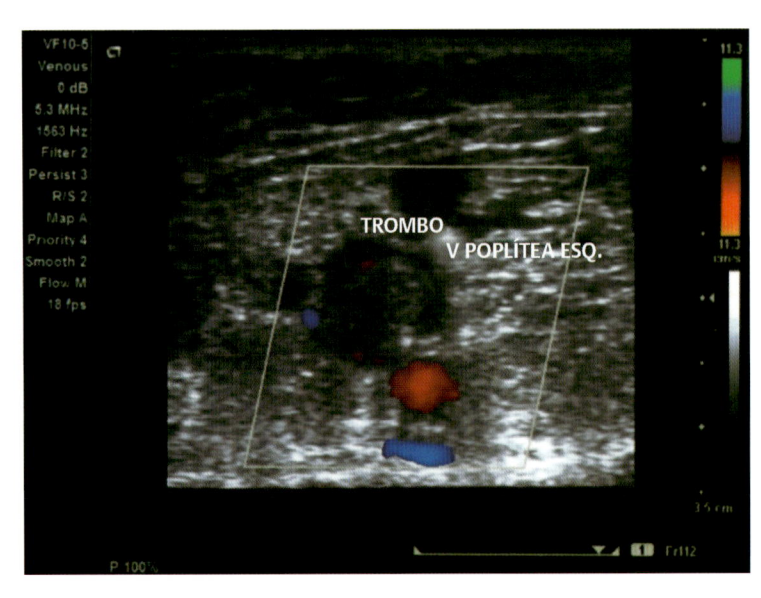

Fig. 11-3. Ausência de fluxo por trombose venosa oclusiva aguda de veia poplítea.

PRINCIPAIS MÉTODOS DIAGNÓSTICOS COMPLEMENTARES EM ANGIOLOGIA

A veia examinada não é colapsada quando é feita compressão pelo transdutor nas tromboses superficiais ou profundas. Pode haver fluxo parcial ou nulo, correlacionando-se com obstrução parcial ou total. O trombo recente apresenta-se hipoecoico ou anecoico. Com o passar dos dias, vai tornando-se hiperecogênico. Com a recanalização da veia obstruída observa-se irregularidade intimal e parietal com fixação e destruição das válvulas venosas e refluxo valvar (Figs. 11-4 e 11-5).[7-9]

Ultrassom Doppler na Avaliação Arterial

Uma das aplicações do Doppler é na avaliação do paciente arteriopata. A Dopplerfluxometria torna possível o estudo dos sons, o registro gráfico das ondas de pulso, a medida da pressão sistólica isolada, da pressão de diferentes segmentos dos membros superiores e inferiores e da pressão sistólica peniana. Fornece também dados para a determinação de vários índices de pressão. Além disso, é possível o estudo da circulação cerebral de maneira não invasiva.

As pressões de repouso devem ser avaliadas após o paciente ter permanecido em repouso por, pelo menos, 15 min. Faz parte do exame a medida de pressões no eixo arterial do membro estudado. Essa medida de pressões é um dos parâmetros mais importantes no exame não invasivo do sistema arterial dos membros. Torna possível quantificar a isquemia, baseando-se na determinação do índice de pressão tornozelo-braço (índice de pressão supramaleolar ou isquêmica).[6]

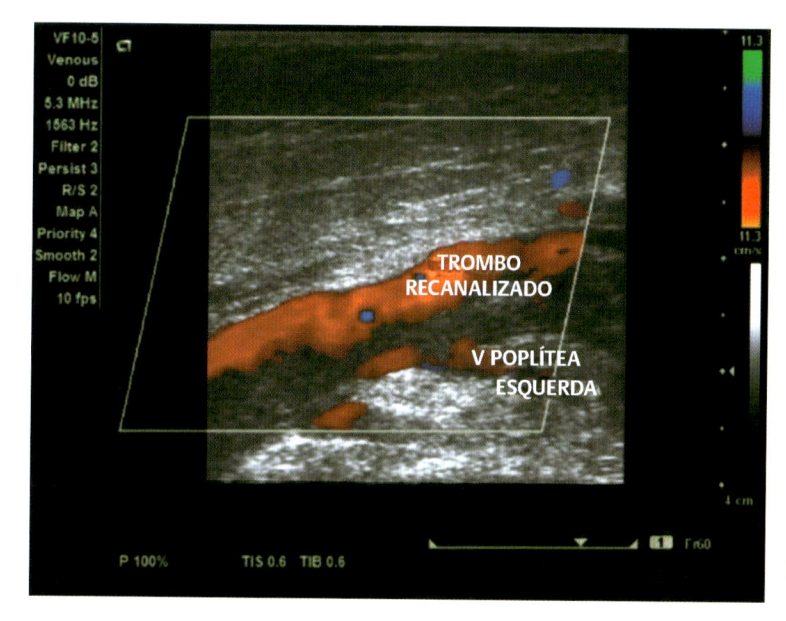

Fig. 11-4. Fluxo em veia poplítea recanalizada por trombo.

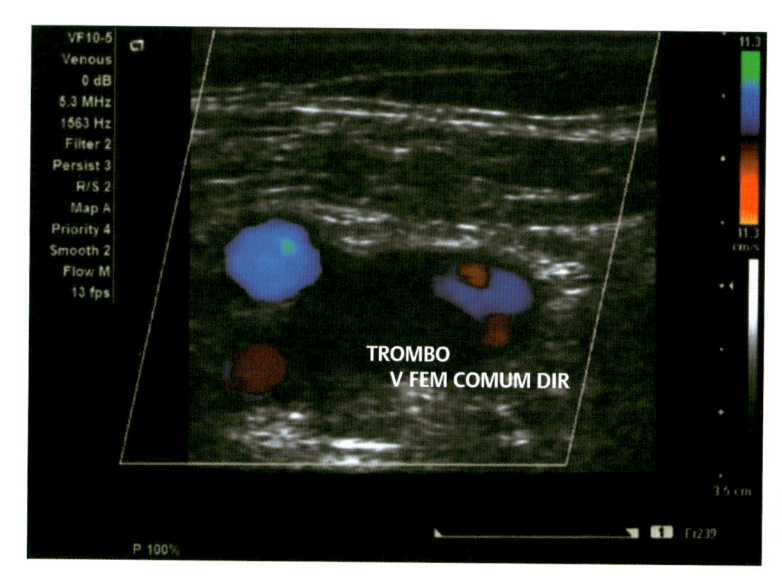

Fig. 11-5. Ultrassonografia demonstrando trombose venosa femoral aguda.

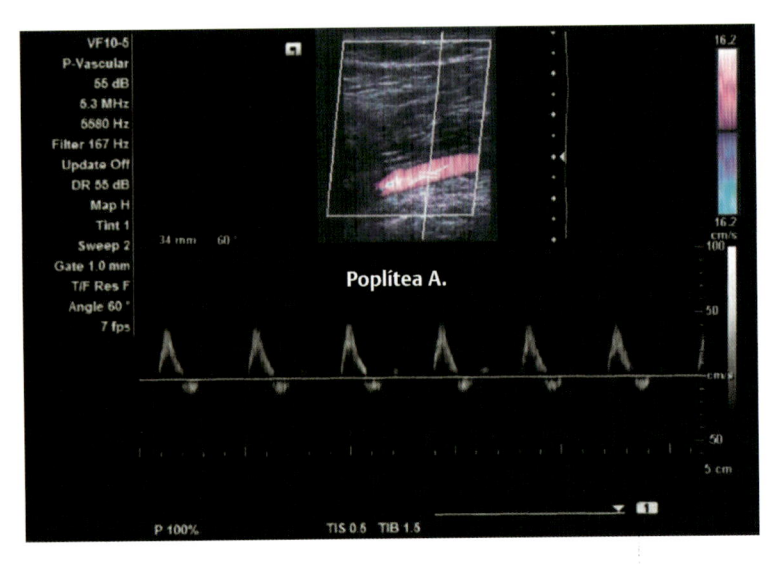

Fig. 11-6. Fluxo trifásico em artéria poplítea.

Medidas de pressões de tornozelo são realizadas utilizando o detector de velocidade de fluxo Doppler e um esfigmomanômetro com manguito colocado proximal ao maléolo. O transdutor é posicionado sobre a pele na projeção do vaso a ser examinado. São realizadas as medidas em topografia de artéria tibial posterior ao nível do tornozelo ou em topografia de artéria dorsal do pé. O índice é obtido dividindo-se o valor da pressão sistólica obtido nas topografias de artérias dorsal do pé ou tibial posterior pelo valor encontrado de pressão sistólica na artéria braquial. Esse parâmetro tem grande valor na avaliação e acompanhamento dos pacientes arteriais. O valor normal varia de 0,9 a 1,2. Níveis abaixo de 0,9 são indicativos de estenose ou oclusão.

Não menos importante é a relação entre a pressão do terço proximal da coxa e a pressão braquial (índice coxa/braço), que normalmente é superior a 1,2. Quando está entre 0,8 e 1,2 é indicativo de estenose no segmento aortoilíaco; abaixo de 0,8 é indicativo de oclusão. Também podem ser realizadas medidas de pressões segmentares, que consistem na medida da pressão arterial em diversos segmentos dos membros. É de grande importância para avaliação de oclusão nos segmentos aortoilíaco, femoropoplíteo e nas artérias mais distais. As pressões dos membros inferiores podem ser avaliadas em quatro níveis: (1) abaixo do joelho, (2) no tornozelo, (3) acima do joelho e (4) no terço proximal da coxa.

Na medida das pressões segmentares, gradientes maiores que 30 mmHg entre dois segmentos indicam estenose ou oclusão significativa no segmento arterial avaliado. Valores entre 20 e 30 mmHg são duvidosos, e os menores que estes não são significativos. Gradientes normais em membros com oclusão arterial indicam estenoses que não são hemodinamicamente significativas.

A pressão sistólica do pênis pode ser aferida em pacientes com disfunção erétil. É valiosa na identificação da impotência de origem vascular e na avaliação da circulação pélvica em pacientes com lesão aterosclerótica do segmento aortoilíaco. Para tal, deve-se usar manguito de 2,5 a 3 cm de diâmetro e Doppler contínuo ou pletismógrafo. O valor normal do índice pênis/braço fica acima de 0,8.[3-6]

A análise das curvas de velocidade de fluxo é realizada com o Doppler de onda contínua direcional e com registro gráfico, obtendo-se traçados de curvas de velocidade do fluxo arterial, sendo a morfologia trifásica a normal. Na curva trifásica, cada fase tem um significado fisiológico. A primeira fase é uma onda de grande amplitude, causada pela sístole do ventrículo esquerdo, que proporciona velocidade ao sangue. Quando a onda alcança a linha de velocidade zero, inicia-se a segunda fase da curva, negativa, indicando que o sangue reverte no vaso com a diástole. Ainda na diástole, o fluxo se torna anterógrado, originando a terceira fase, positiva. A primeira fase tem amplitude maior que a segunda e a terceira. Essas fases são distinguíveis pelo sinal de áudio ou pelo registro gráfico (Fig. 11-6).[3]

Obstruções nos diversos segmentos arteriais causam modificações no contorno da curva ou fazem desaparecer a segunda fase. Em estenoses acentuadas, ao se examinar uma artéria em região distal à oclusão, na qual o fluxo é constituído por colaterais, observamos que os movimentos de subida e descida da primeira fase da curva diminuem muito e se tornam arredondados; por isso desaparecem a segunda e a terceira fase. É a chamada curva monofásica. A velocidade alta, causada por uma estenose, pode dar origem a altas frequências provocando o desaparecimento da segunda fase de fluxo reverso, dando origem à curva bifásica. A onda bifásica também se associa com territórios de fluxo de baixa resistência como o traçado obtido na topografia de artérias carótidas comum e interna (Figs. 11-7 e 11-8).[8-11] Na carótida externa, o

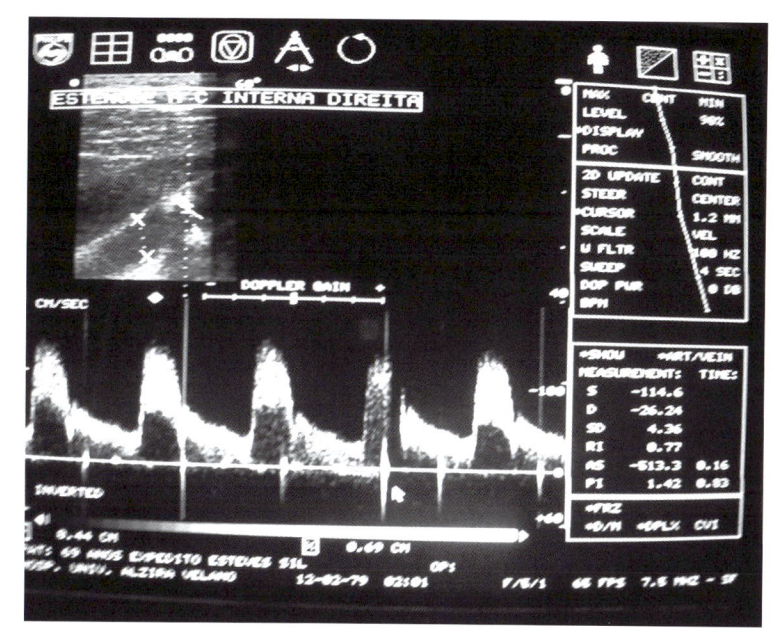

Fig. 11-7. Fluxo em local de estenose de artéria carótida interna. Fluxo em território de baixa resistência (encéfalo).

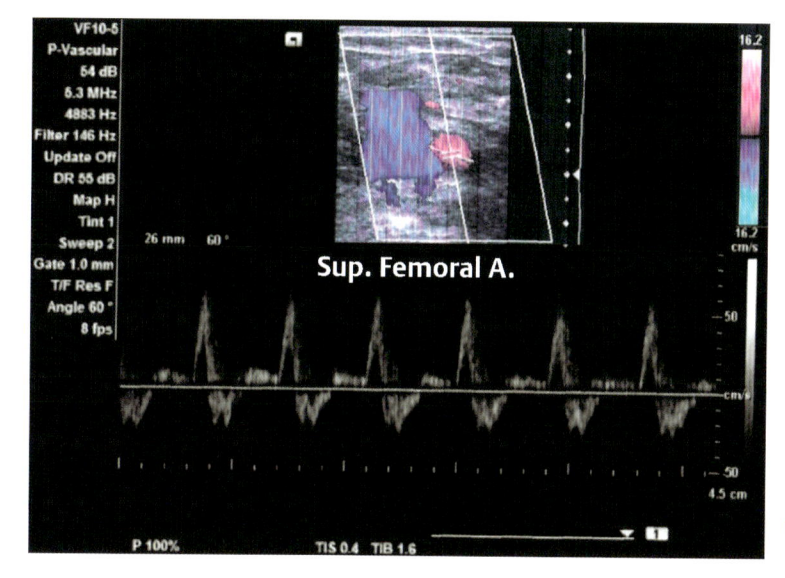

Fig. 11-8. Fluxo em território de alta resistência (artéria femoral superficial).

traçado é trifásico, uma vez que esta artéria irriga o pescoço, a face e o couro cabeludo, territórios de alta resistência, assim como na artéria poplítea e nas demais artérias condutoras. O exame permite também avaliar a evolução do enxerto renal nos transplantados e o grau de estenose das artérias renais.[12,13]

PLETISMOGRAFIA

Corresponde ao registro gráfico das alterações de volume de um segmento corpóreo. É usada para que o fluxo sanguíneo nas diversas partes do corpo seja avaliado, sendo utilizada principalmente no estudo da circulação intracraniana e dos membros. Atualmente apenas algumas modalidades de pletismografia são utilizadas. Existem dois sistemas básicos desse tipo de registro: (1) de oclusão venosa e (2) arterial.

Pletismografia de Oclusão Venosa

É utilizada para estudo do sistema venoso. É também importante para determinar o fluxo arterial segmentar quantitativo. O enchimento venoso é determinado de acordo com a unidade de tempo relacionada diretamente com o fluxo arterial para o segmento estudado. Baseia-se no aumento do volume do sangue represado temporariamente em decorrência da compressão feita por um torniquete colocado na porção proximal do membro examinado que obstrui o fluxo venoso e em sua velocidade de drenagem após terminada a compressão. A redução do enchimento venoso e o retardo de sua drenagem podem sugerir trombose venosa. É aplicada na determinação da função da bomba muscular da panturrilha e do risco de o paciente desenvolver úlcera de estase. Pode ser utilizada no diagnóstico de trombose venosa profunda aguda e na classificação do grau de insuficiência venosa.[15-17]

Pletismografia Arterial

Registra fenômenos correspondentes aos pulsos arteriais conduzidos pelo ritmo cardíaco. Torna possível avaliar doenças vasoespásticas e orgânicas, estudar a ação de substâncias vasodilatadoras e de resultados de operações de revascularização e simpatectomia, e estudar o fluxo sanguíneo cerebral, peniano e dos membros.[17,18]

A pletismografia a ar e a fotopletismografia são os métodos mais utilizados e incorporados à rotina clínica. Trata-se de um exame não invasivo e de baixo custo, que permite completa análise hemodinâmica do membro. É bem tolerada pelo paciente e facilmente executada.[17,18]

DUPLEX SCAN

O *duplex scan* (ou eco-Doppler colorido) atualmente vem se tornando um método propedêutico de suma importância no diagnóstico, quantificação e prognóstico das patologias vasculares venosas e arteriais. A avaliação anatômica é feita com ultrassom Modo B em tempo real e a funcional com Dopplerfluxometria e análise espectral. O método fornece três informações básicas. Além de demonstrar a imagem do vaso sanguíneo, existem modelos com imagem tridimensional, o que possibilita a avaliação do calibre do vaso e a visualização de trombos e estreitamentos em seu interior. Outra vantagem do método é avaliação da velocidade e da direção do fluxo sanguíneo. Tais informações são extremamente importantes para quantificar o efeito hemodinâmico de estreitamentos ou obstruções nas artérias periféricas e no sistema carotídeo e vertebrobasilar. Pode ser utilizado no controle das endopróteses implantadas no setor aortoilíaco e *stents* em posição iliacofemoral com o devido preparo do paciente para a realização do exame.[19-25] No sistema venoso, podem ser detectados sinais de refluxo como nos casos de varizes nos membros inferiores. A terceira informação é que o exame proporciona uma imagem artificial colorida do fluxo sanguíneo, facilitando a identificação de pequenos vasos, o sentido do fluxo sanguíneo e a identificação de áreas de turbulência de fluxo (Figs. 11-9 e 11-10).

A maior contribuição do método é que imagem, fluxo e cor podem ser utilizados simultaneamente, aumentando a sensibilidade e a confiabilidade no diagnóstico de diversas patologias vasculares. Trombose venosa profunda, obstruções vasculares arteriais dos membros e do cérebro e doenças nas artérias renais estão entre as enfermidades nas quais o *duplex scan* é amplamente utilizado no diagnóstico. Também é importante para o planejamento da cirurgia de varizes, pois o mapeamento venoso permite identificar com precisão as varizes de membros inferiores, a presença de refluxo nas veias safenas magna, parva e suas tributárias, as veias perfurantes insuficientes com localização precisa e avaliação funcional.[26]

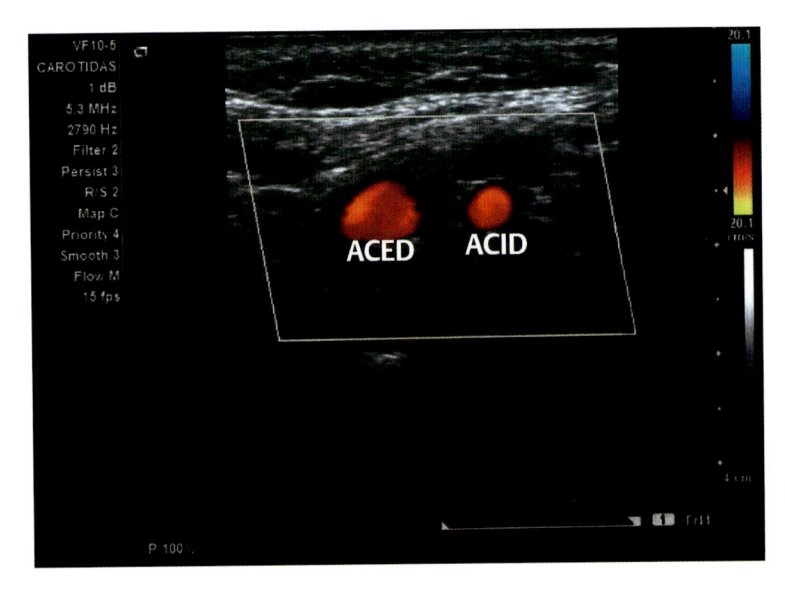

Fig. 11-9. Eco-Doppler colorido evidenciando a patência das artérias carótidas interna e externa.

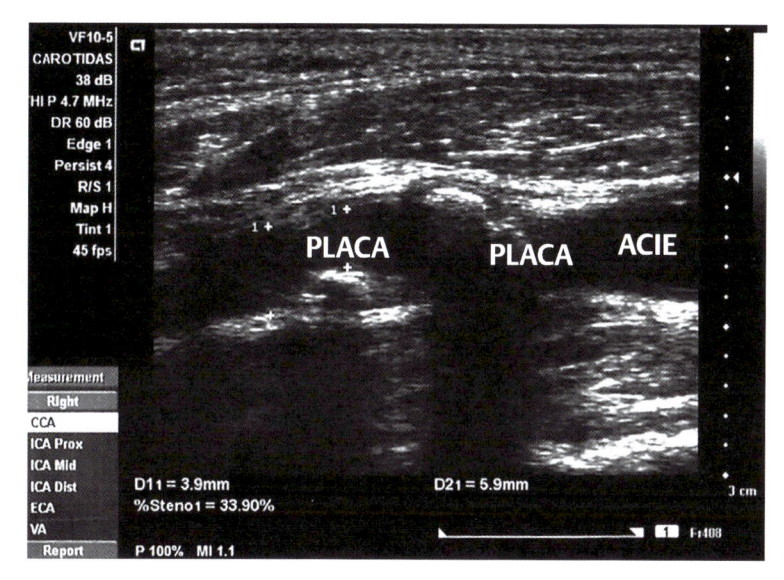

Fig. 11-10. Presença de placas na carótida interna.

Duplex Scan das Artérias Carótidas e Vertebrais

Os transdutores específicos, que possibilitam associar à imagem bidimensional o Doppler pulsado e o Doppler colorido, tornaram o estudo das artérias carótidas e vertebrais muito seguro, com excelente sensibilidade na quantificação das lesões vasculares e avaliação das placas ateromatosas. A estenose carotídea pode ser classificada em leve (< 30% de obstrução), moderada (entre 30 e 69% de obstrução), grave (acima de 70%) e crítica (acima de 90%). Considera-se estenose hemodinamicamente significativa quando a velocidade sistólica se encontra acima de 120 cm/s.

Dois critérios diagnósticos são importantes na caracterização da gravidade de uma lesão carotídea: as velocidades de fluxo (locais de fluxo turbulento) e a morfologia da placa. O *duplex* possibilita fazer análise da parede da carótida. Um dado importante que pode ser avaliado por meio do exame é a espessura do complexo médio-intimal (CMI), que mede entre 0,4 e 0,8 mm em pessoas saudáveis. O espessamento do CMI revela os primeiros sinais da doença aterosclerótica e há correlação entre esse espessamento e o risco maior de eventos cardiovasculares (Fig. 11-11).

A ultrassonografia duplex praticamente substituiu todos os demais exames não invasivos para avaliação inicial. Este exame possibilita a avaliação da anatomia da artéria carótida, identificando placas de ateroma, permitindo ao mesmo tempo o estudo da velocidade do sangue nas áreas de estenose. O laudo deve informar a localização da placa e o seu grau de comprometimento da luz, velocidade do sangue na região de estenose (medidas no pico da sístole e ao final da diástole) (Quadro 11-1).[27,28]

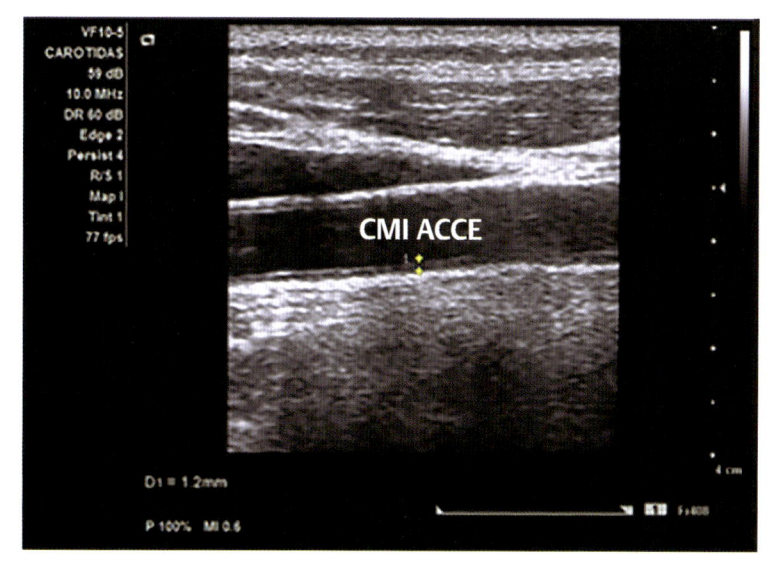

Fig. 11-11. Complexo médio-intimal.

Quadro 11-1. Avaliação das Estenoses e sua Relação com a Velocidade de Pico Sistólica (VPS), Velocidade Final na Diástole (VFD), a Presença de Borramento da Janela Espectral (BJE) e da Relação das Velocidades de Pico Sistólica nas Artérias Carótidas Internas

Avaliação do Doppler de estenoses carotídeas em quadros de isquemia cerebral				
Grau de estenose	VPS	VFD	Borramento da janela espectral	Relação VPS interna/comum
0-20%	< 100	< 100	Sem	1
20-50%			Borrada	< 4
51-69%	> 100			
70-99%		> 100		> 4
Ocluída	0	0	Ausência de sinal	-

Duplex Scan das Artérias Aorta e Renais

O eco-Doppler colorido ou *duplex scan* tem aplicabilidade também no diagnóstico das doenças da aorta abdominal, das artérias renais e demais artérias viscerais.

As artérias renais nativas são avaliadas na investigação da etiologia da hipertensão arterial sistêmica, avaliação do resultado da revascularização (cirurgia ou angioplastia), envolvimento em casos de dissecção da aorta abdominal, insuficiência renal com hipertensão arterial e assimetria renal em exame de imagem e exclusão renal em urografia excretora. Torna possível o acompanhamento pós-operatório do rim transplantado, identificando complicações vasculares, urológicas e clínicas (rejeição, estenose da anastomose e toxicidade por ciclosporina). Os rins podem ser avaliados pelo Modo B. As dimensões do rim podem ser avaliadas. Os níveis de referência considerados normais são: diâmetro longitudinal entre 10 e 13 cm; diâmetro transversal de 5 cm; volume renal entre 14 e 15 cm³; a cortical de 8 mm; a medular de 10 mm; a espessura do parênquima entre 11 e 18 mm; o diâmetro arterial renal de 6 mm e o ureter com diâmetro entre 2 e 4 mm. É possível obter os seguintes parâmetros:

- *IR:* índice de resistividade (normal de 0,6 a 0,75; se maior que 0,75, traduz aumento da resistência ao fluxo intrarrenal).
- *IP:* índice de pulsatilidade (normal = 1,5; se maior que 1,5, traduz aumento da resistência intrarrenal).
- *IAR:* índice aorta-renal (normal se menor que 3,5; se maior que 3,5, é compatível com estenose de artéria renal maior que 60%).
- *TA:* tempo de aceleração (valor normal menor que 0,1 segundo ou 100 ms; se maior que 0,1 segundo, é compatível com aumento da resistência intrarrenal).
- *IA:* índice de aceleração (valor normal maior que 3,8; se menor que 3,8, é compatível com estenose de artéria renal maior que 60%).[29-31]

ANGIOTOMOGRAFIA

A tomografia computadorizada convencional é um estudo utilizado para o diagnóstico de doenças vasculares como aneurismas e obstruções arteriais secundárias a evolução da aterosclerose obliterante ou embolia.[29] Permite o estudo anatômico de vasos mais delgados como os vasos intracranianos, renais, mesentéricos, estudo de malformações, estenoses e aneurismas com suas complicações. A tomografia computadorizada helicoidal (TCH) é uma técnica minimamente invasiva, com utilização de contraste venoso iodado e radiação ionizante. O paciente deve ser avaliado previamente ao exame com relação aos antecedentes alérgicos e à função renal. No caso de história de doença renal, outros métodos como a angiorressonância e/ou Dopplerfluxometria devem ser utilizados.[32,33]

A angiotomografia computadorizada comum do coração e do tórax não é utilizada de rotina no diagnóstico das doenças cardíacas. No entanto, ela pode detectar anormalidades nas estruturas do coração, pericárdio e vasos da base. Os pulmões e outras estruturas intratorácicas podem ser bem visualizados pela tomografia. Nesse exame, um computador gera imagens de cortes transversais de todo o tórax utilizando raios X, revelando a localização exata de qualquer anormalidade. Tem alta sensibilidade e especificidade no diagnóstico da embolia pulmonar em pacientes com trombose venosa profunda dos membros inferiores. Nos pacientes com doença arterial periférica, é importante o estudo das artérias coronárias no pré-operatório, pois muitos apresentam doença coronariana associada. O escore de cálcio e a angiotomografia das artérias coronárias podem auxiliar no pré-operatório para avaliação desses pacientes. São modalidades da tomografia cardíaca com indicação e utilização crescentes na prática médica.[34]

PRINCIPAIS MÉTODOS DIAGNÓSTICOS COMPLEMENTARES EM ANGIOLOGIA

O escore de cálcio (EC) avalia a quantidade de cálcio nas artérias do coração, achado que apresenta uma relação direta com a doença arterial e sua extensão. EC elevado (maior que 400) é indicativo de maior risco de eventos coronarianos. Muitos pacientes com EC elevado e médio risco no escore de Framingham passam a ser considerados de alto risco. Valores de EC abaixo de 100 são considerados de baixo risco e, entre 100 e 400, de médio risco. Por isso, um escore de cálcio elevado aumenta o perfil de risco do paciente e tem boa correlação com pelo menos uma lesão coronariana crítica. Este exame não é útil para identificar obstruções coronarianas. Porém, o EC pode ser feito concomitantemente à angiotomografia das artérias coronárias (ATAC). A ATAC é uma modalidade de tomografia computadorizada que utiliza múltiplos detectores de imagens (32, 64 ou até mais de 300), permitindo a visualização das artérias do coração. Contudo, ainda não está indicada para substituir a cineangiocoronariografia no diagnóstico da doença arterial coronariana, pois apresenta algumas dificuldades em quantificar essas placas de ateroma, podendo sugerir que haja essas placas quando de fato não existem. Quando uma ATAC não demonstra placas de ateroma, o quadro clínico passa a ser mais benigno, pois o exame é muito útil para afastar essa condição (alto valor preditivo negativo). Uma limitação das imagens obtidas pela ATAC vem do fato de o coração ser uma estrutura dinâmica, que se movimenta durante o exame. Este exame ainda usa uma quantidade significativa de contraste, aspecto que deve ser levado em conta nos pacientes com história de alergias ao contraste ou lesão renal. Anomalias congênitas e inflamações das artérias (vasculites) podem ser bem visualizadas pela ATAC.

Constituem outras indicações da ATAC: a avaliação de artérias coronárias anômalas (malformação congênita); avaliação de obstruções nas artérias coronárias em pacientes com probabilidade intermediária de doença arterial coronariana (avaliada pelo escore de Framingham) e testes de isquemia (teste de esforço ou cintigrafia miocárdica, por exemplo) duvidosos ou conflitantes; avaliação de obstruções nas artérias coronárias em pacientes com baixa probabilidade de doença arterial coronariana (avaliada pelo escore de Framingham) e testes de isquemia (teste de esforço ou cintigrafia miocárdica, por exemplo) positivos; avaliação da patência de enxertos cirúrgicos (funcionamento de pontes de safena ou mamárias); como uma opção à angiografia invasiva (cateterismo cardíaco e cineangiocoronariografia) na diferenciação de cardiomiopatias isquêmicas *versus* não isquêmicas; como opção à angiografia invasiva no acompanhamento de pacientes com doença de Kawasaki (comprometimento das coronárias); e na avaliação de pacientes com dor torácica. A ATAC apresenta riscos como exposição à irradiação, reação alérgica e disfunção renal induzida ou agravada pelo uso do contraste.[34,35]

Com o emprego da tomografia computadorizada helicoidal *multislice* e o desenvolvimento de novos equipamentos e *softwares*, a angiotomografia pode ser utilizada isoladamente substituindo a arteriografia no diagnóstico e avaliação pré-operatória das lesões vasculares tendo grande aplicação clínica no estudo dos vasos intracranianos, carótidas, artérias pulmonares, aorta torácica, artérias coronárias, aneurisma de aorta torácica, dissecção da aorta, aorta abdominal, aneurisma de aorta abdominal, doenças oclusivas da aorta, artérias ilíacas e periféricas, vasos renais e vasos esplâncnicos. É muito útil no diagnóstico dos aneurismas e planejamento cirúrgico visando cirurgia aberta ou correção endovascular. É possível aferir o diagnóstico da ruptura aneurismática tamponada ou não para o espaço retroperitoneal. Com a evolução dos aparelhos de tomografia aproximando-se à angiografia, discute-se a possibilidade de utilizar apenas a angiotomografia (Fig. 11-12) para diagnóstico e avaliação pré-operatória das doenças vasculares. Por ser minimamente invasivo, esse exame apresentaria uma vantagem, porém, para aplicá-lo é necessário a utilização do contraste venoso iodado (nefrotóxico) e exposição à radiação.[35,36]

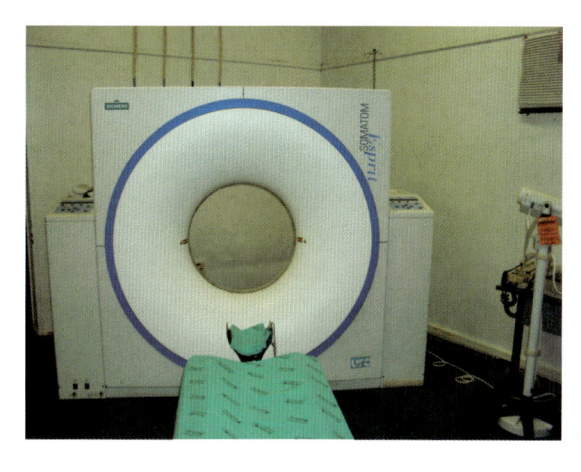

Fig. 11-12. Tomógrafo *multislice*.

A técnica TCH *single-slice* adquire imagens contínuas em 15 a 40 segundos, aproximadamente, durante a rotação do sistema de tubos detectores e a movimentação da mesa em que se encontra o paciente. Com a administração do contraste venoso, há opacificação das estruturas vasculares e a captação da imagem durante a apneia do paciente. Quanto menor a espessura do corte em relação ao intervalo de tempo de captação, maior a resolução da reconstrução multiplanar e tridimensional, e menor a extensão estudada. Além disso, a resolução depende da miliamperagem da emissão da radiação pelo aparelho e da velocidade de deslocamento da mesa. A técnica TCH *multi-since* utiliza-se de quatro canais de detectores, com quatro imagens processadas em 0,5 segundos, o que corresponde a uma rotação, velocidade que obtém cortes mais finos e de melhor resolução espacial. Promove o estudo de grandes segmentos de tórax, abdome e pelve.[36]

Antes da realização do exame, o paciente dever ser orientado em relação à fase de apneia e à sua imobilização corporal durante o exame, evitando a inutilização das imagens; os efeitos fisiológicos do contraste, como taquicardia, náusea, sensação de calor; e a contraindicação de preparo intestinal, que torna o intestino opacificado e de difícil visualização. O exame é contraindicado para pacientes alérgicos ao contraste e se torna de difícil visualização em pacientes obesos ou com grande massa muscular, já que há intensa atenuação de raios X. O meio de contraste iodado é infundido por meio de uma veia periférica, por bomba injetora mecânica, em tempo correspondente ao retardo necessário entre a infusão e o acionamento do aparelho para a captação das imagens. O contraste não iônico é mais utilizado por causar menor reação fisiológica e idiossincrásica e lesão tecidual.[36-38]

As imagens produzidas serão processadas para obtenção de reconstruções multiplanares, que permitem avaliação de estruturas pequenas em planos ortogonais ao axial ou planos oblíquos; reconstruções curvas com mensuração correta do diâmetro do vaso por meio da correção da curvatura do vaso; e reconstruções 3D por intermédio das seguintes projeções: *maximum intensity projection* (MIP), útil para demonstrar calcificações; *shadow surfasse display* (SSD), que permite melhor a distribuição espacial por meio de imagem com efeito de sombreamento; volume *rendering technique* (VRT), que produz imagens de calcificação em branco em detrimento do vermelho; e a angioscopia virtual (AV), útil na avaliação de estenose por placa ateromatosa calcificada ou *stents*. As reconstruções MIP e SSP subestimam as dimensões do vaso e a precisão da parede e os trombos murais. Nos vasos intracranianos, a angiotomografia possibilita o diagnóstico de hemorragia subaracnóidea decorrente de aneurismas. Permite a identificação da dimensão, localização e presença de colo. A doença aterosclerótica das artérias carótidas também pode ser diagnosticada por esse exame, possibilitando o tratamento adequado por meio da graduação da estenose classificada em graus.[38]

A utilização da angiotomografia do tórax permite um exame completo com avaliação vascular, das estruturas mediastinais, da cavidade pleural, da parece torácica e pulmões. Permite o diagnóstico de malformações arteriovenosas (síndrome de Rendu-Osler-Weber), retorno anômalo das veias pulmonares e suas características, sequestro pulmonar com suas alterações das vias respiratórias e vasculares e tromboembolismo pulmonar com alta sensibilidade e especificidade. A avaliação da aorta torácica permite a investigação de doenças como aneurisma, auxiliando a determinar a anatomia, extensão, diâmetros, distância do colo do aneurisma em relação às artérias renais e o comprometimento ou não dos vasos viscerais, presença de dissecção aórtica, lesões após traumatismo fechado, arterites, anomalias congênitas e outras doenças torácicas associadas. O contraste na luz da artéria com uma boa opacificação e seu calibre maior permitem uma imagem de alta resolução. Na investigação de dissecção aórtica, a demonstração de hematomas intramurais como imagens hiperdensas e calcificações na camada íntima deslocadas pelos hematomas permite a diferenciação de trombos murais.

Por intermédio da angiotomografia *multislice*, são obtidas imagens axiais preferencialmente na fase de diástole cardíaca, em que as artérias coronárias estão em sua fase de maior enchimento. O exame deve ser realizado durante apneia de 40 segundos, em pacientes com batimentos cardíacos em torno de 60 a 70 bpm, utilizando betabloqueadores, se necessário. A realização é limitada em pacientes com placas ateromatosas extensas.

Anteriormente ao tratamento de aneurismas da aorta abdominal, a avaliação da configuração anatômica, das dimensões das estruturas vasculares e a distribuição espacial são realizadas por meio do estudo morfométrico de alta resolução com o intuito de definir o diâmetro e a tortuosidade da artéria associada, a presença ou não de calcificações, os quais podem contraindicar o tratamento endovascular. Alterações anatômicas que definem a técnica cirúrgica, como veia renal esquerda retroaórtica, rim em ferradura, artérias renais acessórias e alterações de veia cava inferior, também devem ser analisadas durante o exame.

No pós-operatório de pacientes submetidos à cirurgia endovascular, o acompanhamento de escolha é a angiotomografia em razão de sua sensibilidade de detecção precoce de complicações e análise da cirurgia, sendo realizada a fase sem contraste anteriormente para identificação de calcificações, que, na fase contrastada, podem simular *leaks*.

O diagnóstico de doenças oclusivas da aorta, artérias ilíacas e periféricas se limitam a segmentos restritos distais pelo método *single-slice*, já que o método *multislice* possibilita a avaliação distal e de circulação colateral, além de avaliação de vasculites, patência de *bypass* arterial, trombólises percutâneas e angioplastias. O segmento ocluído é demonstrado com precisão pela presença de fluxo retrógrado e preenchimento pós-oclusivo.[36-38]

A angiografia é considerado o método padrão ouro para diagnóstico de lesões vasculares, no entanto, a angiotomografia auxilia no diagnóstico de estenose da artéria renal, pela visualização dos ramos principais e segmentares na caracterização de calcificações e estenoses excêntricas, causada por hipertensão arterial, secundária à aterosclerose e à displasia fibromuscular; na avaliação de pacientes potenciais para a doação renal para caracterização da anatomia vascular, extensão de veias e artérias para anastomose e possível transplante. Pode ser utilizada em pré-operatório de nefrectomias parciais, reparação de estenoses ureteropélvicas e aneurismas da aorta abdominal (Fig. 11-13) que envolvem artérias renais, bem como no auxílio diagnóstico de malformações vasculares, doença tromboembólica, vasculites, lesão por trauma e fistulas arteriovenosas.[36-38]

A angiotomografia *multislice* permite a avaliação de vasos de grandes e pequenos calibres da circulação esplâncnica, como bifurcações do tronco celíaco e ramificações de suas artérias. As doenças oclusivas mais comuns que acometem esses vasos são isquêmicas de causa embólica. Esse exame permite a demonstração do segmento acometido bem como a investigação da sua causa primária. Os aneurismas rotos ou não podem ser definidos e estudados em toda sua extensão fornecendo subsídios para a abordagem endovascular ou convencional.[36-38]

A nova tecnologia *multislice* contribuiu de forma determinante na condução dos pacientes com doenças vasculares. Permite melhor resolução e obtenção de qualidade das imagens em menor tempo, associado à diminuição de contraste e de radiação. Permite avaliar todo o sistema arterial, a aorta em toda sua extensão, o território femoropoplíteo (Fig. 11-14) e infragenicular. Assim, o cirurgião vascular pode planejar a conduta cirúrgica sem exposição à radiação no pré-operatório.[38,39]

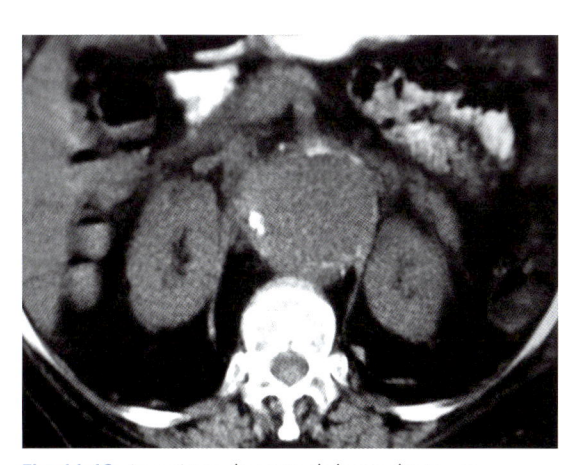

Fig. 11-13. Aneurisma de aorta abdominal roto em angiotomografia.

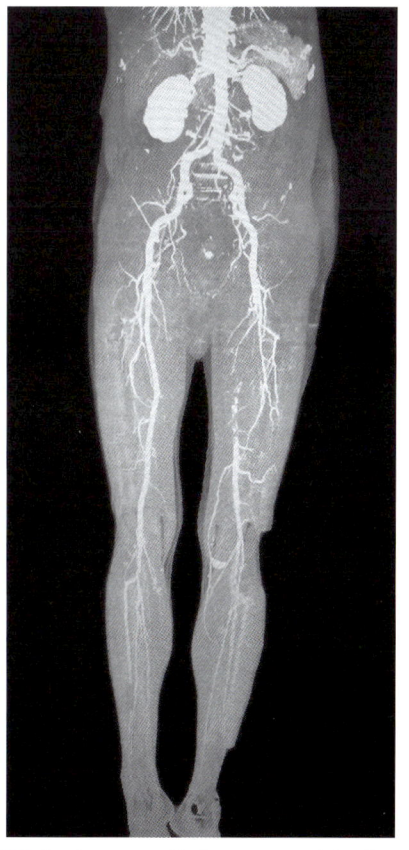

Fig. 11-14. Angiotomografia de aorta e artérias de membros inferiores evidenciando lesões obstrutivas em território femoropoplíteo esquerdo.

ANGIORRESSONÂNCIA MAGNÉTICA

Na década de 1970, iniciou-se a produção de uma modalidade de imagem de alta qualidade de forma não invasiva, ausente de radiação ionizante ou nefrotoxicidade, promovendo a avaliação do sistema vascular por meio de sua parede e luz e suas relações com órgãos adjacentes. Essa modalidade de imagem conhecida como ressonância magnética permite a investigação de alterações vasculares por meio da representação digital dos átomos, principalmente de hidrogênio presentes na água, que compõe um tecido exposto a um potente campo magnético. Os prótons de hidrogênio do corpo passam a girar em torno de um eixo longitudinal sob influência desse campo magnético. Uma onda de radiofrequência liberada posteriormente provoca assimilação de energia pelos prótons convertida em desvio da magnetização para o plano transversal. Após cessar a onda de radiofrequência, a energia acumulada é detectada para a formação da imagem.[40]

O estudo pode ser realizado por meios contrastados, como a angiorressonância com gadolínio, técnica mais recente e inovadora; ou pela avaliação do fluxo sanguíneo sem a utilização de contraste endovenoso pelas técnicas *Time of Flight* (TOF) e *Phase Contrast* (PC). Na técnica TOF, os vasos ficam brancos em razão do sinal alto decorrente do efeito positivo do fluxo de sangue em relação aos prótons dos tecidos estacionários. Já na técnica PC, há a eliminação do sinal gerado pelo movimento do sangue. A intensidade de sinal gerado é em torno de 10 a 20 cm/s no estudo venoso, e de 60 a 80 cm/s no estudo arterial proporcional à velocidade do sangue. A reconstrução é obtida pelos cortes sequenciais de um plano pela técnica bidimensional e pelo volume obtido em uma vez pela técnica tridimensional, o que obtém maior resolução espacial. O exame possibilita o estudo vascular do sistema arterial e venoso de vasos do pescoço, de crânio, vasos periféricos e venoso ilíaco e portal. Entretanto, essas técnicas são limitadas no estudo vascular das regiões torácicas e abdominais em razão do movimento de deglutição e do fluxo.[41,42]

A angiorressonância com gadolínio produz imagem anatômica da luz vascular, em decorrência do aumento da intensidade de sinal do sangue, que supera as limitações das outras técnicas descritas anteriormente, como a hiperquantificação do grau de estenose (fluxo lento ou turbulento) e a diferenciação entre estenose grave e oclusão do vaso. As imagens eliminam os resquícios de movimento e fluxo, assemelhando-se a arteriografia, padrão ouro na investigação de patologias vasculares, porém é uma técnica invasiva que utiliza contraste nefrotóxico e punção arterial, o que pode acarretar complicações como pseudoaneurisma, fístula e embolia induzida por cateter. A angiorressonância tornou-se método de escolha para investigação diagnóstica em pacientes estáveis, enquanto a arteriografia para casos duvidosos ou que necessitam de procedimento terapêutico. A técnica mais inovadora com a utilização de gadolínio é caracterizada pelo aspecto tridimensional, que utiliza uma sequência de magnetização longitudinal, realizando o exame de forma rápida, cerca de 20 minutos, e objetiva. Antes e após a administração endovenosa do gadolínio, cerca de 0,4 mmol/kg (30-40 mL) durante 5 a 10 segundos em veias calibrosas, captam-se as imagens submetidas à técnica de subtração. Essas são obtidas na fase arterial (artérias isoladas), fase venosa e de equilíbrio. O processamento das imagens pode ser realizado por meio de técnicas variadas, que possibilitam a análise de toda a dimensão do vaso de forma panorâmica e seletiva, bem como suas origens e bifurcações. As imagens cruas permitem maior precisão do grau da estenose. O gadolínio se torna tóxico ao organismo quando liberado do seu quelante, quando circula por um tempo superior a 24 horas e se a creatinina é superior a 6 mg/dL, sendo necessária a realização de diálise, já que sua excreção é renal. Com baixa incidência de efeitos colaterais, o gadolínio é contraindicado durante a gravidez, em pacientes com marca-passo cardíaco, válvula aórtica do tipo Starr Edwards, prótese coclear, clipe de aneurisma cerebral (exceto de platina), *stent* e outros dispositivos intravasculares colocados há menos de 6 meses.[42,43]

A angiorressonância é um método que possibilita o diagnóstico e o estudo de anormalidades congênitas aórticas e renais, por intermédio da identificação anatômica complexa da extensão do vaso, sua origem, diâmetro e ramificações. Esse exame auxilia na descrição morfológica do aneurisma em diversos parâmetros como tipo, localização, extensão, relação entre outras artérias e doença oclusiva concomitante. O aneurisma aórtico é uma patologia comum, mais frequente na artéria toracoabdominal e infrarrenal, em que as imagens permitem a visualização da parede vascular e do espaço periaórtico, a identificação dos aneurismas inflamatórios e a diferenciação do trombo parietal de fluxo lento, realizadas com ou sem supressão de gordura no plano axial.

A dissecção aórtica analisada por meio das imagens cruas permite o diagnóstico da doença aórtica mais frequente e o acompanhamento de pacientes com dissecção crônica, em pacientes com insuficiência renal e/ou hemodinamicamente estáveis. A técnica do algoritmo de projeção máxima representa a membrana de dissecção intimal obscurecida. Pela reconstrução multiplanar, estuda-se a função renal a extensão da membrana de dissecção [42-47]

Na doença oclusiva, o diagnóstico por meio da arteriografia convencional está associado a riscos de embolização arterial, o que torna a angiorressonância o método de escolha, que permite a análise da anatomia proximal e distal à estenose e a circulação colateral associada. Nas doenças da artéria renal, a angiorressonância é indicada para avaliação de transplante renal, hipertensão renovascular e *follow-up* de revascularização, assim como para o diagnóstico de alterações patológicas e variações anatômicas renais. A estenose da artéria renal, provocada por aterosclerose ou displasia fibromuscular, envolve o terço proximal e o óstio da artéria. Quando há o envolvimento das artérias renais acessórias, a realização de uma arteriografia digital permite uma visualização mais precisa. São incomuns os aneurismas nessa artéria, os quais também são mais bem avaliados por essa técnica de exame, que permite verificar sua morfologia, o colo do aneurisma, a presença de trombo mural e os vasos adjacentes relacionados. No caso de transplante renal, podem ser identificadas variações anatômicas dos doadores, estenose e clipes metálicos após cirurgia e coleções adjacentes no receptor.[48]

A angiorressonância para o estudo da circulação mesentérica tem resolução para ramos proximais da mesentérica superior e não engloba a artéria hepática, sendo necessária a realização de arteriografia em pacientes com isquemia mesentérica aguda e vasculite, como lúpus, poliarterite nodosa e tromboangeíte obliterante. Nas artérias esplâncnicas, auxilia no pós-operatório de revascularização, no pré e pós-transplante hepático e em casos de isquemia mesentérica crônica por aneurisma, tumor e estenose proximal.[49]

A venografia por ressonância magnética é um método de importância clínica, já que pelas técnicas PC e TOP possibilita a identificação da direção do fluxo sanguíneo, a avaliação nas fases arteriais e venosas, além da permeabilidade dos vasos e sua anatomia, como colaterais e *shunts*. Portanto, sua aplicação clínica se faz em condições de transplante hepático, permeabilidade de *shunts*, controle cirúrgico da anatomia venosa em tumores e investigação de trombose portal.[49,50]

A angiorressonância aliada ao Doppler permitiu eliminar a utilização da arteriografia convencional na avaliação carotídea, mesmo que esse exame seja o padrão ouro, já que apresenta limitações. A técnica TOF tridimensional permite a detecção da lesão, identificação da oclusão do vaso e velocidade do fluxo sanguíneo do arco aórtico até a base do crânio; avaliação precisa da doença aterosclerótica extracraniana e da morfologia da placa. Essa técnica apresenta limitações como a aquisição de imagens em bloco e perda de sinal na diferenciação entre estenose e tortuosidade do vaso. O grau de estenose pode ser quantificado pelo índice de estenose carotídea, pelo cálculo que envolve a diferença entre o diâmetro máximo da artéria carótida interna normal, distal ao bulbo e da luz residual. Portanto, a angiorressonância constitui um método de alta qualidade, não invasivo, não nefrotóxico, por meio de técnica rápida, com imagens que estão sendo aprimoradas. Apresenta alta sensibilidade (entre 90 e 95%) e boa especificidade (entre 85 e 97%) que variam, principalmente, conforme a região anatômica a ser estudada. É um método que pode ser aplicável na investigação clínica das várias patologias vasculares (Fig. 11-15).[50,51]

A angiorressonância pode ser realizada de duas maneiras: de forma indireta, por meio da avaliação fisiológica do fluxo sanguíneo, ou pela técnica na qual se utiliza o contraste paramagnético (gadolínio), que apresenta vantagem por ser menos nefrotóxico, ao contrário dos contrastes iodados utilizados normalmente nas angiografias e tomografias. Mesmo em pacientes alérgicos ao iodo, o gadolínio pode ser usado com segurança. Esse método pode ser utilizado em pacientes com insuficiência renal, alergia ao contraste iodado e doença arteriosclerótica grave pelo risco de complicações embólicas provocado na arteriografia. Deve ser usada nos estudos vasculares abdominais, torácicos e periféricos (Fig. 11-16), que incluem a aorta e os vasos da base, as artérias renais e carótidas, a doença oclusiva mesentérica e periférica, bem como o sistema portal.[50,51]

Nas síndromes compressivas do desfiladeiro e na síndrome do aprisionamento da artéria poplítea permite o diagnóstico e o planejamento do tratamento cirúrgico convencional e/ou endovascular.[52]

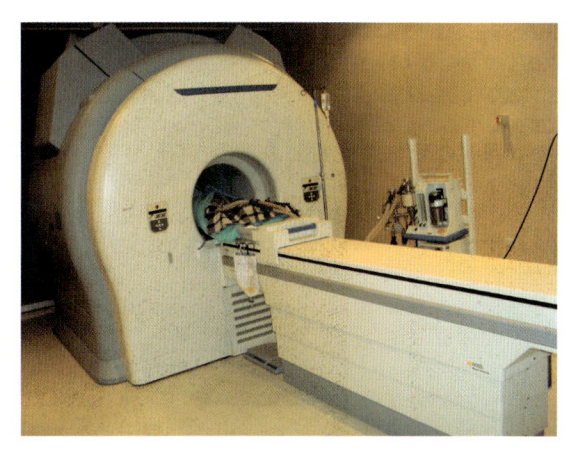

Fig. 11-15. Aparelho de ressonância magnética.

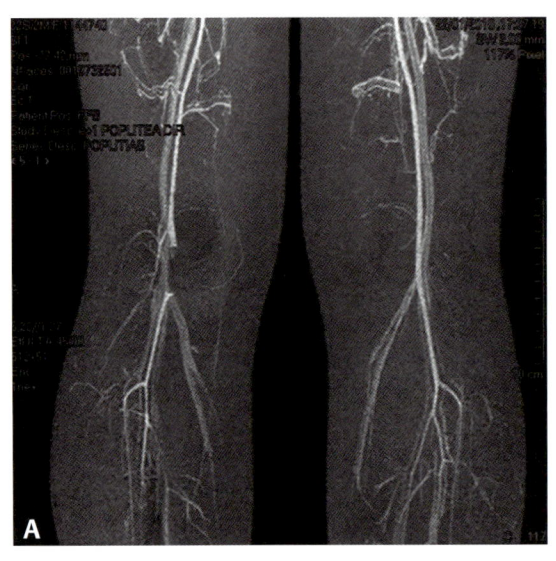

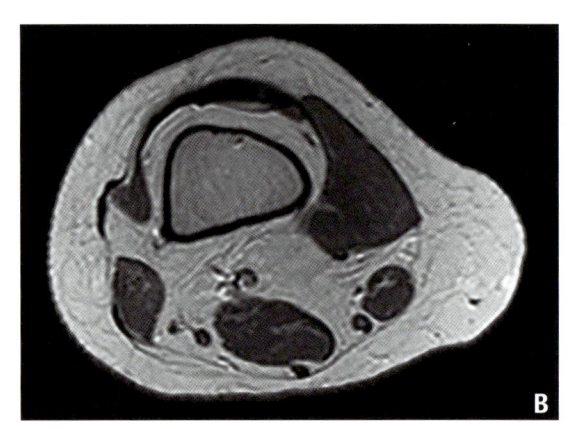

Fig. 11-16. Angiorressonância demonstrando local de interrupção do fluxo em região poplítea por banda muscular anômala, em duas incidências. (**A**) Incidência anteroposterior, corte planigráfico coronal. (**B**) Secção transversal.

Por se tratar de um método não invasivo, a angiorressonância em alguns centros se tornou a opção de escolha na investigação diagnóstica em pacientes estáveis, como coadjuvante do Doppler, sendo a arteriografia selecionada nos casos duvidosos ou naqueles que necessitem de um procedimento terapêutico.[51,52]

Deve-se ter cuidado na interpretação dos exames, pois a angiorressonância pode superestimar as estenoses; por isso, muitas vezes é difícil realizar o diagnóstico diferencial entre uma estenose significativa e uma oclusão completa. A angiorressonância não possibilita a visualização de calcificações da parede arterial e é contraindicada em pacientes com marca-passo e clipes metálicos, ou que sofrem de claustrofobia, além de apresentar um custo elevado.[52]

Com o advento da angiorressonância, é possível realizar a angiografia de forma não invasiva. Com os novos estudos, possivelmente a qualidade e a disponibilidade devem aumentar com o passar do tempo.

ANGIOGRAFIA

A angiografia consiste no estudo radiológico do sistema cardiovascular com a utilização de meio de contraste iodado iônico ou não iônico podendo ser usado também o CO_2. Esse exame de é indicado para definir a anatomia nos quadros obstrutivos arteriais, venosos e linfáticos (arteriografia, flebografia e linfografia, respectivamente) permitindo planejar o tratamento e a abordagem cirúrgica, se convencional e/ou endovascular. Utiliza-se meios de contraste injetados por cateteres por via percutânea ou punção direta das artérias, veias ou linfáticos. As contraindicações são intolerância à posição de decúbito, alergia ao contraste, doenças renais e cardíacas, desequilíbrio eletrolítico e discrasias sanguíneas. A investigação pré-angiografia consiste na pesquisa de reações prévias ao contraste, histórico de sorologia positiva para hepatites (B ou C) por meio da anamnese; na aferição de pressão arterial bilateral, palpação dos pulsos periféricos pelo do exame físico; avaliação da função renal (ureia e creatinina), parâmetros hematológicos (hematócrito) e de coagulação (tempo e atividade da protrombina, tempo de tromboplastina parcial, plaquetas) por meio de exames complementares.[53-55]

Pode-se utilizar material de contraste iônico ou não iônico. Atualmente o mais utilizado é o não iônico por ser mais bem tolerado e causar menos efeitos colaterais. O risco de reação alérgica ao contraste com choque anafilático e a insuficiência renal são as principais complicações da utilização deste meio diagnóstico invasivo.[54] A indicação de angiografia somente se justifica se o paciente é considerado para tratamento cirúrgico. A maioria dos métodos de diagnóstico não invasivos associados ao exame clínico e anamnese fornecem as informações básicas para o diagnóstico e tratamento clínico. O emprego de CO_2 pode ser empregado nos pacientes com insuficiência renal.[55]

ARTERIOGRAFIA

A arteriografia é um método diagnóstico que começou a ser desenvolvido em 1895 com a descoberta dos raios X por Roentgen. Os primeiros estudos foram realizados em cadáveres, e Barberich e Hirsh utilizaram este exame em seres humanos em 1923. Em 1953, Seldinger descreveu o cateterismo percutâneo para colocação do cateter sobre fio guia metálico.[53]

Os sítios de punções mais comumente utilizados são a artéria femoral por via retrógrada ou anterógrada, a braquial e a axilar. Esses locais devem ser avaliados e escolhidos em relação ao tipo de estudo a ser realizado. Na técnica de Sonnes, os vasos são puncionados após dissecção e visão direta.[53,54]

Por muitas décadas, a angiografia (Fig. 11-17) ocupou um lugar de destaque que começou a ser questionado com o surgimento das técnicas diagnósticas menos invasivas como a ultrassonografia com Doppler, a angiorressonância e a angiotomografia.[54-61]

A arteriografia é indicada para mapeamento vascular pré-operatório, procedimentos de intervenção vascular convencional ou endovascular, controle pré e pós-cirúrgico e diagnóstico das doenças arteriais vasculares, como aneurisma, doença oclusiva arterial, fistulas arteriovenosas e malformações, e na realização de procedimentos intravenosos como os balões e *stents*. É possível utilizar a angiografia para auxiliar o diagnóstico de tumores vasculares como os adenomas de paratireoide e insulinomas pancreáticos. O uso do contraste pode acarretar riscos ao paciente. No caso da arteriografia, deve-se ficar atento à história prévia de reação ao iodo, disfunção renal, discrasias sanguíneas, infarto do miocárdio recente, arritmias e distúrbios hidreletrolíticos, que podem contraindicar o procedimento. Os anticoagulantes e antiagregantes (ácido acetilsalicílico, clopidogrel, ticlopidina) devem ser suspensos até 7 dias antes do procedimento.

A arteriografia pode apresentar complicações como reações alérgicas e gastrintestinais, hematomas, dissecção arterial, pseudoaneurismas, trombose e embolia arteriais e insuficiência renal, contudo constitui importante método para planejamento e execução das cirurgias arteriais convencionais (arteriopatias periféricas e tratamento das obstruções carotídeas-vertebrobasilares) e/ou procedimentos endovasculares (Figs. 11-18 e 11-19).[53-61]

FLEBOGRAFIA

As flebografias de membros inferiores podem ser obtidas por punção venosa das veias no dorso do pé para diagnóstico de trombose venosa profunda (flebografia ascendente) ou por punção da veia femoral para estudo do refluxo em veias superficiais, profundas ou comunicantes (flebografia descendente). Por usar contraste, trata-se de método invasivo. O seu emprego em pacientes com função renal limítrofe pode desencadear quadro de falência renal que pode ser irreversível. Considerado o padrão ouro para diagnóstico de trombose venosa profunda até o início da década de 1990 do século 20, aos poucos foi sendo substituída pelo eco-Doppler colorido (*duplex scan*) venoso, que hoje é considerado o método padrão ouro. Porém, tem aplicação em casos nos quais o eco-Doppler arterial é negativo, mas o paciente apresenta quadro altamente sugestivo de trombose venosa profunda. Nessa situação, pode-se repetir o eco-Doppler colorido 5 a 7 dias após o primeiro exame ou então proceder ao exame flebográfico. No quadro de *flegmasia cerulea dolens*, a flebografia pode ser realizada para acompanhamento da resposta ao tratamento trombolítico por meio de cateter multiperfurado intratrombo.[62]

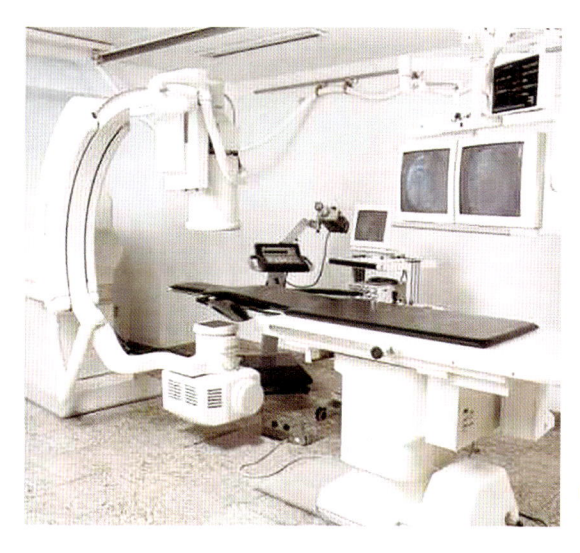

Fig. 11-17. Aparelho para realização de arteriografia (arco "em C").

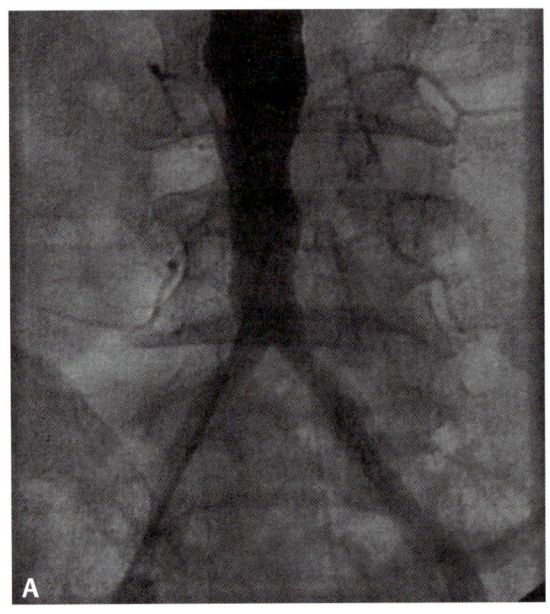

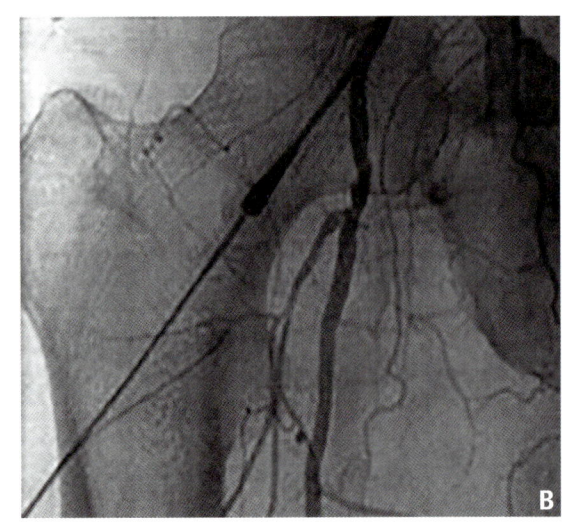

Fig. 11-18. Aortografia por via retrógrada por punção femoral direita com cateter evidenciando: (**A**) estenose em artéria ilíaca comum direita e lesões ateroscleróticas; (**B**) lesões ateroscleróticas em artéria femoral comum e ramos.

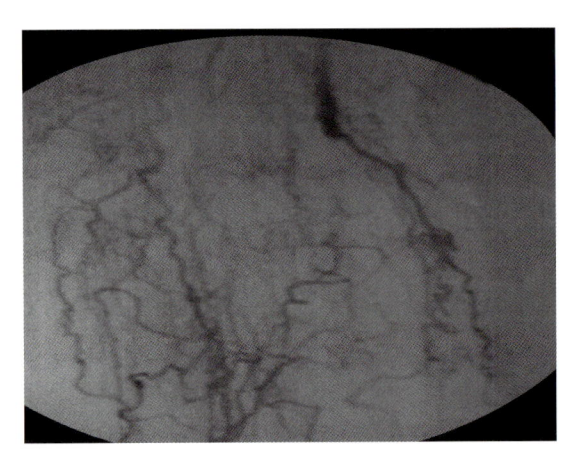

Fig. 11-19. Arteriografia femoral evidenciando obstrução e oclusão da artéria femoral superficial esquerda no canal de Hunter por trombose.

LINFOGRAFIAS

Podem ser realizadas por meio de contraste injetado após punção de vaso linfático dilatado no dorso do pé. Empregando-se o radionuclídeo Tc99 m (tecnécio 99 megaestável), pode-se obter a linfocintilografia por intermédio da exposição à gama-câmara. Trata-se de exame invasivo útil no estudo dos linfedemas, porém, não há consenso sobre a necessidade premente de solicitá-lo como método de avaliação diagnóstica quando se decide pelo tratamento clínico. A linfocintilografia constitui o estudo radiológico mais indicado na atualidade para o estudo dos vasos linfáticos visando o planejamento cirúrgico quando indicado.[63-65]

REFERÊNCIAS BIBLIOGRÁFICAS

1. Strandess DE Jr, Schultz RA *et al*. Ultrasonic flow detection: a useful technic in the evaluation of peripheral vascular disease. *Am J Surg.* 1967;113:311-20.
2. Zagzelski JA. Física e instrumentação em Ultra-sonografia pelo Doppler e pelo Modo-B. In: Zwibel WJ (Ed.). *Introdução à ultrassonografia vascular*, 2. ed. Rio de Janeiro: Revinter, 1996. p. 28-31.
3. Krenkaw FW. *Diagnosis ulltrasound: principles and exercices.* Philadelphia: WB Saunders, 1989. p. 178-83.
4. Ramsey DE, Manke DA, Summer DS. Toe blood pressure. A valuable adjunct to ankle pressure measurement for assessing peripheral arterial disease. *J Cardiovasc Surg.* 1983;24:43-8.
5. Maffei F, Lastória S, Yoshida W *et al. Isquemia cerebral de origem extracraniana: doenças vasculares periféricas*, 3.ed. Rio de Janeiro: Medsi, 2002. p. 1227-33.

6. Hirsch AT, Haskal ZJ, Hertzer NR et al. ACC/AHA Guidelines for the Management of Patients with Peripheral Arterial Disease (Lower Extremity, Renal, Mesenteric, and Abdominal Aortic): A Collaborative Report from the American Association for Vascular Surgery/Society for Vascular Surgery, Society for Cardiovascular Angiography and Interventions, Society of Interventional Radiology, Society for Vascular Medicine and Biology, and the American College of Cardiology/American Heart Association Task Force on Practice Guidelines (Writing Committee to Develop Guidelines for the Management of Patients With Peripheral Arterial Disease). American College of Cardiology Web Site. Disponível em: http://www.acc.org/clinical/guidelines/pad/index.pdf.
7. Eklöf B, Rutherford RB, Bergan JJ et al. Revision of the CEAP classification for chronic venous disorders: consensus statement. *J Vasc Surg.* 2004;40:1248-52.
8. Christopoulos D, Nicolaides AN, Szendro G. Venous reflux: quantification and correlation with the clinical severity of chronic venous disease. *Br J Surg.* 1988;75:352-6.
9. Fonseca FP, Evangelista SSM. Investigação não invasiva. In: Bonamigo TP, Burihan E, Cinelli JM et al. *Doenças da aorta e seus ramos diagnóstico e tratamento.* São Paulo: Fundo Editorial Byk, 1991. p. 202.
10. Huston J 3rd, James EM, Brown RD Jr et al. Redefined duplex ultrasonographic criteria for diagnosis of carotid artery stenosis. *Mayo Clin Proc.* 2000;75:1133-40.
11. Polack JF. Carotid ultrasound. *Radiol Clin North Am.* 2001;39:569-80.
12. Ascher E, Markevich N, Hingorani A et al. Pseudo-occlusions of the internal carotid artery: a rationale for treatment on the basis of a modified carotid duplex scan protocol. *J Vasc Surg.* 2002;35:340-5.
13. Ferro JM. Egas Moniz and internal carotid occlusion. *Arch Neurol.* 1988;45:563-14.
14. Yang D, Vandongen YK, Stacey MC. Variability and reliability of air plethysmographic measurements for the evaluation of chronic venous disease. *J Vasc Surg.* 1997;26:638-42.
15. Rutherford RB, Lowenstein DH, Klein MF. Combining segmental systolic pressure and plethysmography to diagnose arterial occlusive disease of the legs. *Am J Surg.* 1979;138:211-18.
16. Christopoulos D, Nicolaides AN, Szendro G et al. Air plethysmography and the effect of elastic compression on the venous haemodynamics of the leg. *J Vasc Surg.* 1987;5:148-59.
17. Christopoulos D, Nicolaides AN. Air plethysmography. In: Raju S, Villavicencio JL. *Surgical management of venous disease.* Baltimore: Willians & Wilkins, 1997. p. 93.
18. Evangelista SSM, Fonseca FP. Fotopletismografia no terço superior da perna no estudo de pacientes com varizes tronculares dos MMII: uma nova técnica. *Cir Vasc Angiol.* 1996;12:77-80.
19. Carvalho JBV. Aneurismas da aorta. In: Petroianu A. *Clínica cirúrgica.* Rio de Janeiro: Revinter, 2001. p. 738-45.
20. Carrafiello G, Lagana D, Recaldini C et al. Comparison of contrast-enhanced ultrasound and computed tomography in classifying endoleaks after endovascular treatment of abdominal aorta aneurysms: preliminary experience. *Cardiovasc Intervent Radiol.* 2006;29:969-74.
21. Napoli V, Bargellini I, Sardella SG et al. Abdominal aortic aneurysm: contrast-enhanced US for missed endoleaks after endoluminal repair. *Radiology.* 2004;233:217-25.
22. Barnett SB, Duck F, Ziskin M. Recommendations on the safe use of ultrasound contrast agents. *Ultrasound Med Biol.* 2007;33:173-4.
23. Gray C, Goodman P, Herron CC et al. Use of colour duplex ultrasound as a first line surveillance tool following EVAR is associated with a reduction in cost without compromising accuracy. *Eur J Vasc Endovasc Surg.* 2012;44:145-150.
24. Karthikesalingam A, Al-Jundi W, Jackson D et al. Systematic review and meta-analysis of duplex ultrasonography, contrast-enhanced ultrasonography or computed tomography for surveillance after endovascular aneurysm repair. *Br J Surg.* 2012;99:1514-1523.
25. Moraes Filho D, Trevisan FB, Silvestre JMS et al. Vascular ultrasonography for follow-up of endovascular repair of abdominal aorta aneurysms. *J Vasc Bras.* 2014;13:168-174.
26. Sandri JL, Barros FS et al. Diameter-reflux relationship in perforating vein of patients with varicose veins. *J Vasc Surg.* 1999;30(5):867-75.
27. Flumignan CD, Flumignan RLG et al. Estenose de carótida extracraniana:Revisão baseada em evidências. *Rev Col Bras Cir.* 2017;44(3):293-301.
28. Pimentel P. Eco-Doppler de carótidas e artérias vertebrais. In: Duque AC, Merlo I, Da Silva RM, Fonseca Filho VL (Eds). *Cirurgia vascular.* Rio de Janeiro: Revinter, v.1. p. 218-40.
29. Spies KP, Fobbe F, El-Bedewi M et al. Color-coded duplex sonography for noninvasive diagnosis and grading of renal artery stenosis. *Am J Hypertens.* 1995;8:1222-316.
30. Fischer T, Dieckhofer J, Muhler M et al. The use of contrast-enhanced US in renal transplant: first results and potential clinical benefit. *Eur Radiol.* 2005;15(Suppl 5):E109-16.
31. Pacheco JBC, Reis, MB. O Scan Duplex para diagnósticos de hipertensão renovascular. *Rev Bras Ecocardio.* 2007;20(1):43-7.
32. Cantador AA, Siqueira DE, Jacobsen OB et al. Duplex ultrasound and computed tomography angiography in the follow-up of endovascular abdominal aortic aneurysm repair: a comparative. *Study Radiol Bras.* 2016;49:229-33.
33. Manning BJ, O'Neill SM, Haider SN et al. Duplex ultrasound in aneurysm surveillance following endovascular aneurysm repair: a comparison with computed tomography aortography. *J Vasc Surg.* 2009;49:60-5.
34. Jasinowodolinski D, Szarf G. Escore de cálcio na avaliação cardiovascular do paciente com diabetes. *Arq Bras Endocrinol Metab.* 2007;51:294-7.

35. O'Rourke RA, Brundage BH et al. American College of Cardiology/American Heart Association Expert Consensus documento on electron-beam computed tomography for diagnosis and prognosis of coronary artery disease. *Circulation.* 2000;102:126-40.
36. Huber AM, Von Rueckman et al. CTA of the Peripheral Vascular Tree Using MDCT. *Suppl Radiol* 2000;217(p):593.
37. Tillich M, Hausegger KA, Tiesenhausen K et al. Helical CT Angiography on Stent-Grafts in Abdominal Aortic Aneurysms: Morphologic Changes and Complications. *Radiographics.* 1999;19:1573-83.
38. Rieker O, Düber C, Schmiedt W et al. Prospective comparison of CT angiography of the legs with intrarterial digital subtration angiography. *AJR.* 1996;166:269-75.
39. Chen CJ, Lee TH, Hsu HL et al. Multi-Slice CT angiography in diagnosing total *versus* near occlusions of the internal carotid artery: comparison with catheter angiography. *Stroke.* 2004;35:83-5.
40. Litt AW, Eidelman EM, Pinto RS et al. Diagnosis of carotid artery stenosis: comparison of 2DFT time-of-flight MR angiography with contrast angiography in 50 patients. *AJNR Am J Neuroradiol.* 1991;12:149-54.
41. Glickerman DJ, Obregon RG, Schmiedl UP et al. Cardiac gate MR angiography of the entire lower extremity. A prospective comparison with conventional angiography. *AJR.* 1996;167:445-51.
42. Galizia MS, Ward E, Rodriguez H et al. Improved characterization of popliteal aneurysms using gadofosveset - Enhanced equilibrium phase magnetic resonance angiography. *J Vasc Surg.* 2013;57:837-841.
43. Rofsky N, Adelman M. Gadolinium-enhanced MR angiography of the carotid artery a small step, a giant leap? *Radiology.* 1998;209:31-4.
44. Hunt CH, Hartman RP, Hesley GK. Frequency and severity of adverse effects of iodinated and gadolinium contrast materials: retrospective review of 456,930 doses. *AJR Am J Roentgenol.* 2009;193:1124-7.
45. Goldstein HA, Kashanian FK, Blumetti RF et al. Safety assessment of gadopentetate dimeglumine in U.S. clinical trials. *Radiology.* 1990;174:17-23.
46. Nelson KL, Gifford LM, Lauber-Huber C et al. Clinical safety of gadopentetate dimeglumine. *Radiology.* 1995;196:439-43.
47. Niendorf HP, Haustein J, Cornelius I et al. Safety of gadolinium-DTPA: extended clinical experience. *Magn Reson Med.* 1991;22:222-8; discussion 9-32.
48. Statfford-Hohnson DB, Lerner CA et al. Gadolinium enhanced magnetic resonance angiography of renal transplants. *Magn Reson Imaging.* 1997;15:13-20.
49. Guimarães, MD, Schuck, A, Hochhegger B et al. Ressonância magnética funcional na oncologia: estado da arte. *Radiol Bras.* 2014;47:101-11.
50. Marckmann P, Skov L, Rossen K et al. Nephrogenic systemic fibrosis: suspected causative role of gadodiamide used for contrast-enhanced magnetic resonance imaging. *J Am Soc Nephrol.* 2006;17:2359-62.
51. Wesbey GE, Bergan JJ, Moreland SI et al. Cerebrovascular magnetic resonance angiography: a critical verification. *J Vasc Surg.* 1992;16:619-28; discussion 28-32.
52. Francisco MC, Yang JH, Barella SM et al. Estudo por imagem da síndrome do desfiladeiro torácico. *Rev Bras Reumatol.* 2006;46:353-65.
53. Seldinger SI. Catheter replacement of the needle in percutaneous arteriography; a new technique. *Acta Radiol.* 1953;39:368-76.
54. Cochran ST, Bomyea K. Trends in adverse events from iodinated contrast media. *Acad Radiol.* 2002;9(Suppl 1):S65-8.
55. Mendes C de A, Wolosker N, Krutman M. A simple homemade carbon dioxide delivery system for endovascular procedures in the iliofemoral arteries. *Circ J.* 2013;77(3):831.
56. Willinsky RA, Taylor SM, TerBrugge K et al. Neurologic complications of cerebral angiography: prospective analysis of 2,899 procedures and review of the literature. *Radiology.* 2003;227:522-8.
57. Waugh JR, Sacharias N. Arteriographic complications in the DSA era. *Radiology.* 1992;182:243-6.
58. Remonda L, Senn P, Barth A et al. Contrast-enhanced 3D MR angiography of the carotid artery: comparison with conventional digital subtraction angiography. *AJNR Am J Neuroradiol.* 2002;23:213-9.
59. Sardanelli F, Zandrino F, Parodi RC et al. MR angiography of internal carotid arteries: breath-hold Gd-enhanced 3D fast imaging with steady-state precession *versus* unenhanced 2D and 3D time-of-flight techniques. *J Comput Assist Tomogr.* 1999;23:208-15.
60. Mattos MA, Hodgson KJ, Faught WE et al. Carotid endarterectomy without angiography: is color-flow duplex scanning sufficient? *Surgery.* 1994;116:776-82; discussion 82-3.
61. Alexandrov AV, Brodie DS, McLean A et al. Correlation of peak systolic velocity and angiographic measurement of carotid stenosis revisited. *Stroke.* 1997;28:339-42.
62. Rollo HA, Maffei FHA, Lastória S et al. Uso rotineiro da flebografia no diagnóstico da trombose venosa profunda dos membros inferiores. *Cir Vasc Angiol.* 1986;2:7-12.
63. Gloviczki P Calcagno D, Schirger A et al. Noninvasive evaluation of the swollen extremity: experiences with 190 lymphocintigraphic examinations. *J Vasc Surg.* 1989;9:683-9.
64. Perez MCJ. Linfocintigrafia radioisotópica, tomografia computadorizada e ressonância magnética nas doenças linfáticas. In: Maffei FHA. *Doenças vasculares periféricas,* 3. ed. São Paulo: MEDSI, 2002. p. 545-52.
65. Mosbeck A, Partsch H. Examens de lymphographie isotopique dans Le syndrome post-thrombotique. *Phebologie.* 1991;44:227-35.

12 PRINCIPAIS EXAMES DIAGNÓSTICOS COMPLEMENTARES NA CARDIOLOGIA

Rose Mary Ferreira Lisboa da Silva

INTRODUÇÃO

Apesar do avanço tecnológico na área médica, a pedra angular da medicina ainda é o método clínico. Dessa maneira, o vasto e sofisticado arsenal de recursos tecnológicos disponíveis somente poderá ser aplicado em sua plenitude com uma relação risco-benefício e custos adequados quando a decisão se basear na realização proficiente da anamnese, do exame físico, do raciocínio clínico e do conhecimento das indicações e limitações da propedêutica complementar.

A seguir, serão descritos esses exames complementares, não sendo o objetivo deste capítulo o ensinamento da técnica de realização e interpretação dos mesmos. Serão abordados os exames de métodos gráficos e, em seguida, os exames de imagem. Os exames de sangue para investigação dos fatores de risco serão também descritos.

EXAMES DE MÉTODOS GRÁFICOS

Eletrocardiograma

Há um pouco mais de um século, em 1887, Augustus Desiré Waller registrou, pela primeira vez, um eletrocardiograma humano, utilizando um eletrômetro capilar. No entanto, a eletrocardiografia tornou-se clinicamente importante em 1901, quando Willem Einthoven construiu seu galvanômetro filamentar com esse objetivo. E, por causa de Sir Thomas Lewis, a utilidade da eletrocardiografia para o diagnóstico dos distúrbios de condução e de ritmo foi comprovada e difundida.[1] Os desenvolvimentos subsequentes e o advento da eletrofisiologia intracardíaca confirmaram seu uso como um instrumento diagnóstico indispensável, simples, rápido, não invasivo, sem riscos, além de reprodutível e pouco dispendioso. A tecnologia dos computadores trouxe poderosos sistemas de captação, aumentando a dimensão do uso do eletrocardiograma (ECG). Apesar disso, a análise do exame pelo computador não substitui o profissional experiente, resultando em, aproximadamente, 18 vezes mais resultados falso-positivos e falso-negativos.[2] Assim, o ECG é uma ferramenta fundamental para o reconhecimento de anormalidades fisiopatológicas e estruturais do coração, além de alterações metabólicas, neurológicas, de temperatura e por efeitos de medicamentos. A seguir serão descritos, de maneira sucinta, os critérios eletrocardiográficos para a caracterização do ECG normal.[3-5] Para a compreensão da eletrofisiologia celular cardíaca, o leitor deve buscar textos especializados e consultar o Capítulo 1, nas seções **Inervação e sistema de condução elétrica do coração e Potencial de ação**. As alterações eletrocardiográficas não serão abordadas, haja vista a mudança do escopo deste capítulo.

Derivações Eletrocardiográficas

O ECG convencional inclui 12 derivações, sendo três bipolares dos membros (DI, DII e DIII), seis derivações precordiais unipolares (V1 a V6) e três derivações unipolares modificadas dos membros (aVR, aVL e aVF). As derivações bipolares dos membros registram as diferenças de potencial entre dois pontos do plano frontal do corpo: a derivação DI representa a diferença de potencial entre o braço esquerdo (eletrodo positivo) e o direito (negativo); a derivação DII, a diferença entre a perna esquerda (positivo) e o braço direito; e a derivação DIII representa a diferença de potencial entre a perna esquerda (positivo) e o braço esquerdo (Fig. 12-1).

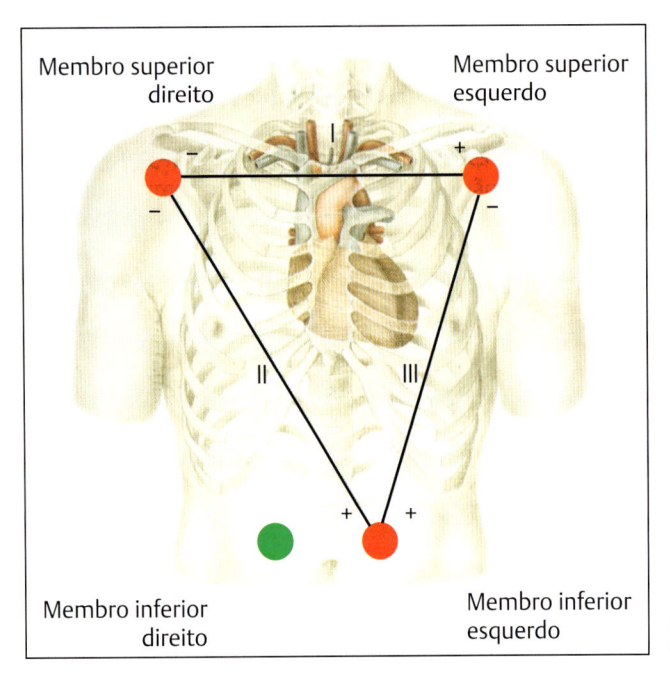

Fig. 12-1. Posicionamento das três derivações bipolares dos membros (DI, DII e DIII).

As derivações precordiais registram o potencial de cada um dos seis pontos descritos abaixo com relação a um ponto de referência que funciona como o eletrodo negativo, a central de Wilson (braço e perna esquerdos e braço direito) (Fig. 12-2). Os pontos das derivações precordiais são:

- *V1:* 4º espaço intercostal direito paraesternal.
- *V2:* 4º espaço intercostal esquerdo paraesternal.
- *V3:* ponto intermediário entre V2 e V4.
- *V4:* 5º espaço intercostal esquerdo na linha hemiclavicular.
- *V5:* 5º espaço intercostal esquerdo na linha axilar anterior.
- *V6:* 5º espaço intercostal esquerdo na linha axilar média.

E outras derivações no plano horizontal podem ser utilizadas:

- *V7:* 5º espaço intercostal na linha axilar posterior.

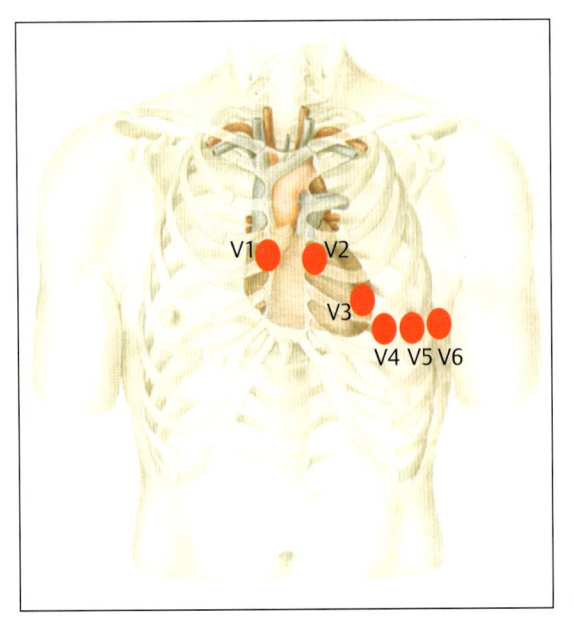

Fig. 12-2. Posicionamento das derivações precordiais.

PRINCIPAIS EXAMES DIAGNÓSTICOS COMPLEMENTARES NA CARDIOLOGIA

- *V8:* 5º espaço intercostal na linha escapular posterior.
- *V9:* 5º espaço intercostal na borda esquerda da coluna.
- *V3R e V4R:* derivações semelhantes às V3 e V4, porém, posicionadas no hemitórax direito.

Para o registro das derivações aVR, aVL e aVF, os eletrodos positivos são posicionados no braço direito, braço esquerdo e perna esquerda, respectivamente, e conectados à central terminal.

ECG Normal

A ativação atrial fisiológica inicia-se pela despolarização do nó sinoatrial, localizado na junção da veia cava superior e do átrio direito, e segue simultaneamente para o átrio esquerdo e em direção ao nodo atrioventricular (NAV). Assim, no plano frontal a orientação vetorial média da onda P que representa essa despolarização atrial é de 60º (variando de -30º a +90º), resultando em uma onda P com polaridade positiva em DI, DII e aVF e variável em DIII, sendo comum a morfologia bifásica em V1. Sua duração é menor que 120 ms, e a amplitude é de até 2,5 mm. A fase terminal negativa quando bifásica em V1 é inferior a 1,0 mm de profundidade. Podem ocorrer modificações em sua morfologia em função da frequência cardíaca, a qual é considerada normal entre 50 e 100 bpm. O intervalo PR, que se estende do início da onda P ao início do complexo QRS, tem sua duração normal entre 120 e 200 ms em adultos, principalmente pela condução decremental do NAV. Desta estrutura, o estímulo elétrico atravessa o feixe de His e seus ramos, atingindo as células de Purkinje. A despolarização ventricular se manifesta no ECG pelo complexo QRS, iniciando-se pela região septal, dirigindo-se do endocárdio para o epicárdio, passando pelas paredes livres de ambos os ventrículos e terminando nas porções basais. Assim, apresenta-se com orientação vetorial entre -30 a +90 graus, com padrão rS nas precordiais V1 e V2, uma zona de transição em V3 e V4 e um padrão qR ou R nas precordiais esquerdas V5 e V6. Sua duração é ≤ 100 ms. A amplitude do complexo QRS é entre 5 e 20 mm nas derivações do plano frontal e entre 10 e 30 mm nas derivações precordiais. A repolarização ventricular é representada pelo segmento ST (isoelétrico) e pela onda T. A junção entre o final do QRS e o início desse segmento é denominado ponto J. A onda T geralmente apresenta a mesma polaridade do complexo QRS (positiva em DI, DII, aVL, aVF e precordiais laterais, negativa em aVR e variável em DIII e V1 a V3), sendo assimétrica, com o ramo ascendente lento e o descendente mais rápido, e de menor amplitude que aquele, de aproximadamente 10 a 30% da amplitude do complexo QRS. Pode ser visualizada uma onda de pequena amplitude e mesma polaridade da onda T, chamada onda U, mais visível em ritmos de frequência baixa e nas precordiais V3 e V4, com uma amplitude de 5 a 25% da amplitude da onda T. O período de tempo entre o início do QRS e o final da onda T é chamado intervalo QT e corresponde à duração do potencial de ação ventricular. Seu valor normal é ≤ 470 ms quando corrigido pela frequência cardíaca por meio da fórmula de Bazett {QT corrigido = QT/(intervalo R-R)$^{1/2}$}, variando com a idade e o sexo. Os valores considerados normais para o intervalo QT corrigido são de 460 ms para as crianças, 470 ms para as mulheres e 450 ms para os homens.

No traçado eletrocardiográfico, o tempo é registrado por linhas verticais e a voltagem, por linhas horizontais, ambas com intervalo fixo. O padrão utilizado é a velocidade de 25 mm/s, na qual cada milímetro

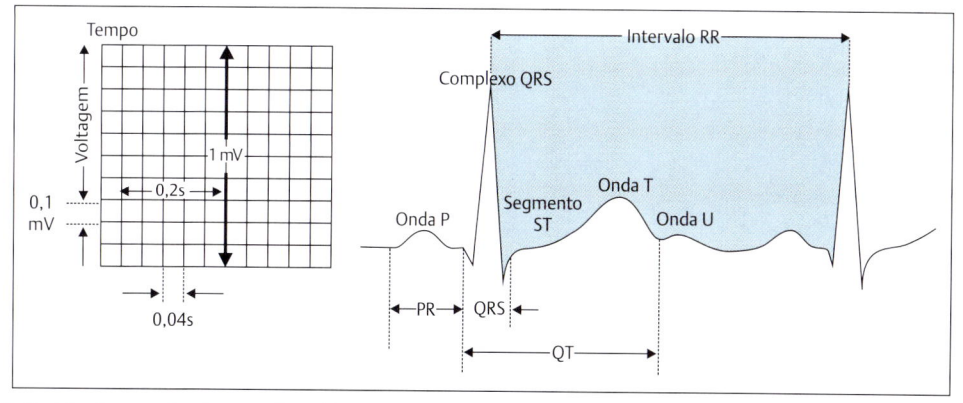

Fig. 12-3. Padrão do traçado eletrocardiográfico, com velocidade de 25 mm/s e voltagem de 10 mm/mV (à esquerda) e traçado eletrocardiográfico demonstrando as ondas, segmentos e intervalos (à direita). PR: intervalo PR; QRS: complexo QRS; QT: intervalo QT.

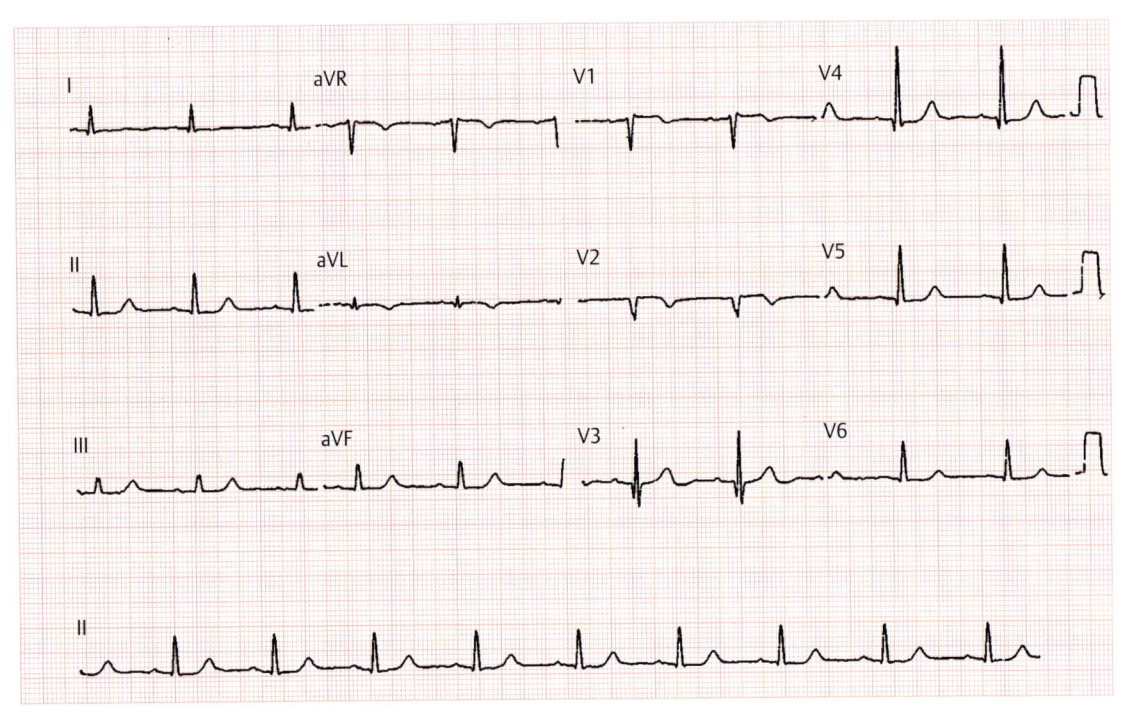

Fig. 12-4. Traçado eletrocardiográfico de 12 derivações, de 25 mm/s e de 10 mm/mV, demonstrando ritmo sinusal, frequência cardíaca de 60 bpm, intervalo PR de 200 ms, eixo do complexo QRS (SÂQRS) de cerca de +50°, intervalo QT corrigido de 460 ms, zona eletricamente inativa em região anterosseptal, alterações da repolarização ventricular na região lateral alta e septal (onda T invertida ou achatada.)

vertical equivale a 0,04 s ou 40 ms, com voltagem padrão (denominada N), equivalendo, cada milímetro horizontal, a 0,1 mV ou 1 mm (10 mm/mV) (Figs. 12-3 e 12-4).

Eletrocardiograma de Alta Resolução

É um sinal eletrocardiográfico pró-mediado (continuamente repetido e justaposto), amplificado e filtrado, obtido através das derivações ortogonais X, Y e Z, que torna possível o registro de potenciais elétricos de baixa amplitude e de alta frequência, gerados na região de condução lenta, considerados potencialmente arritmogênicos.[6] É necessária uma média de 300 a 400 complexos QRS com um ruído final menor ou igual a 0,3 uV. São analisados três parâmetros:

- Voltagem média dos 40 ms terminais do QRS filtrado (normal ≥ 20 uV).
- Duração total dos sinais < 40 uV no final do QRS filtrado (≤ 38 ms).
- Duração total do QRS filtrado (≤ 114 ms).

Com a constatação de pelo menos dois parâmetros alterados, o teste é considerado positivo (Fig. 12-5). As limitações do método verificam-se pelo bloqueio de ramo esquerdo e seu baixo valor preditivo positivo.

Eletrocardiografia Dinâmica (Holter)

O registro eletrocardiográfico durante períodos prolongados foi introduzido por Norman Jeff Holter em 1961 e, desde então, um importante avanço tecnológico tem ampliado suas aplicações clínicas.[7] Há três tipos básicos de gravação: contínua, durante 24 ou 48 horas, intermitente (Holter de eventos) e analítica em tempo real.[8-10] Para seu registro são utilizadas derivações bipolares, sendo necessário um eletrodo positivo (explorador, geralmente uma derivação precordial), um negativo para cada derivação e um indiferente, tornando possível o registro de até três derivações (Fig. 12-6). Há gravadores digitais que permitem o monitoramento das 12 derivações.[11] Por meio deste método, podem ser obtidos o diagnóstico e a caracterização das arritmias cardíacas, a correlação com os sintomas, a avaliação da eficácia da medicação antiarrítmica, o estudo de isquemia miocárdica pela análise do segmento ST, a análise do funcionamento dos dispositivos elétricos (marca-passos e desfibriladores implantáveis), a análise da variabilidade da frequência cardíaca no domínio do tempo e da frequência, do intervalo QT e da alternância da onda T. O registro intermitente pode ser obtido por meio de um pequeno gravador externo que tem memória com

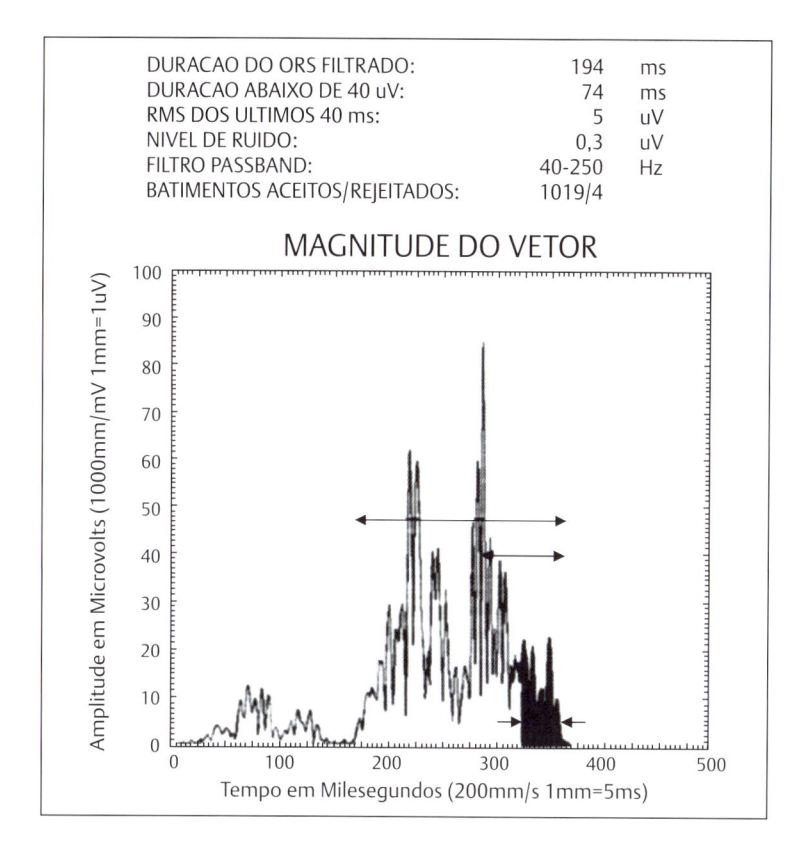

DURACAO DO QRS FILTRADO:	194	ms
DURACAO ABAIXO DE 40 uV:	74	ms
RMS DOS ULTIMOS 40 ms:	5	uV
NIVEL DE RUIDO:	0,3	uV
FILTRO PASSBAND:	40-250	Hz
BATIMENTOS ACEITOS/REJEITADOS:	1019/4	

Fig. 12-5 Traçado de eletrocardiograma de alta resolução, com nível de ruído de 0,3 uV e análise de 1.019 complexos QRS (com rejeição de quatro), demonstrando alteração dos três parâmetros.

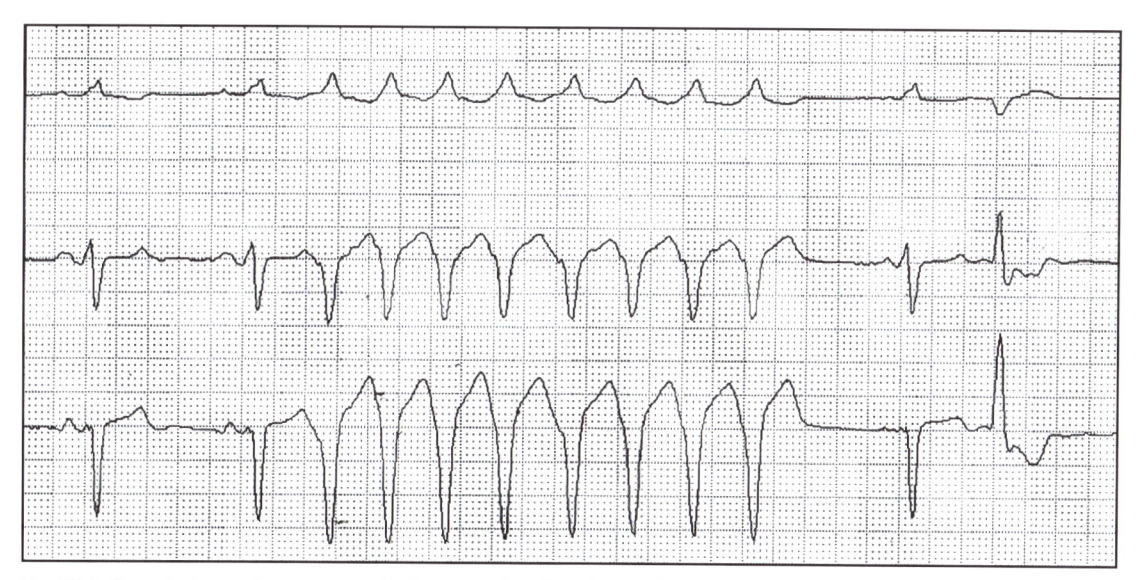

Fig. 12-6. Traçado de monitoramento pelo sistema Holter de 24 horas, de três derivações (V1 e V5 modificadas e D3), demonstrando os primeiros dois batimentos em ritmo sinusal, seguidos de episódio de taquicardia ventricular não sustentada, composta de 8 batimentos, com morfologia de bloqueio de ramo direito e eixo para a esquerda.

duração de 4 a 18 minutos. Durante ou após o sintoma, o paciente ou um familiar previamente orientado aciona o dispositivo que armazena o registro durante os 3 a 16 minutos (ou 5 a 15 minutos) anteriores ou 1 a 2 minutos após o evento. Com a troca semanal da bateria, esse Holter de eventos é mantido por semanas junto ao paciente para registro durante o quadro clínico de palpitações, síncopes, possibilitando o diagnóstico mais bem embasado se comparado com o Holter contínuo de 24 horas.[8-10] Atualmente, o registro intermitente por meio do Holter de eventos pode registrar de 2 a 4 horas de atividade.[12] Entretanto, se o quadro de síncope é infrequente e inexplicado e o paciente não apresenta disfunção ventricular, o monitoramento prolongado sem eletrodos externos por intermédio de um dispositivo implantável é o indicado. Este dispositivo é implantado na região subcutânea do hemitórax esquerdo por meio de anestesia local e sua bateria tem uma vida útil de até 3 anos. Seu registro é obtido por telemetria direta ou por via telefônica (inclusive por aplicativo de *smartphone*), durante 42 minutos ou mais programáveis. Há, ainda, o monitoramento em tempo real, com um dispositivo externo ou implantado, com transmissão da informação para uma central de armazenamento de dados (por meio da telemedicina) e, por outra via eletrônica, para o médico, proporcionando maior frequência de diagnóstico do distúrbio do ritmo cardíaco.[10-14]

Teste Ergométrico

É um teste muito utilizado há décadas, sendo considerado um exame complementar importante e de baixo custo. A incidência de infarto agudo do miocárdio ou de morte é de 1:2.500 testes realizados. É também considerado seguro, com necessidade de alguma intervenção médica em menos de 0,2% dos casos. Em populações não selecionadas, a incidência de morte é inferior a 1:10.000 exames. Pode ser realizado em bicicleta ergométrica ou esteira rolante, com monitoramentos cardíaco contínuo e da pressão arterial, registro a cada estágio, equipe habilitada e sala adequada com suporte para reanimação cardiopulmonar. Há vários protocolos com tempo de duração, inclinação e velocidade da esteira ou carga da bicicleta distintos a cada estágio. Para sua interpretação, são considerados principalmente o quadro clínico desencadeado durante o teste (angina, presença de B3, sinais de congestão pulmonar ou baixo débito), as respostas cronotrópica e pressórica, as alterações eletrocardiográficas, a duração do teste e a capacidade física avaliada. Quanto às alterações eletrocardiográficas, o infradesnivelamento com morfologia horizontal ou descendente do segmento ST ≥ 1 mm aferido no ponto J (Fig. 12-7), ou infradesnivelamento ≥ 1,5 mm (para pacientes de risco moderado ou alto de doença arterial coronariana) ou > 2 mm (para pacientes de baixo risco de doença arterial coronariana) aferido no ponto Y, ou seja, a 80 ms do ponto J, com morfologia ascendente, durante o exercício ou na fase de recuperação, são considerados resposta sugestiva de isquemia miocárdica. Para o diagnóstico de doença arterial coronariana, apresenta uma sensibilidade entre 50 e 72% e uma especificidade entre 69 e 90%, dependentes da pré-probabilidade, da idade do paciente (maior nos idosos), do sexo (menor acurácia nas mulheres) e da influência de fármacos. Os resultados falso-positivos são observados em pacientes que apresentam valvopatia, hipertrofia ventricular esquerda, com infradesnivelamento do segmento ST no ECG em repouso e naqueles sob efeito de digoxina.[15-18] O supradesnivelamento do segmento ST é raro; contudo indica obstrução coronariana grave ou espasmo coronariano. Em pacientes no período após infarto do miocárdio pode associar-se à discinesia ventricular.[18]

As contraindicações absolutas ou relativas ao teste são os quadros de infarto agudo do miocárdio há 2 dias, angina instável de alto risco, arritmias não controladas com sintomas ou repercussão hemodinâmica, estenose aórtica sintomática, insuficiência cardíaca sintomática, embolia pulmonar aguda, miocardite e pericardite agudas e dissecção aguda de aorta. Valores pressóricos de 240 mmHg para sistólica e 120 mmHg (nos normotensos) e 140 mmHg (nos hipertensos) para diastólica são um dos critérios para interrupção do teste. Pacientes que apresentem ao ECG sinais de pré-excitação, ritmo de marca-passo artificial, bloqueio de ramo esquerdo ou infradesnivelamento do segmento ST maior que 1 mm não devem ser submetidos ao teste em razão da impossibilidade de interpretação adequada das alterações do segmento ST já observadas no repouso. Para esses pacientes, a investigação de isquemia miocárdica deverá ser feita por meio da cintigrafia ou angiografia cardíaca, descrita adiante. Pode-se acrescentar à ergometria convencional a quantificação da ventilação pulmonar e análise de gases, constituindo a ergoespirometria, indicada principalmente para avaliar a capacidade física e resposta à terapia nos pacientes com insuficiência cardíaca e candidatos ao transplante cardíaco.[15-18]

Teste de Inclinação

Esta propedêutica complementar passou a ser utilizada para o diagnóstico de síncope vasovagal ou inexplicada a partir de 1986 e, desde então, várias publicações demonstraram sua utilidade e reprodutibilidade.[9,10,13] Apresenta as seguintes indicações:

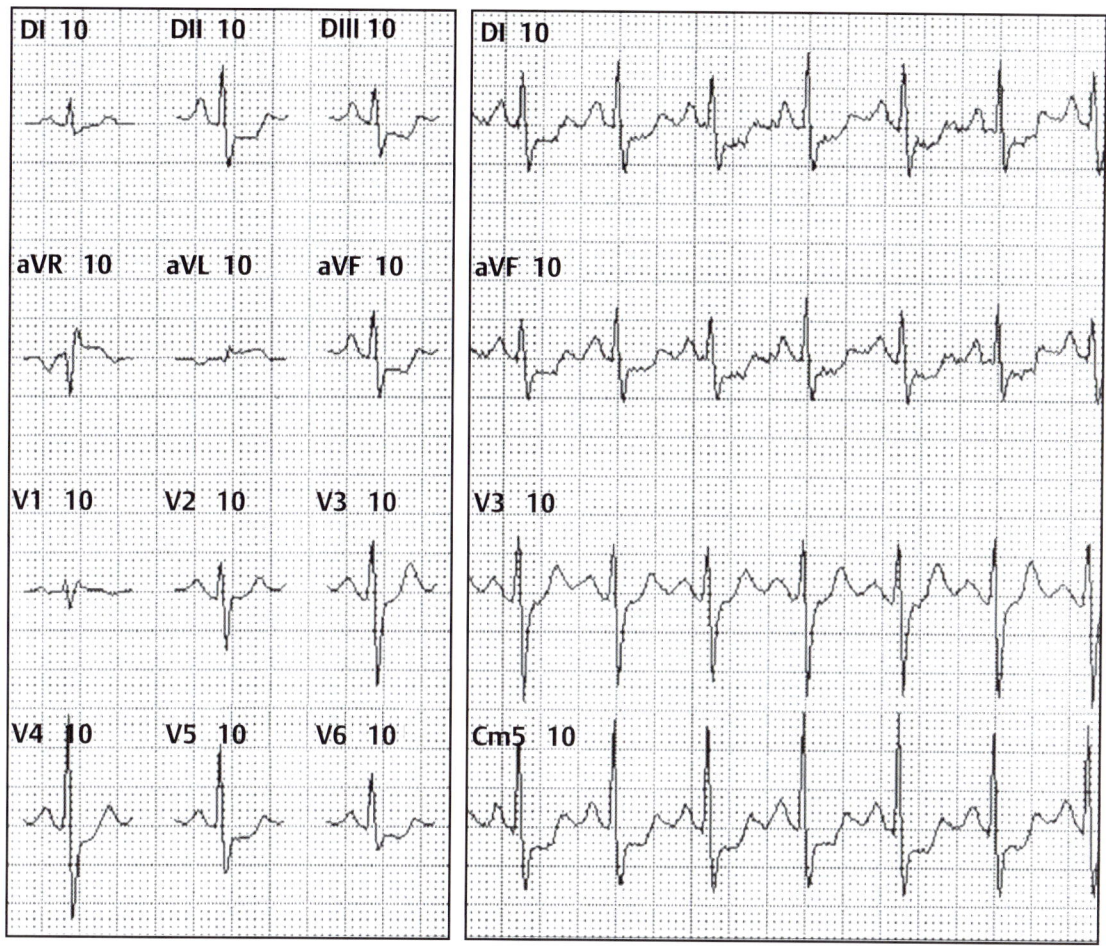

Fig. 12-7. Traçado obtido durante o teste ergométrico em esteira rolante, demonstrando infradesnivelamento do segmento ST de morfologia horizontal de até 2 mm aferido no ponto J nas derivações DII, DIII, aVF, de V3 a V6 e em CM5.

- Nos casos de episódio ímpar de síncope inexplicada de alto risco (com trauma ou implicações ocupacionais) ou episódios recorrentes na ausência de cardiopatia, ou mesmo na sua presença (quando outras causas foram excluídas).
- Quando alterar a abordagem terapêutica.
- Quando o método clínico não possibilitar o diagnóstico, sendo necessária a diferenciação dos quadros de epilepsia, quedas e tonturas.

O teste consiste na inclinação passiva do paciente, após um período de 5 a 20 min em repouso, a um ângulo entre 60 e 70 graus, durante 20 a 45 minutos (Fig. 12-8). O paciente deve estar sob monitoramento eletrocardiográfico e da pressão arterial e em jejum por 6 h. Se a fase passiva é negativa, pode ser realizada a fase farmacológica, com isoproterenol intravenoso ou nitroglicerina aerossol sublingual, na posição inclinada durante 15 a 20 min adicionais. O teste positivo pode apresentar uma das respostas associadas a sintomas de pré-síncope ou síncope:

- Vasovagal ou neurocardiogênica que permite três padrões.
  - Vasodepressora: há queda da pressão arterial maior que 30 mmHg sem alteração significativa da frequência cardíaca.
  - Cardioinibitória: a bradiarritmia, como pausa sinusal superior a 3 s ou bloqueio atrioventricular, precede a hipotensão.
  - Mista: há hipotensão precedendo ou concomitante à bradicardia.
- Resposta disautonômica.
  - Hipotensão postural clássica (queda de pelo menos 20 mmHg na pressão arterial sistólica e/ou 10 mmHg na pressão arterial diastólica dentro de 3 minutos do ortostatismo). Outro critério é o valor

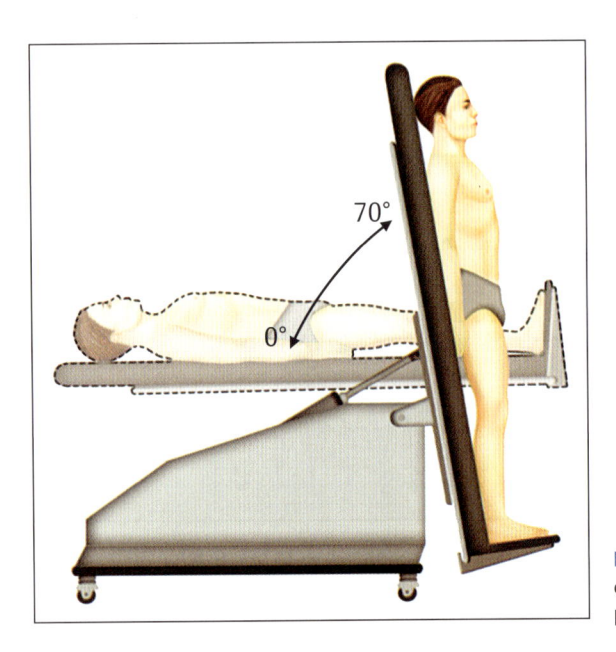

Fig. 12-8. Representação do teste de inclinação demonstrando a inclinação a 70° do paciente, após o período na posição supina.

absoluto de pressão arterial sistólica inferior a 90 mmHg (principalmente naqueles com essa pressão na posição supina for inferior a 110 mmHg).
- Queda gradual e progressiva da pressão arterial.
- Síndrome postural ortostática taquicárdica, quando há intolerância à postura com aumento imediato e mantido de mais de 30 bpm na frequência cardíaca ou frequência cardíaca superior a 120 bpm.

A classificação VASIS modificada[19] apresenta os seguintes padrões de resposta ao teste de inclinação referente à síncope vasovagal:

1. Tipo 1, misto: há queda na pressão arterial (PA) e na frequência cardíaca (FC), sendo que a queda da PA precede a da FC, e esta não apresenta valor menor que 40 bpm.
2. Tipo 2A, cardioinibitória sem assistolia: há queda na FC, que é inferior a 40 bpm durante mais de 10 s.
3. Tipo 2B, cardioinibitória com assistolia: há assistolia com duração maior que 3 s. A queda PA ocorre concomitantemente ou antes da queda da FC.
4. Tipo 3, vasodepressora: há diminuição da PA abaixo de 80 mmHg, porém a FC não cai mais que 10%.

Dependendo do protocolo utilizado, a sensibilidade varia entre 51 e 75% e a especificidade entre 92 e 94%, sendo segura a sua realização.[9,10] Em pacientes com quadro atípico, o teste pode ser positivo em 51-56% dos casos. Naqueles com síncope inexplicada após abrangente investigação, o teste também pode ser positivo em 30-36%. Por isso, sua classe de recomendação é IIa para o diagnóstico de uma das respostas descritas acima e para discernir síncope de pseudossíncope psicogênica (transtorno de conversão).[13] Contudo, um teste com resposta negativa não excluiu o diagnóstico de síncope reflexa.

Nos pacientes com mais de 40 anos de idade, é necessário realizar a massagem do seio carotídeo, iniciando-se à direita, durante 10 s, para pesquisa de hipersensibilidade do mesmo. As contraindicações são os quadros de acidente vascular encefálico ou acidente isquêmico transitório nos últimos 3 meses, presença de sopro carotídeo ou exame de imagem demonstrando obstrução da artéria carótida superior a 70%. A resposta é considerada cardioinibitória, se assistolia for superior a 3 s; vasodepressora, se queda superior a 50 mmHg na pressão arterial sistólica; ou mista, com os dois componentes, e sempre associada a sintomas, seja a massagem realizada com o paciente na posição supina ou, se negativa, na posição inclinada. As complicações principais são neurológicas e apresentam uma incidência de 0,24%.[9,10,13]

Estudo Eletrofisiológico Diagnóstico

A eletrofisiologia emergiu quando Durrer e Coumel, independentemente, desenvolveram a técnica de estimulação elétrica programada do coração em 1967 e quando o registro através de cateter do feixe de His em humanos foi documentado, em 1969, por Scherlag.[20] O registro de eletrogramas intracardíacos em conjunto com as técnicas de estimulação possibilita reproduzir as arritmias clínicas, determinar seu mecanismo e sua origem. Para a sua realização, são necessários a equipe profissional e o laboratório de hemodinâmica devidamente equipado com polígrafo, estimulador, cateteres, cardioversor-desfibrilador externo, material para reanimação e fármacos. Para o posicionamento de cateteres intracardíacos é necessário o acesso vascular venoso e, às vezes, arterial, por meio de técnicas percutâneas. Há poucas contraindicações absolutas a esse estudo, como os quadros de isquemia miocárdica instável, bacteriemia ou septicemia, insuficiência cardíaca aguda descompensada não causada por arritmias, diátese hemorrágica importante e, no caso de acesso pela veia femoral, trombose venosa de membros inferiores. É um exame eletivo, entretanto sua realização de emergência justifica-se em casos de taquicardias supraventriculares ou ventriculares incessantes. Por meio dessa propedêutica, são avaliadas características eletrofisiológicas como automaticidade, condução e refratariedade; são desencadeadas e revertidas taquiarritmias e feita a análise de sua sequência de ativação; realizados o estudo das bradiarritmias e a investigação de síncope; estratificados os riscos de quadros decorrentes de arritmias; indicadas e avaliadas terapias antiarrítmicas em cardiopatias estruturais e na Síndrome de Brugada.[21,22] O exame também pode incluir a terapêutica, com a ablação do foco de arritmia por intermédio da aplicação de energias, como a radiofrequência (Fig. 12-9).

Monitoramento Ambulatorial da Pressão Arterial

É o método que possibilita o conhecimento do perfil de variações da pressão arterial durante a vigília e o sono por meio do registro indireto e intermitente (no mínimo a cada 30 min) durante 24 horas. Assim, serão obtidas pelo menos 16 medidas da pressão arterial durante a vigília e 8 durante o período do sono. As principais indicações são a suspeita de hipertensão do avental branco, identificação de pacientes com hipertensão mascarada, avaliação da hipertensão resistente, avaliação de sintomas decorrentes, principalmente, de hipotensão, e avaliação de disfunção autonômica. Há evidências de melhor correlação com

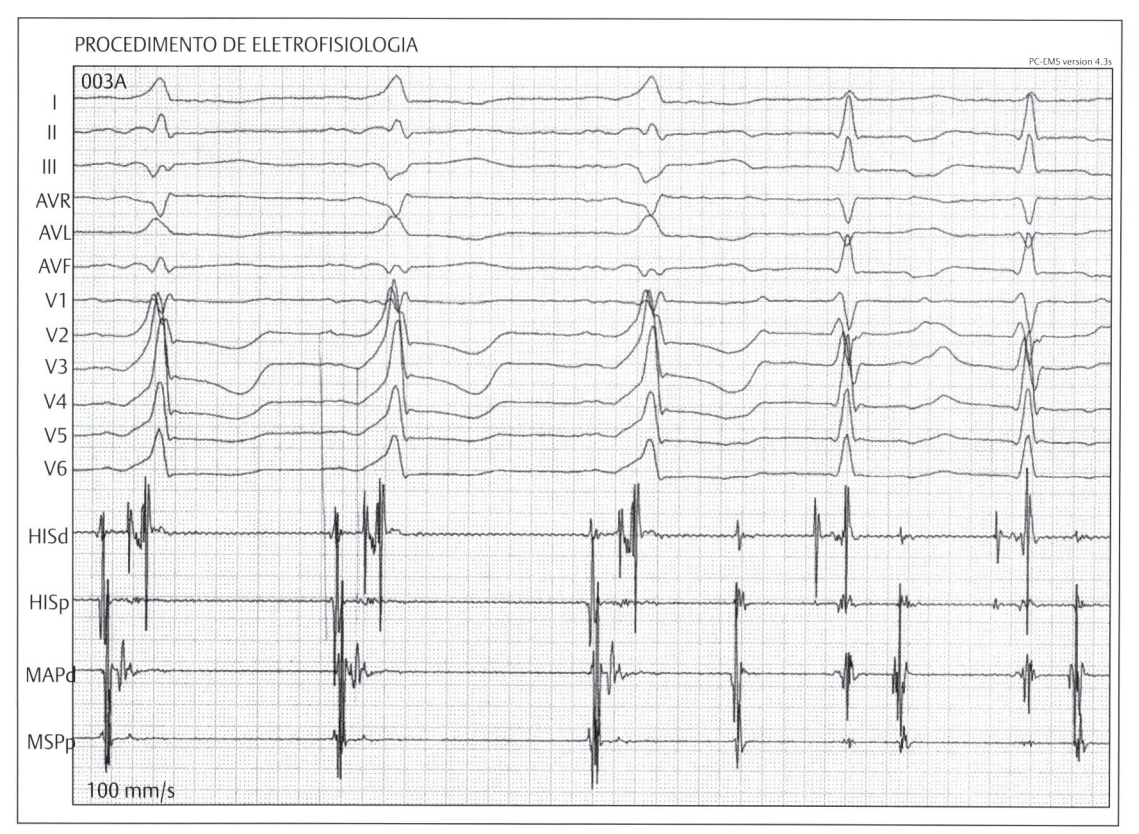

Fig. 12-9. Traçado obtido durante o estudo eletrofisiológico, a velocidade de 100 mm/s, demonstrando as 12 derivações de superfície do eletrocardiograma e os registros intracavitários, com os eletrogramas do átrio, do His e do ventrículo direito (ver registro HISd). No ECG de superfície, o intervalo PR é curto e há presença de onda delta (empastamento inicial do complexo QRS), demonstrando pré-excitação. O intervalo HV (entre o eletrograma do feixe de His e o eletrograma ventricular) é de −15 ms. O registro MAP (mapeamento) foi obtido com o cateter de ablação na região mediosseptal direita, demonstrando ativação ventricular mais precoce, com atividade elétrica contínua. Nessa localização, aplicou-se energia de radiofrequência, ocorrendo perda da pré-excitação no ECG de superfície a partir do 4º complexo QRS e aumento do intervalo HV.

o prognóstico cardiovascular com medidas obtidas pelo monitoramento ambulatorial da pressão arterial (MAPA) em comparação com as obtidas no consultório.[23] Para informações detalhadas sobre a pressão arterial, o leitor deve consultar o Capítulo 4.

EXAMES DE IMAGEM

Radiografia de Tórax

O pioneiro sobre a utilização da radiografia do coração foi Francis Williams que, em 1896, validou-a como o melhor método para análise das dimensões cardíacas, comparando-a com o exame físico e os estudos de necropsia. Apesar da ampliação do arsenal propedêutico de imagem, em virtude dos conhecimentos sedimentados, de sua difusão, da simplicidade e do baixo custo, a radiologia simples mantém-se como método de investigação básico na cardiologia.[24] A incidência radiológica em PA (posteroanterior) é a mais frequentemente usada, constituindo rotina na avaliação do tórax. Nesta incidência, o paciente em apneia pós-inspiratória forçada posiciona sua região torácica anterior junto ao filme e os raios penetram através do dorso, estando a fonte de raios X entre 1,5 a 2 m de distância, reproduzindo as dimensões dos órgãos próximas do real. Por meio de sua análise, podem-se avaliar a área cardíaca, todas as câmaras cardíacas, vasos da base, circulação pulmonar, hilos pulmonares, cavidade pleural, timo e mediastino em geral. As outras incidências utilizadas são o perfil esquerdo e as oblíquas anteriores esquerda (OAE) e direita (OAD). O perfil esquerdo pode ser feito com contraste esofágico e serve para avaliar principalmente o tipo de tórax com relação ao diâmetro anteroposterior, o átrio esquerdo e o ventrículo esquerdo. Nesta incidência, o paciente em fase inspiratória profunda encosta sua região torácica lateral esquerda no suporte do filme e os raios incidem na região lateral direita. A posição OAE é uma incidência para estudo das câmaras cardíacas esquerdas, na qual o paciente em ângulo de 45° em inspiração forçada encosta a região esquerda ao suporte do filme e os raios incidem na região posterior direita. E na posição OAD, o paciente permanece com a região anterior direita do tórax encostada ao suporte do filme em um ângulo de 45° em inspiração profunda, tornando possível o estudo principalmente do átrio esquerdo, ventrículo direito e tronco da artéria pulmonar.

Ecocardiografia

Os primeiros estudos sobre o ultrassom surgiram no século 18 por intermédio da observação de morcegos cegos que utilizavam ecos (reflexos de ultrassom) para sua localização e voo. No entanto, somente em 1954, Hertz e Edler iniciaram os trabalhos com um ultrassonoscópio para examinar o coração, sendo mais tarde proposto o termo ecocardiograma. Este exame complementar utiliza ondas sonoras com frequências superiores a 20.000 ciclos por segundo (Hz), acima dos níveis de audibilidade humana, por meio da manipulação de transdutores. Há diferentes modalidades desse método como os modos unidimensional, bidimensional e tridimensional, o Doppler pulsado e contínuo para análise das características do fluxo sanguíneo e o mapeamento de fluxo em cores. E há diferentes tipos de procedimentos: transtorácico (Fig. 12-10), transesofágico, fetal, de estresse (com esforço físico ou com administração de fármacos

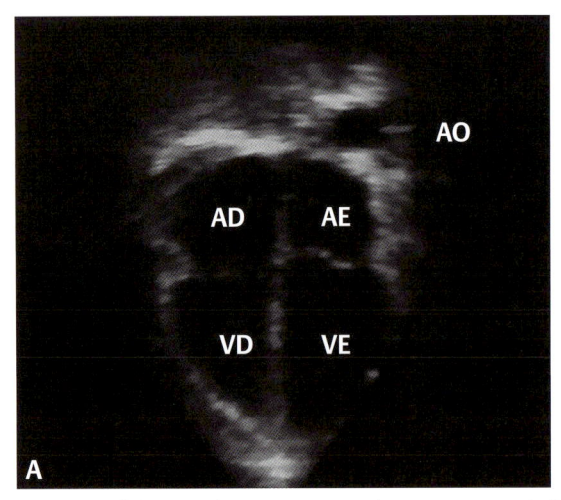

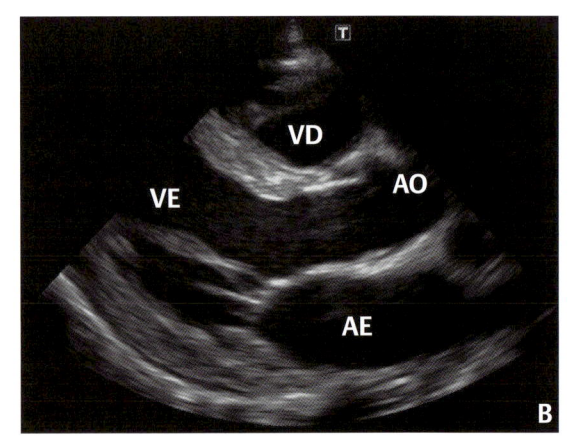

Fig. 12-10. (A) Ecocardiograma transtorácico em corte apical de 4 câmaras (B) Ecocardiograma transtorácico em corte paraesternal longitudinal do VE. (Cedidas gentilmente pela Profa. Dra. Zilda Maria Alves Meira). (VE = ventrículo esquerdo; AE = átrio esquerdo; VD = ventrículo direito; AO = aorta).

indutores de isquemia transitória), intraoperatório, intravascular, com contraste, com caracterização tecidual e Doppler tecidual. Há técnicas adicionais, como uso de solução salina (microbolhas) para avaliar *shunt* cardíaco e pulmonar, e técnicas para detecção de borda endocárdica, as quais diminuíram a variabilidade interobservador e melhoraram a sensibilidade do ecocardiograma de estresse. Esse instrumento propedêutico é utilizado para o diagnóstico, avaliação de gravidade e planejamento terapêutico da maioria das doenças cardiovasculares. Não é invasivo e proporciona mínimo desconforto e risco para o paciente. Entretanto, deve ser utilizado após cuidadosa história clínica, exame físico e correta interpretação do ECG e radiografia de tórax.[25,26]

Cintigrafia do Miocárdio

A propedêutica por meio da cintigrafia de perfusão do miocárdio está indicada na avaliação de procedimentos de revascularização, para detecção de gravidade da área isquêmica – em situações com extensas zonas de necrose – ou em pacientes que utilizam fármacos que interferem nos padrões do ECG e para elucidação diagnóstica nos casos de teste ergométrico não conclusivo.[15] Por intermédio da captação e retenção dos radiofármacos entre as fases de estresse e repouso, é possível a diferenciação entre tecidos normais, isquêmicos e fibróticos, com análise qualitativa e quantitativa, e a detecção de viabilidade miocárdica (Fig. 12-11). Em razão do avanço tecnológico, utilizam-se, atualmente, na rotina, as imagens tomográficas (SPECT – Single Photon Emission Computed Tomography) em substituição à cintigrafia planar. As imagens podem também ser obtidas de forma sincronizada com o ECG para a análise da função ventricular simultaneamente à análise de perfusão miocárdica. E o uso de tomografia por emissão de pósitrons possibilita estudar de forma quantitativa, além da viabilidade miocárdica, a perfusão regional. Os radiofármacos principais utilizados são o tálio 201 e o tecnécio 99 m sestamibi e tetrofosmina. No caso do uso de tálio para pesquisa de miocárdio viável, pode ser necessária outra fase (além do estresse e repouso): a de redistribuição tardia ou reinjeção. Na interpretação dos resultados, também são considerados o extravasamento do radiofármaco para o pulmão em pacientes com disfunção ventricular esquerda e o aumento da cavidade ventricular durante a fase de estresse. Os testes provocativos de isquemia utilizados na fase de estresse são os testes ergométrico e farmacológico. Este último é indicado para pacientes com limitação física ao exercício: problemas ortopédicos, plegia ou paresia muscular ou em situações que impeçam a interpretação adequada das imagens e do ECG, como ritmo de marca-passo artificial, bloqueio de ramo esquerdo, ECG com alterações da síndrome de pré-excitação e depressão do segmento ST > 1 mm. Os fármacos utilizados que induzem isquemia miocárdica são o dipiridamol e a adenosina, por meio da indução de vasodilatação coronariana em vasos normais (resultando em roubo coronariano, com menor perfusão em vasos com obstrução), e a dobutamina, pelo aumento do consumo de oxigênio.[27] Além disso, por meio da cintigrafia com outros radiotraçadores como o gálio, anticorpos antimiosina, ^{123}I-metaiodobenzilguanidina, é possível o estudo da presença de inflamação e da inervação miocárdica. Há, também, a análise da perfusão miocárdica pela Tomografia de Emissão de Fóton Único Sincronizada ao Eletrocardiograma (GSPECT - Gated myocardial perfusion SPECT), com a aquisição de imagens no formato quadridimensional sincronizada ao ECG (a onda R corresponde à diástole final) e avaliação da função cardíaca de maneira dinâmica. Esse exame fornece dados quantitativos precisos, reprodutíveis e independentes do operador, permitindo a avaliação de anormalidades segmentares induzidas por estresse, da função ventricular (sistólica e diastólica), da geometria e massa ventricular, assim como da viabilidade miocárdica.[28]

Cateterismo Cardíaco e Angiografia

O crédito do primeiro cateterismo cardíaco em humanos é de Frossman em 1929, quando introduziu em si próprio um cateter até o átrio direito. No início da década de 1940, André Cournand desenvolveu a rotina do método. Desde então, uma variedade de acessos foi desenvolvida, com uma expansão exponencial do campo de abrangência dos laboratórios de hemodinâmica. Por meio do cateterismo direito e esquerdo, são feitas medidas de pressões, cálculo de débito cardíaco e de resistências vasculares, cálculo de análise de fluxo fracional (para detecção de lesão com repercussão funcional em pacientes com lesão multivascular) e coleta de amostras sanguíneas para análise oximétrica, além de coronariografia (Fig. 12-12), angiografia pulmonar e ventriculografia com contraste. Esse método diagnóstico deve ser realizado nos pacientes com doença arterial coronariana (DAC) aguda ou crônica de alto risco; em pacientes com valvopatia como pré-operatório causada por suspeita de DAC em razão da idade, presença de fatores de risco ou de alterações isquêmicas em testes não invasivos; em pacientes com cardiopatia congênita quando há indícios de anomalia de artéria coronária ou quando o estudo anatômico se fizer necessário; em pacientes com insuficiência cardíaca e suspeita de DAC e em pacientes em pré-operatório de cirurgia não cardíaca com suspeita de DAC ou cirurgias de alto risco – aorta ou outras vasculares. Não há contraindicações absolutas

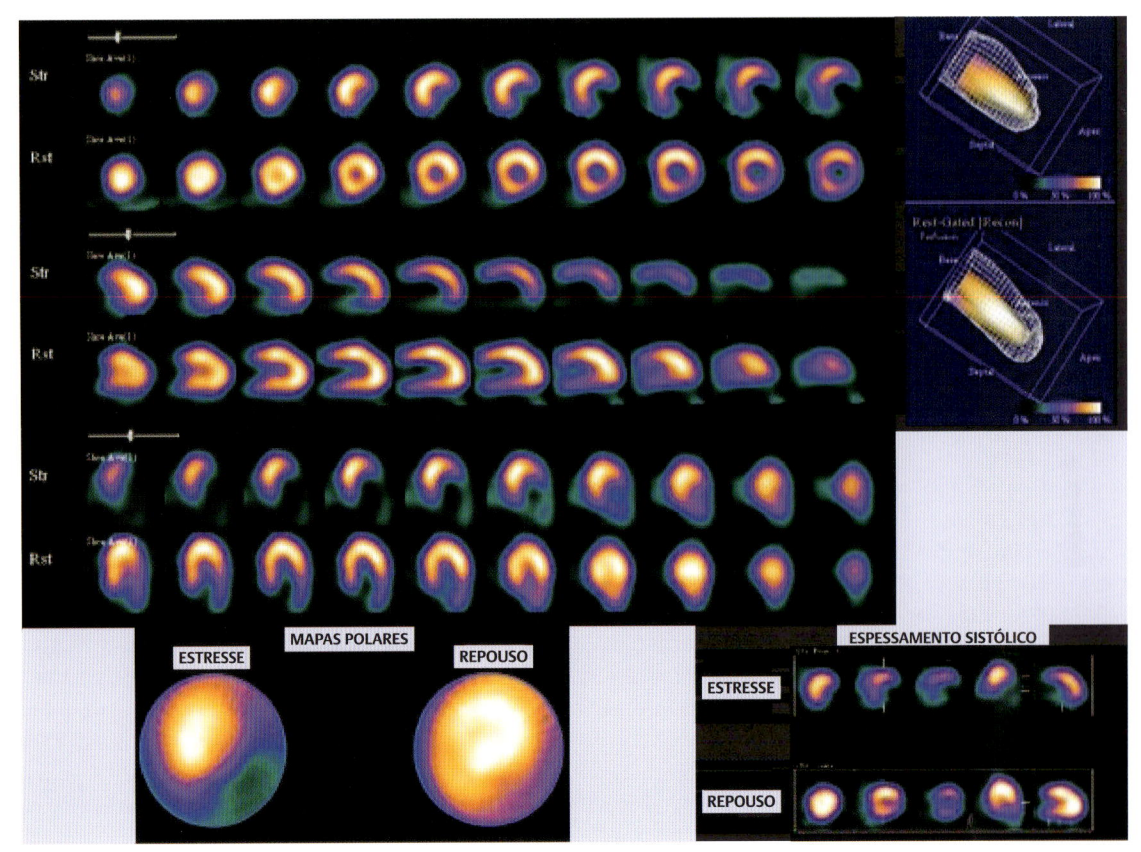

Fig. 12-11. Cintilografia de perfusão miocárdica de estresse/repouso (99 mTc-MIBI). A primeira linha de cada um dos cortes tomográficos nos 3 eixos ortogonais correspondentes ao estresse, evidenciando hipocaptação do radiofármaco na parede inferolateral do ventrículo esquerdo (VE), de grande extensão e em grau acentuado acompanhada de dilatação da câmara do VE; segunda linha de cada um dos cortes ortogonais correspondentes ao repouso, pareadas às do esforço, evidenciando captação praticamente homogênea e adequada pelas paredes do VE, o que caracteriza defeito transitório ou reversibilidade da hipoperfusão estresse-induzida. Ausência de dilatação da câmara do VE. Mapas polares (projeção do VE em um único plano) das imagens de estresse e repouso permitindo a estimativa, por *software*, do acometimento de cerca de 20% da massa estimada do VE com reversibilidade de, aproximadamente, 90% da área hipoperfundida no estresse, nas imagens de repouso. Reconstrução tridimensional do VE com delimitação da área cardíaca em diástole (grade) e em sístole (volume colorido) traduzindo a adequada contratilidade global do VE, embora de valor mais baixo no esforço (sinal indireto de isquemia, de valor prognóstico). (Cedida gentilmente pela Profa. Dra. Viviane Santuari Parisotto Marino.)

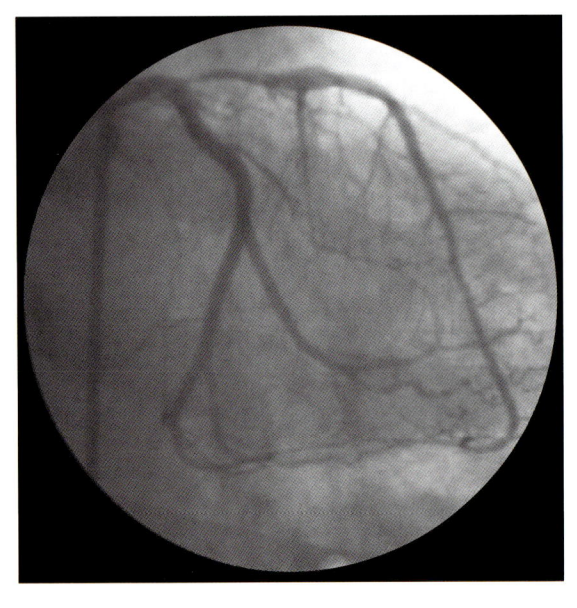

Fig. 12-12. Coronariografia esquerda, demonstrando lesão crítica da artéria descendente anterior proximal, em incidência oblíqua anterior direita caudal. (Cedida gentilmente pelo Dr. Carlos Augusto Bueno Silva.)

a esse procedimento, porém se deve realizá-lo após a estabilização do paciente em situações de infecção, insuficiência renal aguda, sangramento ativo e distúrbio eletrolítico grave. A incidência de complicações maiores (infarto agudo do miocárdio, acidente vascular cerebral, hemorragia grave) é em torno de 1,7%, e a taxa de óbito relacionado com o exame, de 0,11%.[29]

Ventriculografia Radioisotópica

É o estudo funcional das câmaras ventriculares, por meio da marcação das hemácias circulantes com isótopo radioativo tecnécio 99 m, em repouso ou sob estresse físico, permitindo o cálculo preciso e altamente reprodutível da fração de ejeção.[27]

Ressonância Magnética

Datam de 1982 as primeiras descrições sobre a aplicação da ressonância magnética na avaliação de estruturas cardiovasculares e a partir de 1987 iniciaram-se os estudos clínicos. Essa é uma técnica de imagem para demonstrar a anatomia interna das cavidades cardíacas, com análise dos fluxos e volumes cardíacos, do miocárdio, pericárdio e estruturas adjacentes no mediastino. Torna possível a visualização de imagens em múltiplos planos e sem limitações de estrutura corporal, óssea e em razão do ar dos campos pulmonares, como ocorre em outras técnicas de imagem. Por meio de um campo magnético, são obtidas as imagens em função das diferentes concentrações dos átomos de hidrogênio dos tecidos, possibilitando estudos de caracterização tecidual, das alterações vasculares, de cálculos de massa e volumes, mapas de velocidade de fase e estudos angiográficos. O realce tardio miocárdico identifica área de fibrose, a qual é um substrato para arritmia e, portanto, com valor prognóstico. Pacientes portadores de dispositivos elétricos, como marca-passos, desfibriladores e prótese valvar cardíaca Starr Edwards modelo 6000 ou anteriores, não se podem submeter a essa técnica em decorrência da interferência do campo magnético nesses dispositivos, somente sendo possível realizar esta técnica em centros com grande experiência, havendo indicação clínica com relação risco-benefício adequada. O estudo da perfusão miocárdica por ressonância magnética com agentes farmacológicos permite avaliar pacientes com sintomas de angina e com lesões obstrutivas coronarianas e também com doença microvascular.[30-33]

Tomografia Computadorizada

Este exame foi introduzido em 1973. Desde então é muito utilizado pela disponibilidade de aparelhos de múltiplos detectores (atualmente com até 320 colunas de detectores) ou *multislice*. O uso da tomografia computadorizada por meio da captação de raios X torna possível a avaliação do escore de cálcio, da anatomia coronariana com contraste (angiotomografia), a avaliação valvar e dos ventrículos. A emissão de feixe de raios X no formato de hélice, que passa pelo corpo do paciente em diversos ângulos, proporciona a obtenção de imagens seccionais de alta resolução espacial com menos de 20 segundos, sendo necessário que o paciente faça pausas respiratórias durante a obtenção das imagens. Pode ser utilizada em conjunto com a eletrofisiologia em razão da adequada caracterização da anatomia cardiovascular. No caso da angiotomografia, há a detecção de placas ateroscleróticas não significantes hemodinamicamente e, por isso, não reveladas pelo exame de perfusão miocárdica, apresentando alto valor preditivo negativo.[34-36] Para informações mais detalhadas, o leitor pode consultar o Capítulo 11.

BIÓPSIA DO CORAÇÃO

A primeira referência a essa técnica foi em 1958. A partir da década de 1960, adquiriu-se maior segurança e introduziu-se o acesso venoso em sua realização. Atualmente a biópsia cardíaca é realizada por técnica transvenosa, por meio da punção da veia jugular interna e sob visão radioscópica, retirando-se de 5 a 10 fragmentos de 1,0 a 2,0 mm cúbicos do miocárdio, de mais de uma região do ventrículo direito. As suas principais indicações são o diagnóstico de rejeição cardíaca em transplantados e a identificação de cardiotoxicidade induzida por fármacos, podendo ser utilizada também para o diagnóstico de algumas miocardiopatias e miocardite.[37,38]

EXAMES DE SANGUE E OUTROS

A avaliação laboratorial do cardiopata depende de seu quadro, mas os objetivos são a estratificação de risco e a detecção de comorbidades. Por exemplo, para um paciente hipertenso, a avaliação inicial inclui a dosagem plasmática de potássio, creatinina (e a estimativa do ritmo de filtração glomerular), ácido úrico, a dosagem da glicemia de jejum e de hemoglobina glicosilada, do colesterol total e suas frações, dos triglicerídios, a análise de urina e o ECG. Conforme a presença de lesões de órgãos-alvo, outros exames deverão ser feitos: a radiografia de tórax, o ecocardiograma, a dosagem de microalbuminúria, o ultrassom de carótida, o teste ergométrico, o MAPA. No caso de indícios de hipertensão arterial secundária, outros testes devem ser feitos, de acordo com a suspeita clínica, como ultrassonografia renal, arteriografia renal, determinações de catecolaminas e seus metabólicos em sangue e urina, relação aldosterona/atividade de renina plasmática, determinações de TSH (hormônio estimulante da tireoide), T4 livre, cálcio sérico, PTH (hormônio da paratireoide), do hormônio de crescimento, exames de imagem, polissonografia etc.[39]

Para pacientes com insuficiência cardíaca, os exames de indicação classe I são a dosagem de eletrólitos, o hemograma, a função renal, hepática e tireoidiana, glicemia de jejum, hemoglobina glicosilada, sorologia para doença de Chagas (se dados epidemiológicos sugestivos), além da radiografia de tórax, do eletrocardiograma e do ecocardiograma. Outros métodos de imagem e gráficos deverão ser feitos conforme indicação e abordagem nesse capítulo. É imperativo o monitoramento da função renal e dos eletrólitos (em especial o potássio) durante o acompanhamento e tratamento dos pacientes. Outro exame que pode ser feito no quadro de suspeita de insuficiência cardíaca é a dosagem do peptídio natriurético tipo B. O peptídeo natriurético tipo B (BNP) é liberado em resposta à sobrecarga de volume, de pressão ou por aumento da tensão parietal pelos miócitos ventriculares. Tanto o BNP como seu bioproduto inativo (N-terminal pró-BNP) podem ser utilizados para descartar o diagnóstico de insuficiência cardíaca, na emergência ou no cenário ambulatorial, por seu alto valor preditivo negativo. Se BNP < 35 pg/mL ou NT-proBNP < 125 pg/mL, com quadro clínico não sugestivo de insuficiência cardíaca, provavelmente esse diagnóstico está excluído. Ademais, esses marcadores apresentam um valor para estratificação de risco, com prognóstico desfavorável quando não há sua diminuição com o tratamento. Contudo, não são úteis para direcionar a terapia. Há fatores que interferem em sua dosagem ou deflagram sua liberação, como variação individual, sexo, idade avançada, índice de massa corporal, prática de exercícios físicos, estado hemodinâmico, ação de fármacos, comorbidades (como anemia, insuficiência renal, tromboembolismo pulmonar, hipertensão pulmonar importante, doença pulmonar obstrutiva crônica, fibrilação atrial, valvopatias, doenças inflamatórias cardíacas, cirrose hepática com ascite, sepse, hipertireoidismo, síndrome de Cushing, hiperaldosteronismo, hemorragia subaracnóidea, acidente vascular encefálico, trauma craniano importante).[38,40,41] Os pontos de corte para o diagnóstico de insuficiência cardíaca aguda provável estão dispostos no Quadro 12-1. Em pacientes com índice de massa corporal ≥ 30 kg/m², os valores preditivos positivo e negativo são de 60,7 e 96,2%, respectivamente; se ritmo de filtração glomerular < 60 mL/mim/1,73 m², os valores são de 66,5 e 97,3, respectivamente.[41]

Outros biomarcadores são as troponinas cardíacas T e I, que aumentam na lesão ou alteração funcional do miocárdio (ver item sobre Enzimas Cardíacas), e os marcadores de inflamação e fibrose, como a galectina-3.[38] (ver Capítulo 10, item sobre Insuficiência Cardíaca). Esses biomarcadores também podem ser promissores para a triagem de cardiotoxicidade induzida por quimioterápicos em pacientes oncológicos, contudo não estando bem estabelecida sua eficácia.[42]

Assim, para a solicitação dos exames, é necessária a realização da anamnese e do exame físico com proficiência, com elaboração de hipóteses diagnósticas que irão nortear os exames a serem solicitados. As recomendações para avaliação de fatores de risco foram discutidas no Capítulo 3.

No que se refere aos exames complementares no quadro de febre reumática, os mesmos são usados para confirmar o diagnóstico, uma vez que o mesmo é feito ou é baseado nos critérios de Jones formulados por T. Duckett Jones em 1944, revisados em 2015 pela última vez. Além da presença de infecção faríngea pelo estreptococo beta-hemolítico do grupo A precedendo 2 a 3 semanas os sintomas, o diagnóstico é feito por dois critérios maiores (cardite, artrite, coreia de Sydenham, eritema marginado e nódulos subcutâneos) ou um critério maior e dois menores. Entre os critérios menores, há os clínicos (artralgia, febre) e os laboratoriais (ECG com aumento do intervalo PR e velocidade de hemossedimentação

Quadro 12-1. Pontos de Corte de BNP e NT-proBNP para o Diagnóstico de Provável IC Aguda

Biomarcador	Ponto de corte (pg/mL)	Sensibilidade (%)	Especificidade (%)	VPP	VPN
BNP	400	63,0	91,0	86,0	74,0
NT-proBNP - Idade < 50 anos 50 a 75 anos > 75 anos	> 450 > 900 > 1.800	85,7 79,3 75,9	93,9 94,0 75,0	53,6 58,4 62,0	98,8 93,5 85,3

BNP: Peptídeo natriurético do tipo B; NT-proBNP: fração N-terminal do peptídeo natriurético do tipo B; IC: insuficiência cardíaca; VPP: valor preditivo positivo; VPN: valor preditivo negativo. Como critério de exclusão, NT-proBNP < 300 pg/mL apresentou sensibilidade de 93,9% e valor preditivo negativo de 98%

≥ 60 mm na primeira hora e/ou proteína C reativa ≥ 3 mg/dL). A evidência de infecção estreptocócica pode ser pela cultura de *swab* de orofaringe (positiva somente em 11%) ou pela detecção de títulos aumentados de anticorpos antiestreptocócicos, como a antiestreptolisina O ou antidesoxirribonuclease B. Outros testes complementares são o teste rápido para detecção de antígeno, hemograma, hemocultura (se febre), ECG, radiografia de tórax e o ecocardiograma.[43]

Serão abordados, ainda, a avaliação laboratorial das dislipidemias, a dosagem de enzimas cardíacas e os testes de monitoramento da anticoagulação.

Avaliação Laboratorial das Dislipidemias

A dislipidemia é um fator de risco para aterosclerose e está presente em 37% dos homens e 42% das mulheres, avaliando-se o colesterol acima de 200 mg/dL, com prevalência mais alta na Europa (54% para ambos os sexos), seguida dos continente americano (48%).[44] O lipidograma, ou perfil lipídico, inclui as determinações bioquímicas do colesterol total, HDL-colesterol (*high-density lipoprotein* ou lipoproteína de alta densidade), LDL-colesterol (*low-density lipoprotein* ou lipoproteína de baixa densidade). Para sua realização, o indivíduo deve estar com o estado metabólico e o peso estáveis durante pelo menos 2 semanas, sob dieta habitual. O ortostatismo resulta em variações da volemia e o uso prolongado do torniquete resulta em hemoconcentração, com aumento de 5% do colesterol total, alcançando até 15% por seu uso durante cinco minutos. Há uma variabilidade biológica intraindividual de aproximadamente 10% para o colesterol e suas frações e de 25% para os níveis de triglicerídios entre duas dosagens. Se houver alteração no perfil lipídico, nova amostra sanguínea deve ser coletada entre 1 semana a 6 meses para confirmação dos resultados. O LDL-colesterol pode ser calculado pela equação de Friedwald (LDL-colesterol = colesterol total – HDL-colesterol – triglicerídios/5). Porém, se a dosagem de triglicerídios é acima de 400 ou 440 mg/dL, essa equação não deve ser aplicada, sendo obtido o LDL-colesterol por dosagem direta. As concentrações de triglicerídios podem aumentar em condições de exercício recente, doença hepática aguda, nutrição parenteral, uso de glicerol ou no quadro de diabetes melito descompensado.[45,46] Assim, a padronização das técnicas de coleta e preparo das amostras é importante para acurácia na determinação daqueles níveis. Quanto ao jejum, tem sido demonstrado que a dosagem de triglicérides sem jejum é um preditor de melhor acurácia de risco cardiovascular,[47,48] sendo de mais fácil obtenção. O leitor deverá consultar o Capítulo 3, em especial o Quadro 3-4, para as informações sobre os valores recomendados do perfil lipídico. As determinações de lipoproteína A e apoproteínas B e A-I apresentam elevado custo e não têm aplicação clínica relevante, não sendo indicadas para avaliação ou estratificação de risco cardiovascular.

Em virtude dos efeitos adversos das estatinas para o tratamento de dislipidemias, apesar de raros, como hepatite (1:1 milhão), miosite e rabdomiólise com aumento da creatinoquinase (CK) > 10 vezes o limite superior da normalidade (1:10 mil pacientes por ano), recomendam-se as dosagens dos níveis basais de transaminases, após o início da terapia, a cada aumento de dose e, principalmente, em caso de sinais ou sintomas sugestivos daqueles efeitos adversos. Se observados sinais de hepatotoxicidade ou aumento acima de três vezes o limite superior da normalidade das transaminases, deve-se reduzir ou suspender o uso de estatina. O aumento de bilirrubinas é o melhor marcador para hepatotoxicidade causada pelas estatinas. Durante o uso de estatinas, os pacientes podem apresentar elevações da CK. Por isso, sua dosagem deve ser feita no início do tratamento, em especial naqueles pacientes de risco (com histórico familiar de miopatia, uso de fármacos que aumentem o risco de miopatia). A mialgia pode ocorrer em até 29% dos pacientes, sendo imperativa a dosagem da CK. Se houver elevação da CK > 3 a 7 vezes o limite superior da normalidade, além de investigação adicional de causas secundárias (hipotireoidismo, insuficiência renal, efeitos de fármacos), deve ser reduzida ou, se sintomas não toleráveis, suspensa a estatina. Se elevação superior a 7 vezes o limite superior da normalidade, independente da presença de sintomas, a suspensão da estatina é mandatória. Após 4 a 6 semanas, nova avaliação deve ser feita. Em pacientes com hipertrigliceridemia acima de 500 mg/dL, o uso de fibrato está indicado. O aumento das transaminases e da CK com este medicamento é raro, mas requer os cuidados descritos acima, ocorrendo a normalização com a sua interrupção.[48]

Enzimas Cardíacas

Biomarcadores cardíacos, como as troponinas, são essenciais para o diagnóstico de infarto agudo do miocárdio e a estratificação de risco das síndromes coronarianas agudas. Outros biomarcadores, como os inflamatórios, de ativação da cascata da coagulação, estão implicados na fisiopatologia dessas síndromes, porém não são recomendados como rotina. Dosagens de CK total, trasaminases e/ou de desidrogenase láctica, em razão de falta de especificidade, não devem ser usadas para o diagnóstico de necrose miocárdica. A mioglobina é uma proteína de baixo peso molecular presente no músculo esquelético e no cardíaco, não sendo específica; apresenta a vantagem de ser detectada em 2 horas do início dos sintomas, porém, dentro de 24 horas já retorna ao seu valor normal. Seu valor preditivo negativo é de quase 100%. Sua elevação isolada, sem alterações eletrocardiográficas sugestivas, não é considerada diagnóstico de necrose miocárdica. O BNP e seu subproduto são considerados suplementares, não sendo utilizados de rotina. Portanto, os marcadores de lesão miocárdica utilizados atualmente são a creatinofosfoquinase fração MB (CK-MB) massa (dosagem por imunoensaio) e as troponinas cardíacas. A CK-MB é uma isoenzima da CK mais específica para o miocárdio, mas pode elevar-se em doenças do útero, da próstata, do intestino, do diafragma, da tireoide, da língua. É classe de recomendação IIa, sendo sua dosagem usada caso não esteja disponível as dosagens de troponinas cardíacas. As subformas da CK-MB apresentam especificidade semelhante à CK-MB, porém, sua dosagem requer conhecimentos específicos, não apresentando vantagem sobre as troponinas.[49,50]

As troponinas (Tn) apresentam três unidades: a T (TnT), a I (TnI) e a C (TnC). Essa última pode ser encontrada também no músculo esquelético e as duas primeiras são específicas do miocárdio (cTnT e cTnI). São tão sensíveis e específicas que aproximadamente 30% dos pacientes, antes diagnosticados com angina instável, passaram a ser considerados pacientes com infarto do miocárdio sem supradesnivelamento do segmento ST. Sua sensibilidade é de 100% e especificidade de 82%, atingindo em 30 dias do quadro de síndromes coronarianas agudas a sensibilidade de 99,1% e a especificidade de 87%. A cTnT é detectada por teste de imunoensaio de terceira geração, apresentando resultados menos falso-positivos que a cTnI. Aumentos de valor acima do percentil 99 já confirmam o diagnóstico de necrose miocárdica.[49] Para dosagem da cTnT, a amostra de sangue deve ser colhida na primeira avaliação do paciente e repetida 3 a 6 horas depois. Em paciente de alto risco ou com novos episódios de isquemia miocárdica, deve ser repetida sua dosagem após 6 horas. Para o diagnóstico de infarto agudo do miocárdio, é necessário a curva enzimática, com o aumento das troponinas cardíacas de pelo menos um valor acima do limite superior do percentil 99 e sua diminuição, associada ao quadro clínico de alta probabilidade e/ou às alterações eletrocardiográficas de isquemia miocárdica. Para o diagnóstico de infarto agudo até 48 horas após procedimento percutâneo coronariano, a elevação da troponina deve ser superior a 5 vezes o limite superior do percentil 99, e para o infarto relacionado com a cirurgia de revascularização do miocárdio, a elevação deve ser de 10 vezes. Para pacientes com valores basais elevados, além dos aumentos superiores a 5 ou 10 vezes, a elevação da troponina cardíaca deve ser superior a 20% do valor basal para o critério de isquemia miocárdica aguda naquelas condições clínicas.[51]

As elevações desses marcadores não são específicas para o infarto agudo do miocárdio, ocorrendo em outras condições clínicas de lesão do miocárdio, como miocardite, miocardiopatia dilatada, em pacientes criticamente enfermos, insuficiência renal (elevações maiores da cTnT que da cTnI), intervenções coronarianas percutâneas, cirurgias cardíacas, por ação de medicamentos cardiotóxicos e após o exercício físico.[52] Assim, o cenário clínico deve ser considerado para a interpretação desses marcadores cardíacos.

Testes de Monitoramento da Anticoagulação

A determinação da razão normalizada internacional (RNI) é feita para pacientes sob uso de dicumarínicos para anticoagulação oral, em razão de quadros de fibrilação atrial e de *flutter* atrial, para sua cardioversão, nos quadros de trombo intracardíaco, próteses valvares, trombose venosa sistêmica, tromboembolismo pulmonar, acidente isquêmico transitório e acidente vascular encefálico não hemorrágico. Há escores para predição de tromboembolismo, como no quadro de fibrilação atrial, que determinam o uso desses antagonistas da vitamina K – os dicumarínicos – e cada condição apresenta uma particularidade também quanto ao seu tempo de uso, o que não será abordado aqui. Os valores de RNI devem ser mantidos entre 2 e 3 para a maioria das condições descritas acima, porém, no caso de pacientes com prótese valvar mecânica, os valores devem estar entre 2,5 e 3 (baixo risco), entre 3 e 3,5 (risco intermediário) e entre 3,5 e 4 (alto risco).[53,54] Para pacientes sob uso de dicumarínico, os alimentos ricos em vitamina K – couve, brócolis, alface – não são contraindicados, mas deve-se evitar a variabilidade de sua ingestão[55] para o auxílio da manutenção do RNI na faixa terapêutica.

O uso de anticoagulantes orais diretos (dabigatrana, rivaroxabana, apixabana e edoxabana) não necessita de monitoramento laboratorial, exceto em caso de hemorragia ou no perioperatório. Os testes mais confiáveis são a cromatografia líquida e a espectrometria de massa, os quais não estão disponíveis na prática clínica. Para a dabigatrana, os testes quantitativos disponíveis incluem o tempo de trombina diluído e o ensaio cromogênico de ecarina. Para os inibidores diretos do fator Xa (rivaroxabana e apixabana), há os ensaios cromogênicos anti-Xa.[56]

No caso de uso de heparina não fracionada, o monitoramento deve ser feito pela dosagem de tempo de tromboplastina parcial ativada (TTPa), que deve ser mantido entre 1,5 e 2 vezes o valor basal, ou seja, entre 60 e 80 s.[49] E para a heparina de baixo peso molecular, caso seja necessário, pode ser mensurada a atividade anti-Xa. Há, atualmente, um teste de hemostasia, índice de potencial trombodinâmico, o qual tem demonstrado alta sensibilidade às heparinas e pode ser usado para seu monitoramento seja quanto ao uso profilático, seja quanto ao uso terapêutico.[57]

REFERÊNCIAS BIBLIOGRÁFICAS

1. Krikler DM. Aspectos históricos da eletrocardiografia. In: *Clínicas cardiológicas.* Rio de Janeiro: Interlivros Edições Ltda, 1987. p. 349-55.
2. Schiguchi K, Kanda T, Osada M et al. Comparative accuracy of automated computer análisis *versus* physicans in training in the interpretation of electrocardiograms. *J Med.* 1999;30:75-81.
3. Mirvis DM, Goldberger AL. Electrocardiography. In: Eugene B, Douglas PZ, Peter L. *Heart disease: a textbook of cardiovascular medicine,* 6th ed. Philadelphia: 2001. p. 82-128.
4. Moffa PJ, Sanches PCH. O eletrocardiograma normal. In: Ramires JAF, Oliveira AS. *Eletrocardiograma normal e patológico.* São Paulo: Roca, 2001. p. 99-139.
5. Pastore CA, Pinho JA, Pinho C et al. III Diretrizes da Sociedade Brasileira de Cardiologia sobre Análise e Emissão de Laudos Eletrocardiográficos. *Arq Bras Cardiol.* 2016;106(4Supl.1):1-23.
6. Maia IG, Filho FESC. *Eletrocardiografia atual.* Rio de Janeiro: Livraria e Editora Revinter, 1999. p. 9-18.
7. Enseleit F, Duru F. Long-term continuous external electrocardiographic recording: a review. *Europace.* 2006;8(4):255-66.
8. Crawford MH, Bernstein SJ, Deedwania PC et al. ACC/AHA guidelines for ambulatory electrocardiography, executive summary and recommendations: a report of the American College of Cardiology/American Heart Association Task Force on Practice Guidelines (committee to revise the guidelines for ambulatory electrocardiography). *Circulation.* 1999;100:886-93.
9. The Task Force on Syncope, European Society of Cardiology. Guidelines on management (diagnosis and treatment) of syncope – update 2004. *Europace..* 2004;6:465-535.
10. Task Force for the Diagnosis and Management of Syncope; European Society of Cardiology (ESC); European Heart Rhythm Association (EHRA); Heart Failure Association (HFA); Heart Rhythm Society (HRS), Moya A, Sutton R, Ammirati F et al. Guidelines for the diagnosis and management of syncope (version 2009). *Eur Heart J.* 2009;30:2631-71.
11. Lorga Filho A, Cintra FD, Lorga A et al. Recommendations of the Brazilian Society of Cardiac Arrhythmias for Holter monitoring services. *Arq Bras Cardiol.* 2013;101:101-5.
12. Vilcant V, Hai O. *Implantable Loop Recorder.* [Updated 2018 Mar 9]. In: StatPearls [Internet]. Treasure Island (FL): StatPearls Publishing; 2018. (Available from: https://www.ncbi.nlm.nih.gov/books/NBK470398/).
13. Brignole M, Moya A, de Lange FJ et al; ESC Scientific Document Group. 2018 ESC Guidelines for the diagnosis and management of syncope. *Eur Heart J.* 2018; 39:1883-948.
14. Birati EY, Malov N, Kogan Y et al. Vigilance, awareness and a phone line: 20 years of expediting CPR for enhancing survival after out-of-hospital cardiac arrest. The 'SHL'-Telemedicine experience in Israel. *Resuscitation.* 2008;79:438-43.
15. Sociedade Brasileira de Cardiologia. II Diretrizes da Sociedade Brasileira de Cardiologia sobre Teste Ergométrico. *Arq Bras Cardiol.* 2002;78:1-18.
16. Gibbons RJ, Balady GJ, Bricker JT et al. ACC/AHA 2002 guideline update for exercise testing: a report of the American College of Cardiology/American Heart Association Task Force on Practice Guidelines (committee on exercise testing). 2002. American College of Cardiology Web site. (Available at: www.acc.org/clinical/guidelines/exercise/dirIndex.htm.)
17. Meneghelo RS, Araújo CGS, Stein R et al. Sociedade Brasileira de Cardiologia. III Diretrizes da Sociedade Brasileira de Cardiologia sobre Teste Ergométrico. *Arq Bras Cardiol.* 2010;95(5 supl.1):1-26.
18. Marcadet DM, Pavy B, Bosser G et al. French Society of Cardiology guidelines on exercise tests (part 1): Methods and interpretation. *Arch Cardiovasc Dis.* 2018. pii: S1875-2136(18)30103-7.
19. Brignole M, Menozzi C, Del Rosso A et al. New classification of haemodynamics of vasovagal syncope: beyond the VASIS classification. Analysis of the pre-syncopal phase of the tilt test without and with nitroglycerin challenge. Vasovagal Syncope International Study. *Europace.* 2000;2:66-76.
20. Josephson ME. *Clinical cardiac electrophysiology: techniques and interpretations,* 3rd ed. Lippincott Williams & Wilkins: 2002. p. 1-18.
21. ACC/AHA Task Force Report. Guidelines for clinical intracardiac electrophysiological and catheter ablation procedures. A report American College of Cardiology/American Heart Association Taks Force on Practice Guidelines (committee on clinical intracardiac electrophysiologic and catheter ablation procedures). *J Am Coll Cardiol.* 1995;26:555-73.
22. Muresan L, Cismaru G, Martins RP et al. Recommendations for the use of Electrophysiological Study: Update 2018. *Hellenic J Cardiol.* 2018;S1109-9666(18)30352-X [Epub ahead of print].
23. Nobre F, Mion Jr. D, Gomes MAM et al. 6ª Diretrizes de Monitorização Ambulatorial da Pressão Arterial e 4ª Diretrizes de Monitorização Residencial da Pressão Arterial. *Arq Bras Cardiol.* 2018;110:1-29.
24. Steiner RM. Radiology of the heart and great vessels. In: Eugene B, Douglas PZ, Peter L. *Heart disease: a textbook of cardiovascular medicine,* 6th ed. Philadelphia: 2001. p. 237-72.
25. Cheitlin MD, Armstrong WF, Aurigemma GP et al. ACC/AHA/ASE 2003 guideline update for the clinical application of echocardiography: a report of the American College of Cardiology/American Heart Association Task Force

on Practice Guidelines (ACC/AHA/ASE committee to update the 1997 guidelines for the clinical application of echocardiography). 2003. American College of Cardiology Web Site. (Available at: www.acc.org/clinical/guidelines/echo/index.pdf.)
26. Mitchell C, Rahko PS, Blauwet LA et al. Guidelines for Performing a Comprehensive Transthoracic Echocardiographic Examination in Adults: Recommendations from the American Society of Echocardiography. *J Am Soc Echocardiogr*. 2018 Sep 28. pii: S0894-7317(18)30318-3.
27. Sociedade Brasileira de Cardiologia. I Diretriz da Sociedade Brasileira de Cardiologia sobre Cardiologia Nuclear. *Arq Bras Cardiol*. 2002;78:1-42.
28. Abidov A, Germano G, Hachamovitch R et al. Gated SPECT in assessment of regional and global left ventricular function: an update. *J Nucl Cardiol*. 2013;20:1118-43.
29. Scanlon PT, Faxon DP, Audet AM et al. ACC/AHA guidelines for coronary angiography: a report of the American College of Cardiology/American Heart Association Task Force on Practice Guidelines (committee on coronary angiography). *J Am Coll Cardiol*. 1999;33:1756-824.
30. Llado GP, Costa FC, Beiras AC et al. Guidelines of the Spanish Society of Cardiology on magnetic resonance. *Rev Esp Cardiol*. 2000;53:542-59.
31. Hundley WG, Bluemke DA, Finn JP, et al. ACCF/ACR/AHA/NASCI/SCMR 2010 expert consensus document on cardiovascular magnetic resonance: a report of the American College of Cardiology Foundation Task Force on Expert Consensus Documents. *Circulation*. 2010;121:2462-508.
32. Grupo de Estudos de Ressonância e Tomografia Cardiovascular (GERT) do Departamento de Cardiologia Clínica da Sociedade Brasileira de Cardiologia. Diretrizes SBC Ressonância e Tomografia Cardiovascular. *Arq Bras*. 2006;87:e60-e100.
33. Puntmann VO, Valbuena S, Hinojar R et al. Society for Cardiovascular Magnetic Resonance (SCMR) expert consensus for CMR imaging endpoints in clinical research: part I - analytical validation and clinical qualification. *J Cardiovasc Magn Reson*. 2018;20(1):67.
34. Taylor AJ, Cerqueira M, Hodgson JM et al. ACCF/SCCT/ACR/AHA/ASE/ASNC/NASCI/SCAI/SCMR 2010 appropriate use criteria for cardiac computed tomography: a report of the American College of Cardiology Foundation Appropriate Use Criteria Task Force, the Society of Cardiovascular Computed Tomography, the American College of Radiology, the American Heart Association, the American Society of Echocardiography, the American Society of Nuclear Cardiology, the North American Society for Cardiovascular Imaging, the Society for Cardiovascular Angiography and Interventions, and the Society for Cardiovascular Magnetic Resonance. *Circulation*. 2010;122:e525-55.
35. Mark DB, Berman DS, Budoff MJ et al. ACCF/ACR/AHA/NASCI/SAIP/SCAI/SCCT 2010 expert consensus document on coronary computed tomographic angiography: a report of the American College of Cardiology Foundation Task Force on Expert Consensus Documents. *J Am Coll Cardiol*. 2010;55:2663-99.
36. Sara L, Szarf G, Tachibana A et al. Sociedade Brasileira de Cardiologia. II Diretriz de Ressonância Magnética e Tomografia Computadorizada Cardiovascular da Sociedade Brasileira de Cardiologia e do Colégio Brasileiro de Radiologia. *Arq Bras Cardiol*. 2014;103:1-86.
37. Cooper LT, Baughman K, Feldman AM et al. The role of endomyocardial biopsy in the management of cardiovascular disease: a scientific statement from the American Heart Association, the American College of Cardiology, and the European Society of Cardiology. *Eur Heart J*. 2007;28:3076-93.
38. Comitê Coordenador da Diretriz de Insuficiência Cardíaca. Diretriz Brasileira de Insuficiência Cardíaca Crônica e Aguda. *Arq Bras Cardiol*. 2018;111:436-539.
39. Malachias MVB, Souza WKSB, Plavnik FL et al. 7ª Diretriz Brasileira de Hipertensão Arterial. *Arq Bras Cardiol*. 2016;107:1-83.
40. Silva RMFL. Biomarcadores BNP e NT-proBNP na insuficiência cardíaca: revisão de literatura. *Mater. Methods*. 2014;4:608.
41. Januzzi JL Jr, Chen-Tournoux AA, Christenson RH et al. N-terminal pro–B-type natriuretic peptide in the emergency department: The ICON-RELOADED study. *J Am Coll Cardiol*. 2018;71:1191.
42. Riddell E, Lenihan D. The role of cardiac biomarkers in cardio-oncology. *Curr Probl Cancer*. 2018;42:375-85.
43. Mayosi BM. Rheumatic fever. In: Zipes DL, Libby P, Bonow RO et al. (Eds.). *Braunwald's Heart Disease*. 11th. ed. Philadelphia: Saunders Elsevier, 2019. p.1510-17.
44. Benjamin EJ, Virani SS, Callaway CW et al. Heart Disease and Stroke Statistics-2018 Update: A Report From the American Heart Association. *Circulation*. 2018;137:e67-e492.
45. National Cholesterol Education Program (U.S.). Working Group on Lipoprotein Measurement. Recommendations on Lipoprotein Measurement. Bethesda, Md.: National Institutes of Health, National Heart, Lung, and Blood Institute; 1995. NIH publication No. 95-3044.
46. IV Diretriz Brasileira sobre Dislipidemias e Prevenção da Aterosclerose – Departamento de Aterosclerose da Sociedade Brasileira de Cardiologia. *Arq Bras Cardiol*. 2007;88(supl I):1-19.
47. Stalenhoef AF, de Graaf J. Association of fasting and nonfasting serum triglycerides with cardiovascular disease and the role of remnant-like lipoproteins and small dense LDL. *Curr Opin Lipidol*. 2008;19(4):355-61.
48. Faludi AA, Izar MCO, Saraiva JFK et al. Atualização da Diretriz Brasileira de Dislipidemias e Prevenção da Aterosclerose – 2017. *Arq Bras Cardiol*. 2017;109(2Supl.1):1-76.

49. Anderson JL, Adams CD, Antman EM *et al.* 2011 ACCF/AHA focused update incorporated into the 2007 ACC/AHA guidelines for the management of patients with unstable angina/non–ST-elevation myocardial infarction: a report of the American College of Cardiology Foundation/American Heart Association Task Force on Practice Guidelines. *Circulation.* 2011;123:e426-e579.
50. Piegas LS, Timerman A, Feitosa GS *et al.* V Diretriz da Sociedade Brasileira de Cardiologia sobre Tratamento do Infarto Agudo do Miocárdio com Supradesnível do Segmento ST. *Arq Bras Cardiol.* 2015;105:1-105.
51. Thygesen K, Alpert JS, Jaffe AS *et al.* Fourth universal definition of myocardial infarction (2018). *Eur Heart J.* 2018.
52. Jaffe AS. The 10 commandments of troponin, with special reference to high sensitivity assays. *Heart* 2011;97:940-6.
53. European Heart Rhythm Association, European Association for Cardio-Thoracic Surgery, Camm AJ *et al.* Guidelines for the management of atrial fibrillation: the Task Force for the Management of Atrial Fibrillation of the European Society of Cardiology (ESC). *Eur Heart J.* 2010;31:2369-429.
54. Baumgartner H, Falk V, Bax JJ *et al.* 2017 ESC/EACTS Guidelines for the management of valvular heart disease. *Eur Heart J.* 2017;38:2739-2791.
55. Bocchi EA, Marcondes-Braga FG, Ayub-Ferreira SM *et al.* Sociedade Brasileira de Cardiologia. III Diretriz Brasileira de Insuficiência Cardíaca Crônica. *Arq Bras Cardiol.* 2009;93(1 supl.1):1-71.
56. Chan N, Sager PT, Lawrence J *et al.* Is there a role for pharmacokinetic/pharmacodynamic-guided dosing for novel oral anticoagulants? *Am Heart J.* 2018;199:59-67.
57. Balandina AN, Serebriyskiy II, Poletaev AV *et al.* Thrombodynamics-A new global hemostasis assay for heparin monitoring in patients under the anticoagulant treatment. *PLoS One.* 2018;13(6):e0199900.

ÍNDICE REMISSIVO

Entradas acompanhadas por um *f* ou *q* em itálico indicam figuras e quadros, respectivamente.

A

Acidente vascular encefálico, 151
   definição, 151
   exame físico, 151
   sinais e sintomas, 151
Anatomia e fisiologia
   cardiovascular, 1
     anatomia, 1
      artérias coronárias, 4
      coração, 1
      drenagem venosa, 5
      inervação e sistema de condução elétrica do coração, 6
      noções de embriologia, 1
      vasos da base, 4
     fisiologia, 7
      determinantes da função cardíaca, 8
      potencial de ação, 7
      reflexos para regulação do débito cardíaco e da circulação, 9
Aneurisma da aorta, 151
   prevalência, 151
   ruptura, 151
Aneurismas arteriais
   anamnese e exame físico
     dos pacientes com, 74
      características, 74
      frequência, 74
Angina estável, 147
   dor torácica da, 20
   exame físico, 148
   fisiopatologia, 147
   prevalência, 147
Angina instável, 20
   classificação de Braunwald, 21*q*
Angiografia, 170, 185
   contraindicações, 170
   definição, 170
   indicações, 170
Angiologia
   principais métodos diagnósticos complementares em, 154
     angiografia, 170
     angiorressonância magnética, 168
     angiotomografia, 164
     arteriografia, 170
     duplex scan, 162
     flebografia, 171
     linfografias, 172
     pletismografia, 161
     ultrassom com Doppler, 155
Angiorressonância magnética, 167
   aliada ao Doppler, 169
   com gadolínio, 168
   investigação diagnóstica, 168
   na doença oclusiva, 168
Angiotomografia, 164
   computadorizada, 164
   indicações, 165
   método, 166
   multislice, 166, 167
Arritmias cardíacas, 150
   classificação, 150
   definição, 150
   diagnóstico, 150
   epidemiologia, 150
   grupos e tipos, 150*q*
   manifestações clínicas, 150
Arteriografia, 170
   complicações, 171
   definição, 170
Arteriopatia
   anamnese do paciente com, 64
Aschoff-Tawara
   nó de, 6
Atenção cardiovascular
   introdução ao método clínico na, 40
     breve histórico, 40
     competências e habilidades, 40
     método clínico com atenção integral, 42
      ectoscopia, 42
      história clínica, 42
      princípios da ausculta cardíaca, 44
      técnicas gerais do exame cardiovascular, 43
     promoção da saúde, 46
     roteiro e descrição do exame do sistema cardiovascular, 48
Átrio
   função do, 12
Ausculta
   das artérias, 73

B

Barorreflexo, 10
Bezold-Jarisch
   reflexo de, 9

Bainbridge
　reflexo de, 9
Biópsia
　do coração, 187
　　técnica transversa, 187
Braunwald
　classificação de, 21q
Bulha(s)
　atrial, 108
　cardíacas, 101
　　primeira e segunda, 101
　　　avaliação da fonese, 102, 104
　　　características, 101, 103
　　　descrição, 101
　　　desdobramento da primeira, 103
　　　desdobramento da segunda, 104
　　　　mecanismos e exemplos, 106q
　　　origem, 101, 103
　extras, 106
　　terceira, 106
　　　características, 106
　　　origem, 106
　　　mecanismos e significados, 107
　quarta, 108
　　características, 108
　　mecanismos, 108
　　origem, 108
　　significados, 108

C

Cardiologia
　principais exames diagnósticos na, 174
　　biópsia do coração, 187
　　de métodos gráficos, 174
　　exames de imagem, 184
　　exames de sangue e outros, 187
Cateterismo cardíaco, 185
Cianose, 36
　avaliação da, 36
　caracterização da 36
　causas, 36
　definição, 36
Ciclo cardíaco, 12
　eletrocardiograma e, 13
　fisiologia do músculo cardíaco, 12
　o que é, 12
Cintigrafia
　do miocárdio, 185
Coração, 2
　inervação e sistema de condução elétrica do, 6
Crux cordis, 4
Cushing
　reflexo de, 11

D

Débito cardíaco
　reflexos para regulação do, 9
Diástole ventricular
　definição de, 12
Dislipidemias
　avaliação laboratorial da, 189

Dispneia, 26
　causas, 27
　classificação, 26
　definição, 26
　desenvolvimento, 26
　manifestações, 26
Doença arterial
　anamnese e exame físico do paciente com, 63
　coronariana, 147
Doenças venosas
　anamnese e exame físico nas, 77
Doppler
　ultrassom com, 155
Dor psicogênica, 23
Dor torácica
　de origem cardíaca, 17
　na pericardite aguda, 21
Drenagem venosa, 5
Duplex scan, 162
　das artérias aorta e renais, 164
　das artérias carótidas e vertebrais, 163
　　critérios diagnósticos, 163
　definição, 162

E

Ecocardiografia, 184
Edema(s), 32
　definição, 32
　generalizados, 35q
　localizados, 35q
　mecanismos formadores do, 32
Eletrocardiografia dinâmica, 178
　Holter, 178
Eletrocardiograma, 175
　de alta resolução, 178
　derivações, 175
　e ciclo cardíaco, 13
　normal, 177
Embolia pulmonar
　dor decorrente da, 23
Esfigmomanômetro
　de Riva-Rocci, 51f
Estenose aórtica
　subvalvar, 127
　supravalvar, 129
　valvar, 126
Estenose mitral, 134
Estenose pulmonar
　subvalvar, 130
　supravalvar, 130
　valvar, 129
Estenose tricúspide, 135
　aumento do fluxo, 135
Eustáquio
　valva de, 4

F

Fadiga, 28
　definição, 28
Fístulas arteriovenosas
　anamnese e exame físico
　dos pacientes com, 74
　　características, 74
　　frequência, 74

Flebografia, 171
    complicações, 171
    de membros inferiores, 171
Frank-Starling
    mecanismo de, 8, 9
Frêmitos
    definição, 98
Função cardíaca
    determinantes da, 8

G
Granulomatose de Wegener, 77

H
Hemoptise, 36
    classificação, 36
    definição, 36
    história clínica, 36
    ocorrência, 36
    situações clínicas, 36
Hipertensão arterial sistêmica, 59, 149
    características, 149
    diagnóstico e classificação, 59
    definição da, 59
    do avental branco, 59
    fisiopatologia, 149
    mascarada, 60
Hipotensão
    ortostática, 60
    pós-prandial, 60
    postural, 60
His
    feixe de, 7
Homans
    sinal de, 78f

I
Impulso cardíaco
    apical, 94
        palpação do, 94
Insuficiência aórtica
    crônica, 132
        causas, 132
        sinais, 133
Insuficiência arterial periférica, 151
    prevalência, 151
    sintomas, 151
Insuficiência cardíaca, 143
    classificação, 145
    definição, 143
    diagnóstico, 147
    epidemiologia, 143
    etiologia, 143
    exame físico, 146
    fisiopatologia, 144
    manifestações clínicas, 146q
    quadro clínico, 146
Insuficiência mitral
    crônica, 122
        causas, 123
        mecanismos, 123
        quadro clínico, 123
Insuficiência pulmonar crônica, 134

Insuficiência tricúspide
    crônica, 124
Isquemia miocárdica
    dor da, 17
        apresentação clínica, 18q
        fisiologia, 17
        manifestações, 18
        ocorrência, 17

J
Janela aortopulmonar, 125

K
Koch
    triângulo de, 6
Kussmaul
    sinal de, 86
        causas, 87
        definição, 86
        prognóstico, 87

L
Linfografias, 172
    definição, 172
Louis
    ângulo de, 94

M
Marfan
    síndrome de, 93
Marshall
    veia de, 5
Monitoração ambulatorial da pressão arterial (MAPA), 54
Músculo cardíaco
    fisiologia do, 12

N
Nervo
    de Hering, 10f
    vago, 10f
Neurotransmissor
    acetilcolina, 8

O
Oxigênio
    consumo de, 17
    demanda ao miocárdio, 18

P
Palpitação(ões), 23
    avaliação clínica, 24
    causas da, 25
    definição, 23
    início, 25
    manifestações, 25
Pericardite aguda
    causas da, 22q
    dor torácica na, 21
Pericardite constritiva, 68
Pletismografia, 161
    arterial, 162
    de oclusão venosa, 161

Pressão aórtica central, 52
Pressão arterial, 51
    automedida da, 54
    diastólica, 52
    equipamentos e modalidades de medida da, 52
    média, 52
    medida residencial da, 54
    métodos para medida da, 54-58
        em crianças, idosos, obesos e gestantes, 59
        fora do consultório, 59
    monitoração ambulatorial da, 53, 183
    sistólica, 52
Pressão de pulso, 52
Pressão paradoxal, 60
Pulso(s)
    arteriais periféricos, 67
        amplitude dos, 69
    carotídeo, 65
        anormal, 67
        com amplitude e contorno normais, 67
    venoso jugular, 82
        anatomia, 82
        avaliação do contorno, 87
            anormal, 88
        estimativa da pressão, 83
            refluxo hepatojugular, 86
            técnicas, 85
        significado do aumento, 86
        sinal de Kussmaul, 86
Purkinje
    fibras de, 12

R

Radiografia
    de tórax, 184
Raynaud
    fenômeno de, 36
Refluxo hepatojugular, 86
Relaxamento ventricular
    contração e, 14
Ressonância magnética, 187
    definição, 187
Ruídos cardíacos, 108
    de marca-passos cardíacos artificiais, 113
    de próteses valvares, 113
    diastólicos, 111
        atrito pericárdico, 112
        estalido de abertura
            da valva mitral, 111
    produzidos por tumores intracardíacos, 112
    sistólicos, 109
        não relacionados com a ejeção, 110
        relacionados com a ejeção, 109

S

Septo interventricular
    defeito do, 125
Sinais e sintomas cardinais, 16
    cianose, 36
    dispneia, 26
    dor torácica e de origem cardíaca, 17
        na pericardite aguda, 21
    edema, 32
    fadiga, 28
    hemoptise, 36
    palpitações, 23
    síncope, 28
    tosse, 37
Síncope, 28
    características clínicas da, 32q
    classificação, 30q
    condições clínicas, 29q
    critérios clínicos, 32q
    definição, 28
    incidência, 28
Síndrome isquêmica aguda
    anamnese e exame físico do paciente com, 74
        diagnóstico, 74
        tratamento, 74
Síndrome obstrutiva isquêmica crônica
    anamnese do paciente com, 64
        inspeção, 64
        palpação, 65
        sintomas, 64
Síndromes cardiovasculares
    principais
        epidemiologia, fisiopatologia e semiologia, 142
            acidente vascular encefálico, 151
            aneurisma da aorta, 151
            arritmias cardíacas, 150
            doença arterial coronariana, 147
            hipertensão arterial sistêmica, 149
            insuficiência arterial periférica, 151
            insuficiência cardíaca, 142
            tromboembolismo venoso, 151
            valvopatias, 149
Síndromes coronarianas
    agudas, 148
        classificação, 148
        definição, 148
        fisiopatologia, 148
        quadro clínico, 148
Síndromes venosas agudas, 77
Sistema arterial
    e sistema venoso periférico
        avaliação clínica do, 62
            alterações do exame físico geral
                nas vasculopatias, 76
            anamnese e exame físico
                do paciente com doença arterial, 63
                do paciente com síndrome isquêmica aguda, 74
                dos pacientes com aneurismas arteriais, 74
                dos pacientes com fístulas arteriovenosas, 74
                nas doenças venosas, 77
Sístole ventricular
    definição de, 12
Sons cardíacos
    de curta duração
        bulhas cardíacas e outros ruídos, 100
            atrial, 108
            extras, 106
            primeira e segunda, 101
            quarta, 108
            ruídos diastólicos, 111
            ruídos sistólicos, 109
Sopros cardíacos
    e interpretação do exame clínico
        com base em evidências, 117
            bases do raciocínio clínico para interpretação
                dos, 120

    breve histórico, 117
    características, 119
    classificação, 120
    manobra para avaliação, 136
    mecanismos e fisiopatologia, 117
Sopros contínuos, 135
Sopros diastólicos, 131
    mesodiastólicos, 134
    protodiastólicos, 132
Sopros funcionais, 136
Sopros inocentes, 138
    características, 139
    definição, 138
    tipos, 139
Sopros sistólicos, 122
    holossistólicos, 122
    mesossistólicos, 126
    protossistólicos, 126
    telessistólicos, 131

T

Tawara
    ramos de, 7
Tebésio
    valva de, 5
Teste de inclinação, 180
    indicações, 180
Teste ergométrico, 180
    contraindicações, 180
    indicações, 180
Testes de monitoramento
    da anticoagulação, 190
Thorel
    feixes de fibras musculares, 6
Todaro
    tendão de, 4
Tomografia computadorizada, 187
Tórax anterior
    inspeção e palpação do, 93
        epigástrio, 97
        frêmitos, 98
        introdução, 93
        região apical, 94
        região paraesternal
            direita, 97
            esquerda, 97
Tosse, 37
    causas da, 37
    classificação, 37
    etiologia da, 37q
    história clínica, 37
Tromboembolismo venoso, 152
    fatores de risco, 152

    incidência, 152
Trombose venosa
    aguda, 77
        definição, 77
        evolução, 77
        ocorrência, 77
        quadro clínico, 77
    profunda, 77
        definição, 77
        evolução, 79
        manifestações, 77
        sintomas, 77
Troponinas cardíacas
    marcadores, 188

U

Ultrassom
    com Doppler, 155
        na avaliação arterial, 159
        na avaliação venosa, 158

V

Valvopatias, 149
    etiologia, 149
    história, 149
    prevalência, 149
Varizes
    de membros inferiores, 79
        classificação, 80
        com úlceras abertas, 80f
        história familiar, 79
        prevalência, 79
        sintomas, 79
Vasculopatias, 76
    alterações do exame físico nas, 76
    exame
        da orofaringe, 76
        de nariz, 76
        de orelha, 76
        de órgãos genitais, 77
        de tórax, 76
        ocular, 76
Vasos da base, 2
Ventriculografia
    radioisotópica, 187
        definição, 187

W

Wegener
    granulomatose de, 77
Wenckebach
    feixes de fibras musculares, 6